Die Richtlinien-Psychotherapie

Die Richtlinien-Psychotherapie

Expeditionen in einem dunklen Kontinent

Klaus Lieberz
Lucie Adamek
Bertram Krumm
(Hrsg.)

Zum Gedenken an Frau Prof. Dr. med. Annemarie Dührssen
und Herrn Prof. Dr. med. Heinz Schepank

Unter Mitarbeit von

K. A. Mathes
M.-L. Rieping
H. Ullrich

UNIVERSITÄTS-
BIBLIOTHEK
HEIDELBERG

Herausgeber*innen

Klaus Lieberz https://orcid.org/0000-0001-8368-3369

Lucie Adamek https://orcid.org/0000-0001-8993-2565

Bertram Krumm

Bibliografische Information der Deutschen Nationalbibliothek
Die Deutsche Nationalbibliothek verzeichnet diese Publikation in der Deutschen Nationalbibliografie; detaillierte bibliografische Daten sind im Internet über http://dnb.dnb.de abrufbar.

UNIVERSITÄTS-
BIBLIOTHEK
HEIDELBERG

Publiziert bei heiBOOKS,
Universitätsbibliothek Heidelberg 2021.

Die Online-Version dieser Publikation ist auf heiBOOKS, der E-Book-Plattform der Universitätsbibliothek Heidelberg, https://books.ub.uni-heidelberg.de/heibooks, dauerhaft frei verfügbar (Open Access).

urn: urn:nbn:de:bsz:16-heibooks-book-932-4
doi: https://doi.org/10.11588/heibooks.932

Lektorat: Thomas König, Weinheim
Satz: text plus form, Dresden

ISBN 978-3-948083-45-8 (Softcover)
ISBN 978-3-948083-44-1 (PDF)

Inhalt

Kurzporträts der Autorinnen und Autoren 11
Abbildungsverzeichnis 13
Tabellenverzeichnis 14
Abkürzungsverzeichnis 16
Symbolverzeichnis 20

Vorwort 21

I. EINLEITUNG

1 Woher? – Zur Geschichte der (Richtlinien-)Psychotherapie in Deutschland 27
KLAUS LIEBERZ

2 Die Richtlinien-Psychotherapie: Therapeutenbericht und Gutachterverfahren 38
KLAUS LIEBERZ
2.1 Einleitung 38
2.2 Die Indikation 40
2.3 Die aktuelle Lebenssituation 43
2.4 Der biografische Hintergrund 46
2.5 Die Psychodynamik 47
2.6 Die prognostischen Aussichten und die Wirtschaftlichkeit 50
2.7 Der Behandlungsplan 52
2.8 Die Therapeutenwahl 61

3 Das MARS-Projekt 64
KLAUS LIEBERZ
3.1 Einleitung 64
3.2 Methodik 68

II. ERGEBNISSE

1 **ICD-10-Diagnosen in der Richtlinien-Psychotherapie: Ergebnisse aus der Mannheimer Richtlinien-Psychotherapie-Studie (MARS)** 77
KLAUS LIEBERZ, LUCIE ADAMEK, KLARA A. MATHES
1.1 Einleitung, Hintergrund und Fragestellung 77
1.2 Methodik 79
1.3 Ergebnisse 80
1.4 Diskussion 85
1.5 Fazit 89

2 **Einflüsse auf differenzialindikatorische Entscheidungen bei den psychodynamischen Therapieverfahren in der Richtlinien-Psychotherapie** 90
KLAUS LIEBERZ, LUCIE ADAMEK, BERTRAM KRUMM
2.1 Einleitung 90
2.2 Methodik 92
2.3 Ergebnisse 93
2.3.1 Soziodemografische Daten der Patienten 93
2.3.2 Das Symptombild des Patienten 95
2.3.3 Therapeuten 96
2.4 Diskussion 98

3 **Die Indikationsentscheidung analytischer Psychotherapeuten: zwischen tiefenpsychologischer und analytischer Psychotherapie** 101
KLAUS LIEBERZ, LUCIE ADAMEK, BERTRAM KRUMM
3.1 Einführung 101
3.2 Methodik und Ergebnisse 103
3.2.1 Soziodemografische Variable 104
3.2.2 Klinische Variablen 105
3.2.3 Biografische Variablen 107
3.2.4 Zusammenfassende Betrachtung 107
3.3 Diskussion 107

4 **Vorbehandlungen bei Patienten in der RLPT: psychodynamische Verfahren** 111
KLAUS LIEBERZ, LUCIE ADAMEK, BERTRAM KRUMM
4.1 Einleitung 111
4.2 Methodik und Ergebnisse 115

4.2.1 Häufigkeit und Art der Vorbehandlung 117
4.2.2 Krankheitsschwere und Vorbehandlung 117
4.2.3 Vorbehandlungen und Therapiewahl 119
4.3 Diskussion 120

5 Biografische Risikobelastung bei den für eine psychodynamische Behandlung im Rahmen der RLPT vorgesehenen Patienten 124
KLAUS LIEBERZ, LUCIE ADAMEK, BERTRAM KRUMM
5.1 Einleitung 124
5.2 Methodik 127
5.3 Ergebnisse 128
5.3.1 Familienatmosphäre Gesamtgruppe 128
5.3.2 Risiko-Index und Gesamtgruppe 128
5.4 Diskussion 129

6 Biografische Risikobelastung und Beeinträchtigungsschweregrad als Prädiktoren der Behandlungsplanung in der Richtlinien-Psychotherapie: psychodynamische Verfahren 133
KLAUS LIEBERZ, LUCIE ADAMEK, KLARA A. MATHES, BERTRAM KRUMM
6.1 Einleitung 133
6.2 Material und Methodik 135
6.3 Ergebnisse 136
6.3.1 Beeinträchtigungs-Schwere-Grad (BSS) in der Gesamtgruppe 136
6.3.2 Familiäre Belastung in den Extremgruppen 138
6.3.3 Therapiepläne 140
6.4 Diskussion 145

7 Der Prognose-Score: differenzialindikatorische »Tastversuche« 149
KLAUS LIEBERZ, LUCIE ADAMEK, BERTRAM KRUMM
7.1 Einleitung 149
7.2 Methodik 151
7.3 Ergebnisse 152
7.4 Diskussion 155

8 Einflüsse auf die Therapeutenwahl: Die Bedeutung des Geschlechts – explorierende Untersuchungen 157
KLAUS LIEBERZ, MARIE-LUISE RIEPING, BERTRAM KRUMM
8.1 Einleitung 157
8.2 Material und Methodik 162
8.3 Ergebnisse 163
8.3.1 Regionalisierung und Therapeutenwahl 164
8.3.2 Soziodemografische Einflussvariablen 165
8.3.3 Krankheitsbild 166
8.3.4 Patientenbiografie und Wahl des Therapeutengeschlechts . . 168
8.4 Diskussion 171

9 Die regulatorische Kraft der Rahmenbedingungen: Beihilfeberechtigte und gesetzlich Krankenversicherte im Vergleich 176
KLAUS LIEBERZ, HANNO ULLRICH
9.1 Einleitung und Zielsetzung 176
9.1.1 Rahmenbedingungen in Deutschland 176
9.1.2 Beihilfeberechtigte 177
9.1.3 Versorgungsforschung 177
9.1.4 Versorgungswirklichkeit in GKV und BHF 177
9.1.5 Arbeitshypothesen 178
9.2 Methodik 178
9.3 Ergebnisse 179
9.3.1 Soziodemografische Basisdaten des Patienten 179
9.3.2 Klinische Daten der Patienten 180
9.3.3 Biografische Daten der Patienten 182
9.3.4 Angaben zum Therapeuten 182
9.3.5 Angaben zum Therapieantrag 183
9.4 Diskussion 184
9.5 Fazit 187

III. RESÜMEE UND AUSBLICK

1 Zwischen Skizze und Schablone: Psychodynamik im Spiegel der Richtlinien-Psychotherapie 191
KLAUS LIEBERZ
1.1 Einleitung 191
1.1.1 Ausgangsbefunde 193

1.2 Erste Eindrücke: Schablonen 195
1.3 Weitere Eindrücke 198
1.3.1 Darstellung der Psychodynamik – die Liebesfähigkeit 198
1.3.2 Psychodynamik: Die Arbeitsfähigkeit 200
1.4 Fazit 203

2 Who works for whom? – Der unbekannte Therapeut 205
KLAUS LIEBERZ
2.1 Einleitung 205
2.2 Zwischen EbM und EBM 207
2.3 Therapeuten 209
2.4 Die Therapeutenwahl 212
2.5 Die therapeutische Beziehung 215
2.6 Der Therapieprozess 218
2.7 Fazit 220

3 Wohin? – Fazit und Ausblick: Qualitätssicherung auf neuen Wegen 222
KLAUS LIEBERZ
3.1 Der Bedarf 222
3.2 Inanspruchnahmeverhalten und Psychotherapieakzeptanz 224
3.3 Qualitätssicherung und Forschung 229

Literatur 235

ANHANG

Dokumentationssystem 259
Stellungnahme der Gutachterin/des Gutachters zum *Erstbericht* (auch Umwandlung) 281
Einschätzung des Gutachters 285
Konsiliarbericht 287
ICD-Klassifikation 289

Stichwortverzeichnis 291

Kurzporträts der Autorinnen und Autoren

Adamek, Lucie, https://orcid.org/0000-0001-8993-2565
geb. 1987, Dipl. Künstlerin (Kunstakademie Mannheim), Dipl. Sozialpädagogin/Dipl. Sozialarbeiterin (Hochschule Mannheim), Schwerpunkt: Klinische Sozialarbeit und Kunsttherapie, 2011–2017 Betreuung psychisch erkrankter Menschen (AWO Karlsruhe gGmbH), seit 2015 Beauftragte für Qualitätsmanagement und Nachhaltigkeit (AWO Karlsruhe gGmbH), freie Mitarbeiterin am Zentralinstitut für Seelische Gesundheit Mannheim. Zahlreiche Veröffentlichungen in den Bereichen der psychosomatischen Medizin und Psychotherapie.

Krumm, Bertram, geb. 1948, Studium der Mathematik und Physik an der Universität Mainz. 1977 Promotion in Mathematik über stochastische Differenzialgleichungen. Seit 1976 Statistiker und Datenanalytiker in der Abteilung Biostatistik des Zentralinstituts für seelische Gesundheit, Mannheim. Zahlreiche Zeitschriftenveröffentlichungen und Mitwirkung an Büchern über Themen aus der Erwachsenenpsychiatrie (insbesondere der Schizophrenieforschung), der psychosomatischen Medizin, der Kinderpsychiatrie und der Neuroradiologie. Mitarbeit an der Mannheimer Kohortenstudie (MKS) und dem Buch: Seelische Gesundheit im Langzeitverlauf – Die Mannheimer Kohortenstudie. Ein 25-Jahres-Follow-up. Betreuung zahlreicher Dissertationen in den Bereichen der Psychiatrie, der psychosomatischen Medizin und der Psychotherapie.

Lieberz, Klaus, https://orcid.org/0000-0001-8368-3369
geb. 1946, Univ. Prof. Dr. med., Facharzt für Psychosomatische Medizin und Psychotherapie, Facharzt für Neurologie und Psychiatrie, Psychoanalytiker; von 1990 bis 2009 Professur für Psychosomatische Medizin und Psychotherapie an der Psychosomatischen Klinik des Zentralinstituts für Seelische Gesundheit Mannheim, Medizinische Fakultät Mannheim der Universität Heidelberg. Weiterbildungsermächtigter des Kompetenzzentrums für Psychosomatische Medizin Mannheim e.V. Gutachter und Obergutachter für die KBV im Rahmen der Richtlinien-Psychotherapie. Wissenschaftliche Schwerpunkte: Epidemiologie und Versorgungsforschung. Zahlreiche Veröffentlichungen, Monografien und betreute Dissertationen in den Bereichen der psychosomatischen Medizin und Psychotherapie.

Mathes, Klara A., https://orcid.org/0000-0001-6244-4334
1988, Dr. rer. nat., Mag. Psychologie, Verhaltenstherapeutin, Wiss. Mitarbeiterin in der Klinik für Psychosomatische Medizin und Psychotherapie am Zentralinstitut für Seelische Gesundheit Mannheim. Wissenschaftliche Veröffentlichungen in den Bereichen der Persönlichkeitsstörungen und Psychotraumatologie.

Rieping, Marie-Luise, https://orcid.org/0000-0003-0000-1380
geb. 1986, 2008 Abschluss der Ausbildung zur Physiotherapeutin. Studium der Zahnmedizin mit Abschluss 2015 an der Eberhard-Karls-Universität Tübingen. Seit 2020 als Zahnärztin tätig. 2021 Promotion in Medizin über die Einflüsse auf die Wahl des Therapeutengeschlechts bei psychotherapeutischen Behandlungen.

Ullrich, Hanno, https://orcid.org/0000-0002-9914-448X
geb. 1994, Studium der Humanmedizin in Heidelberg und Paris, Assistenzarzt in allgemeinmedizinischer Weiterbildung. Dissertation zum Thema: »Psychodynamische Psychotherapieverfahren bei unterschiedlichen Rahmenbedingungen.«

Abbildungsverzeichnis

Abbildung 1 Psychotherapie in der Medizin 30
Abbildung 2 Rangreihe der psychosozialen Risiken 71
Abbildung 3 Jahrgang * TFP oder AP Behandlung 94
Abbildung 4 F-Hauptdiagnose nach beantragter Therapieform 95
Abbildung 5 BSS Jahr Summe 96
Abbildung 6 BSS-Summe MKS (A-Studie) und MARS-Studie im Vergleich 137
Abbildung 7 Risikoindex und Extremgruppen-Belastungsschwere im Überblick und Mittelwertvergleich 139
Abbildung 8 Beeinträchtigungsschweregrad und Therapieplan (BSS Jahr Summe) 142
Abbildung 9 Prognose-Score in den Untergruppen 154
Abbildung 10 rpart*Tree* zum Zusammenhang zwischen kategorisiertem Alter und Familienstand mit der Therapeutenwahl 166
Abbildung 11 Alkoholabhängigkeit und Therapeutenwahl 167
Abbildung 12 Heimaufenthalt und Therapeutenwahl 169
Abbildung 13 Streit-/Gewaltbelastung und Therapeutenwahl 170
Abbildung 14 rpart*Tree* zum Zusammenhang biografischer Einflüsse mit der Therapeutenwahl 170
Abbildung 15 BSS: Sozialkommunikativer Beeinträchtigungsgrad (SoKo) und Therapeutenwahl 181
Abbildung 16 Risikobelastung in Kindheit und Jugend – Armut: Extremgruppen in der RLPT – MARS-Projekt 202
Abbildung 17 Therapeutenbefragung: Zusammenfassung 210
Abbildung 18 Therapeuteneffekte 212
Abbildung 19 The therapy relationship 217
Abbildung 20 Fazit für die Therapieforschung 220

Tabellenverzeichnis

Tabelle 1 Grundberuf Therapeut 72
Tabelle 2 Anzahl der Diagnosen 80
Tabelle 3 Art der Hauptdiagnose 81
Tabelle 4 Die 10 häufigsten F-Diagnosen (Hauptdiagnosen von Therapeuten) 81
Tabelle 5 Komorbiditäten nach ICD: Häufigkeiten der Art der Haupt- und Nebendiagnosen des Therapeuten 82
Tabelle 6 Komorbiditäten im klinischen Befund: Häufigkeiten 82
Tabelle 7 Koinzidenz zwischen klinischem Befund und ICD-Diagnosen 83
Tabelle 8 BSS: 1-Jahresprävalenz aus Hauptdiagnose 84
Tabelle 9 BSS: Sozialkommunikative Skala 85
Tabelle 10 Risiko-Index 85
Tabelle 11 Art der beantragten Therapie 93
Tabelle 12 Bildungsstand und Therapieform 94
Tabelle 13 Geschlecht des Therapeuten und Therapeutengrundberuf 97
Tabelle 14 Geschlecht des Patienten vs. Geschlecht des Therapeuten 97
Tabelle 15 Logistische Regression 98
Tabelle 16 Geschlecht des Therapeuten und Behandlungsform 104
Tabelle 17 Bildungsabschluss 105
Tabelle 18 Behandlungsgruppe und sozialkommunikative Beeinträchtigung im BSS 106
Tabelle 19 Regressionsanalyse 107
Tabelle 20 Vorbehandlungen 116
Tabelle 21 Vorbehandlung der Extremgruppen 118
Tabelle 22 Art der ambulanten psychotherapeutischen Vorbehandlung 118
Tabelle 23 Behandlungsgruppe und ambulante Vorbehandlungen 119
Tabelle 24 Behandlungsgruppe und Art der ambulanten Vorbehandlung 120
Tabelle 25 Familiäre Atmosphäre (0–15 J.) belastet durch 128
Tabelle 26 Risiko-Index 129
Tabelle 27 Beeinträchtigungsschwere im Vergleich einer klinischen Population (MARS) und der Allgemeinbevölkerung (MKS) 137
Tabelle 28 BSS – Extremgruppeneinteilung 138
Tabelle 29 Extremgruppen und belastete Familienatmosphäre 138
Tabelle 30 Erfasste Risikofaktoren in den Extremgruppen 140
Tabelle 31 Beantragte Therapie: TfP/AP-Behandlung 141
Tabelle 32 Grundberuf des Therapeuten und gewählte Therapieform 141
Tabelle 33 Risikobelastung und Therapieplan 142

Tabelle 34 Therapiewahl und Risikobelastung bei geringer Beeinträchtigungsschwere 143
Tabelle 35 Therapiewahl und Risikobelastung bei hoher Beeinträchtigungsschwere (Gruppe 2) 143
Tabelle 36 Beeinträchtigungsschweregrad, Risikobelastung und Grundberuf des Therapeuten 144
Tabelle 37 Regressionsanalyse – Einflüsse auf die Therapieplanung: TfP vs. AP 145
Tabelle 38 Gruppenverteilung Prognose-Score 152
Tabelle 39 Prognose-Score und Vergleichsgruppen 153
Tabelle 40 Statistische Kennwerte: Prognose-Score in den Vergleichsgruppen 153
Tabelle 41 Praxisort und Geschlecht des Therapeuten 164
Tabelle 42 Familienstand und Geschlecht des Therapeuten 165
Tabelle 43 Risiko-Index und Wahl des Therapeuten 168
Tabelle 44 Soziodemografische Basisdaten der Patienten 180
Tabelle 45 Klinische Daten der Patienten 181
Tabelle 46 Biografische Daten der Patienten 182
Tabelle 47 Geschlecht und Grundberuf des Therapeuten 183
Tabelle 48 Geschlechterverteilung Patient vs. Therapeut BHF 183
Tabelle 49 Therapieantrag 184
Tabelle 50 Geschlecht des Therapeuten vs. Geschlecht des Patienten: MARS-Projekt 194
Tabelle 51 BSS – Schweregrad und Therapeutenwahl 214
Tabelle 52 Logistische Regression: Therapeutenwahl 215
Tabelle 53 Alter und Geschlecht in AP- und TfP-Studienauswahl 218

Abkürzungsverzeichnis

95 %-CI	95 %-Konfidenzintervall (engl. *confidence interval*)
Abb.	Abbildung
AP	Analytische Psychotherapie
APA	Amerikanische Psychiater-Vereinigung (engl. *American Psychiatric Association*)
AU-Tage	Arbeitsausfalltage
AWMF	Arbeitsgemeinschaft der Wissenschaftlichen Medizinischen Fachgesellschaften
ÄZP	ausschließlich psychotherapeutisch tätige Ärzte mit Zusatzbezeichnung Psychotherapie
BAG	Berufsausübungsgemeinschaft
BÄK	Bundesärztekammer
BBG	Bundesbeamtengesetz
BBhV	Bundesbeihilfeverordnung
BBhVVwV	Allgemeine Verwaltungsvorschrift zur Bundesbeihilfeverordnung
BeamtStG	Beamtenstatusgesetz
BGBl	Bundesgesetzblatt
BHF	Beihilfe/Beihilfeberechtigte(r)
BPtK	Bundespsychotherapeutenkammer
BRD	Bundesrepublik Deutschland
bspw.	beispielsweise
BSS	Beeinträchtigungs-Schwere-Score
BVerwG	Bundesverwaltungsgericht
bzgl.	bezüglich
bzw.	beziehungsweise
CA	Neoplasie/Karzinomerkrankung
COPD	chronisch obstruktive Lungenerkrankung (engl. *Chronic Obstructive Pulmonary Disease*)
DEGAM	Deutsche Gesellschaft für Allgemeinmedizin und Familienmedizin
DGPM	Deutsche Gesellschaft für Psychosomatische Medizin und Ärztliche Psychotherapie
DGPPN	Deutsche Gesellschaft für Psychiatrie und Psychotherapie, Psychosomatik und Nervenheilkunde
DGPT	Deutsche Gesellschaft für Psychoanalyse, Psychotherapie, Psychosomatik und Tiefenpsychologie
d. h.	das heißt
DKPM	Deutsches Kollegium für Psychosomatische Medizin
DKV	Deutsche Krankenversicherung

DMP	Disease-Management-Programme
DSM-IV	Diagnostisches und Statistisches Manual für seelische Erkrankungen (engl. *Diagnostic and Statistical Manual of Mental Disorders*) der amerikanischen Psychiater Vereinigung
dt.	deutsch
EBM	Einheitlicher Bewertungsmaßstab
ehem.	ehemaliger, ehemalige
engl.	englisch
ePA	elektronische Patientenakte
ET	Einzeltherapie
et al.	et alii
etc.	et cetera
EU	Europäische Union
FA/FÄ	Facharzt/Fachärztin/Fachärzte
FH	Fachhochschule
GAF	GAF-Skala (Globale Erfassung des Funktionsniveaus, engl. *Global Assessment of Functioning Scale*)
GAV	Gutachterverfahren
G-BA	Gemeinsamer Bundesausschuss
GG	Grundgesetz
GKL	Gutachter-Kriterien-Liste
GKV	Gesetzliche Krankenversicherung/gesetzlich Krankenversicherte(r)
GMBl	Gemeinsames Ministerialblatt
GT	Gruppentherapie
HH	Hansestadt Hamburg [Bundesland]
Hrsg.	Herausgeber
i. d. R.	in der Regel
ICD	International Classification of Diseases, Injuries and Causes of Death (dt. *Internationale Klassifikation von Krankheiten, Verletzungen und Todesursachen*)
ICD	Internationale statistische Klassifikation der Krankheiten und verwandter Gesundheitsprobleme (engl. *International Statistical Classification of Diseases and Related Health Problems*)
IQA	Interquartilsabstand
KBV	Kassenärztliche Bundesvereinigung
KHK	koronare Herzkrankheit
KJP	Kinder- und Jugendpsychiatrie
KV	Kassenärztliche Vereinigung
KVT	Kognitive Verhaltenstherapie
KZT	Kurzzeittherapie
LZT	Langzeittherapie

M	Mittelwert (engl. *means*)
MARS	Mannheimer Richtlinien-Psychotherapie Studie
MD	Mittlere Differenz (engl. *mean deviation*)
MED	Median
METS	Metabolisches Syndrom
GMBl.	Gemeinsames Ministerialblatt
MKS	Mannheimer Kohortenstudie
MWBO	Medizinische Weiterbildungsordnung
Mon.	Monat(e)
n	Fallzahl der Stichprobe
o. n. A.	ohne nähere Angaben
OPD	Operationalisierte Psychodynamische Diagnostik
p	p-Wert
P	Punkte
PKV	Private Krankenversicherung/privat Krankenversicherte(r)
PP	Psychologische Psychotherapeuten
PsychThG	Psychotherapeutengesetz
PsychThGAusbRefG	Psychotherapeutenausbildungsreformgesetz
PSM-GV	Psychosomatische Grundversorgung
PT	Psychotherapie
PT-R	Psychotherapie-Richtlinie
RCT	randomisierte kontrollierte Studie (engl. *randomised controlled trial*)
RVO	Reichsversicherungsordnung
s.	siehe
s. a.	siehe auch
s. o.	siehe oben
s. u.	siehe unten
SD	Standardabweichung (engl. *standard difference*)
SGB	Sozialgesetzbuch
sog.	so genannt
SoKo	Sozialkommunikativer Beeinträchtigungsgrad des BSS (Beeinträchtigungs-Schwere-Score)
Tab.	Tabelle
TfP	Tiefenpsychologisch fundierte Psychotherapie
u. a.	unter anderem/n
v. a.	vor allem
VBHC	engl. *Value based Health care*
Vgl.	Vergleich
vs.	versus (dt. *gegenüber*)
VT	Verhaltenstherapie
z.	zu(m)

z. B.	zum Beispiel
ZB-PT	Zusatzbezeichnung Psychotherapie
ZB-PSA	Zusatzbezeichnung Psychoanalyse
z. Vgl.	zum Vergleich

Symbolverzeichnis

=	gleich
$\geq$; $\leq$	größer gleich; kleiner gleich
$>$; $<$	größer; kleiner
%	Prozent
$\times$	Multiplikationszeichen
$\lvert\;\rvert$	Betrag
$\lvert d \rvert$	Cohen's d
χ^2	Chi-Quadrat
φ	Phi-Koeffizient
δ	relevanter Unterschied
V	Cramer's V

Vorwort

Bei der Psychotherapie handelt es sich um ein recht junges Gebiet im Fächerkanon der Medizin und Psychologie. Die wissenschaftliche Fundierung dieser Disziplin gestaltet sich schwierig und steckt in den Kinderschuhen. Die Vielzahl von Variablen, die mit der Zeit auf den Therapieverlauf Einfluss nehmen, ist unüberschaubar. In diesem weiten Feld benutzte Begriffe sind uneinheitlich, schwer zu definieren und zu operationalisieren. Kurzum: der psychotherapeutische Gegenstand ist schwer zu vermessen und nur mühsam und mit Einschränkungen zu mathematisieren. Nicht verwunderlich ist daher, dass die anfänglichen Bemühungen zur inhaltlichen Erfassung der diagnostischen und therapeutischen Prozesse weitgehend »belletristischen«, auf jeden Fall vornehmlich qualitativen Charakter hatten. Mit der zunehmenden Entwicklung der technischen Möglichkeiten zur Informationsgewinnung und -verarbeitung wuchs die Hoffnung, das psychotherapeutische Vorgehen auf ein solideres Fundament zu setzen. Einige Jahrzehnte später müssen wir feststellen, dass diese Hoffnung bislang eher nicht in Erfüllung gegangen ist. Die Ambitionen sind zu weitreichend, notwendige Entwicklungsschritte werden gerne übersprungen, Quantifizierungsbemühungen bleiben im Dickicht fachinterner und methodischer Auseinandersetzungen stecken. Statistische Hilfsmittel haben sich zu Machtinstrumenten entwickelt, fachfremde Einflüsse haben die Bemühungen eher gebremst als befördert. In diesem wissenschaftlichen Vakuum machen sich politische und ideologische Strebungen breit, finanzielle Interessen und Machtbedürfnisse ergreifen den Raum, den die Mängel in der wissenschaftlichen Begründung der Psychotherapie lassen.

Dennoch hat sich in Deutschland ein breit gefächertes und weltweit sicher einmaliges psychotherapeutisches Versorgungssystem entwickelt. Die Richtlinien-Psychotherapie nimmt in diesem Rahmen bis heute einen zentralen Platz ein. Hier werden insbesondere psychotherapeutische Langzeitbehandlungen in qualitätsgesicherter Weise durchgeführt. Die Form der externen Qualitätssicherung in Gestalt des sog. Gutachterverfahrens war immer schon umstritten. Andere Formen einer praxisnahen Qualitätssicherung sind freilich bis heute nicht in Sicht. Leider konnte über Jahrzehnte keine begleitende Evaluation der Behandlungen etabliert werden. So wurde es versäumt, die wissenschaftliche Begleitung der psychotherapeutischen Praxis auf eine unabhängige und solide finanzierte Basis zu stellen. Im Ergebnis haben sich Praxis und Forschung in zunehmendem Maße voneinander entfernt.

Geblieben sind einige wenige Versuche, auf Umwegen einen Einblick in die psychotherapeutische Alltagspraxis zu gewinnen. Auch der in diesem Buch dargestellte Ansatz ist einer dieser Umwege. Der Hintergrund des MARS-Projektes, dessen Auswertungsergebnisse hier vorgestellt werden sollen, wird im Buch aus-

Lieberz, Klaus: Vorwort, in: Lieberz, Klaus, Adamek, Lucie und Krumm, Bertram (Hrsg.): Die Richtlinien-Psychotherapie: Expeditionen in einem dunklen Kontinent, Heidelberg: heiBOOKS, 2021, S. 21–23. https://doi.org/10.11588/heibooks.932.c12722

führlich beschrieben. Der Dank gilt vor allem den (indirekt) beteiligten Patienten (anonymisiert) wie auch den ebenfalls anonymisierten Therapeuten, deren Berichte Grundlage der gutachterlichen Beurteilung und der darauf fußenden Auswertung gewesen sind. Ein besonderer Dank gilt dem Engagement und Einsatz einer über die Jahre wechselnden, aber immer zuverlässigen Mitarbeiterschar, die in den zahllosen Arbeitsgruppensitzungen viele Anregungen eingebracht und umgesetzt hat. Ich denke hierbei insbesondere an Frau Dr. Herrmann, Herrn Dr. Seiffge, Frau Dr. Wagner, Frau Dr. Knoblich, Frau Dr. Rieping, Herrn Dr. Ullrich und Frau Dr. Pompecki, die an zahlreichen Vorveröffentlichungen und Dissertationen, die aus dem Projekt hervorgegangen sind, maßgeblich beteiligt gewesen sind. Einen besonderen Dank möchte ich an dieser Stelle aber an meine Mitherausgeber, Frau Adamek und Herrn Dr. Krumm richten. Sie haben mich schon während der epidemiologischen Vorläuferstudie (MKS-Studie) beraten und sind mir über all die Jahre eine unersetzliche Unterstützung gewesen. Sie haben mich mit Ausdauer und Geduld über die zwischenzeitlich auch aufkommenden Phasen der Müdigkeit und Erschöpfung getragen.

Das Buch ist entstanden in dem Bemühen, an der Schnittstelle zwischen Praxis und Forschung ein praxisnahes und für jeden Therapeuten »gut verdauliches« und anregendes Werkstück vorzulegen. Es wäre also schön, wenn gerade auch die Praktiker in ihrem alltäglichen Ringen um ein möglichst förderliches Vorgehen bei ihren Patienten weiterführende Anstöße entdecken könnten. Die einzelnen Abschnitte sind aus diesem Grund so angelegt, dass jeder Beitrag auch für sich mit Gewinn gelesen werden kann. Die wissenschaftlich interessierten und tätigen Kollegen werden hoffentlich erkennen, dass wir den Bezug zur Praxis immer vor Augen hatten und vermeiden wollten, ein mit allerlei »statistischen Klimmzügen« versehenes Buch aus der »Propagandaabteilung« eines »Verfahrensministeriums« vorzulegen. Trotz der notwendigen Eingrenzung auf die Theorie und Praxis psychodynamischer Verfahren, hoffen wir doch darauf, verfahrensübergreifende Fragen anstoßen und zu ihrer weiteren Klärung beitragen zu können.

Bei alledem ist zu berücksichtigen, dass dieses Projekt nur dank der Unterstützung der Wilhelm-Müller-Stiftung in Mannheim ermöglicht wurde. In Anbetracht der politischen »Großwetterlage« und der damit verbundenen Notwendigkeit, die vorhandenen Ressourcen zu bündeln und die Kraft nicht in langwierigen und kräftezehrenden Begutachtungskämpfen zu vergeuden, gab dieser Finanzierungshintergrund die notwendige Sicherheit. Auch den Herausgebern der wissenschaftlichen Fachpublikationen, die sich nicht gescheut haben, trotz mancher zwangsläufig gegebener methodischer Mängel, erste Ergebnisse aus diesem Projekt zu veröffentlichen, sei an dieser Stelle meine Anerkennung ausgesprochen. Gerade im wissenschaftlichen Bereich war doch manche Voreingenommenheit spürbar, die unsere Bemühungen zwar nicht aufhalten konnte, aber mitunter zur Verlangsamung des Veröffentlichungsvorgangs beitrug.

Mein Dank geht zudem an Frau Dr. Effinger und Frau Konopka von den Publikationsdiensten der UB Heidelberg, die mir bei der letztendlichen Gestaltung und Umsetzung des Projektes mit Rat und Tat zur Seite standen. Sie haben damit die Grundlage dafür geschaffen, dass die in dieser Untersuchung aufgeworfenen Fragen und Anregungen aufgegriffen und weiterverfolgt werden können.

Nicht zuletzt aber gilt mein Dank der Familie, meiner Frau Kornelia und meiner Tochter Klara, die mich trotz der mit solchen Projekten immer verbundenen persönlichen Entbehrungen und Belastungen stets angeregt und geduldig unterstützt haben.

Klaus Lieberz
Mannheim, im August 2021

I. EINLEITUNG

1 Woher? – Zur Geschichte der (Richtlinien-) Psychotherapie in Deutschland

KLAUS LIEBERZ

Ziemlich genau 50 Jahre nach dem Inkrafttreten der sog. Richtlinien-Psychotherapie wurde mit der 2017 erfolgten und in Kraft tretenden Veränderung deutlich, dass die bis dahin in diesem Versorgungsbereich geltenden »Spielregeln« weitgehend aufgehoben werden sollten. Die Veränderung betraf insbesondere das sog. Gutachterverfahren (GAV) und ließ bereits zu diesem Zeitpunkt erkennen, dass es der politische Wille wesentlicher Akteure in diesem Feld war, das bis dahin mit der RLPT verbundene GAV als Instrument externer Qualitätssicherung aufzugeben (Lieberz 2018). Für die Sachkundigen war es deshalb auch nicht so verwunderlich, dass das GAV im Jahr 2019 mit Beschluss des Deutschen Bundestages endgültig abgeschafft wurde. Damit verbunden ist auch das bisher mit dem GAV verbundene Privileg der Vorab-Wirtschaftlichkeitsprüfung entfallen. Auch die Psychotherapeuten unterliegen damit auf begründeten Antrag in Zukunft der üblichen Wirtschaftlichkeitsprüfung ärztlicher und psychotherapeutischer Leistungen. Bemerkenswert war allerdings der überfallartige Charakter, mit dem dieses Vorhaben durch die entscheidenden politischen Instanzen gebracht wurde (BPtK 2019). An die Stelle des GAV soll nun eine andere Form externer Qualitätssicherung treten, ohne dass bisher auch nur Konturen dafür gezeichnet und in einer breiteren wissenschaftlichen Öffentlichkeit diskutiert worden wären.

Auch wenn über die geeignete Form der Qualitätssicherung im Rahmen der Psychotherapie im Allgemeinen, der RLPT im Besonderen, sicherlich kontrovers diskutiert werden kann, wird aus meiner Sicht die »unrühmliche Versenkung« des GAV, welches im Übrigen seinerzeit auf Wunsch der Krankenkassen etabliert wurde, seiner Bedeutung und seinen Verdiensten für die psychotherapeutische Versorgung in diesem Lande nicht gerecht. Eine solche Vorgehensweise produziert Misstrauen und lässt, unter politisch offenbar als günstig erachteten Bedingungen, die Durchsetzung sehr einseitiger machtpolitischer Interessen erahnen.

Wenn eine Sache über 50 Jahre Bestand hat und dabei auch zur Meisterung einschneidender Veränderungen beigetragen hat, dann lohnt es sich gewiss, einen Blick in die Vorgeschichte zu werfen und die Vor- und Nachteile dieses »Instrumentes« abzuwägen. Bei den einschneidenden Ereignissen denke ich an die mit

Lieberz, Klaus: Woher? – Zur Geschichte der (Richtlinien-)Psychotherapie in Deutschland, in: Lieberz, Klaus, Adamek, Lucie und Krumm, Bertram (Hrsg.): Die Richtlinien-Psychotherapie: Expeditionen in einem dunklen Kontinent, Heidelberg: heiBOOKS, 2021, S. 27–37.
https://doi.org/10.11588/heibooks.932.c12724

der deutschen Wiedervereinigung verbundene Integration ostdeutscher ärztlicher und psychologischer Psychotherapeuten oder auch an die mit dem sog. »Psychotherapeutengesetz« verbundene Einbindung zahlreicher psychologischer Psychotherapeuten in die Patientenversorgung. Dies ist auch deshalb hier von besonderer Bedeutung, weil die diesem Buch zugrunde liegende Untersuchung zwischen 2007 und 2012 erfolgte und sich auf Psychotherapieanträge im Rahmen der Richtlinien-Psychotherapie unter den zu dieser Zeit geltenden Bedingungen nach diesen beiden Großereignissen bezieht. Deshalb ist das GAV Dreh- und Angelpunkt der hier vorgelegten Fragestellungen und Auswertungsbemühungen. Bei Beginn des MARS-Projektes war für mich als KBV-Gutachter deutlich spürbar, dass seitens einiger Krankenkassen erhebliche Anstrengungen unternommen wurden, um das GAV abzuschaffen. Diese Bemühungen fanden dann schließlich auch Ausdruck in dem von der TK durchgeführten und finanzierten Forschungsprojekt (Wittmann et al. 2011). Dieses ließ erkennen, dass die »subjektive Beurteilung« des Therapieantrages durch einen erfahrenen Fachkollegen des Therapeuten von einer »verobjektivierenden« Vermessung des Patienten und des Therapieprozesses mit Rückmeldeverfahren an den Therapeuten ersetzt werden sollte. In dem von Forschungsbemühungen nicht sehr reichen Feld der Psychotherapieforschung im gegebenen Rahmen war dies ein begrüßenswerter Vorstoß, der am Ende allerdings an seiner »unausgesprochenen« Zielsetzung (Abschaffung des GAV) und seiner methodischen Einseitigkeit scheiterte. Das Projekt hatte mit anderen Worten erhebliche »Schlagseite«; es war in recht einseitiger Weise von Denk- und Verhaltensmustern verhaltenstherapeutischer Art beeinflusst und spiegelte einen »Zeitgeist« wider, den man heute bereits als überholt kennzeichnen kann (Bowe 2008). Letztlich war es ein Versuch, auf diesem Wege das Problem der »Mengensteuerung« in der Versorgung anzugehen.

Dass einige Vertreter der Krankenkassen enttäuscht waren über das in dieser Hinsicht »unbrauchbare« Instrument des GAV, ist nachvollziehbar, zumal es auch auf anderen Wegen nicht einfach ist, dem zweifellos zunehmenden Kostendruck in diesem Versorgungsbereich z.B. durch Begrenzung der Anzahl an Psychotherapeuten oder Erhöhung der zeitgleich in Behandlung befindlichen Patienten zu begegnen. Absehbar ist deshalb, dass das jetzt noch neu zu entwickelnde Qualitätssicherungsinstrumentarium allenfalls ein »Zugeständnis« darstellt, um das sich zwischenzeitlich entwickelte Regelwerk nicht wieder aufschnüren zu müssen. Als Qualitätssicherungsmaßnahme wird es deshalb aber nicht mehr als ein »Feigenblatt«, eine »Mogelpackung« werden und sein. Wenn die Qualitätssicherung sich zwischenzeitlich nicht in die entsprechenden gesetzlichen Vorschriften »eingeschlichen« hätte, könnten Therapeuten und wohl auch die Krankenkassen gut darauf verzichten. Den Therapeuten würde dies das Leben erleichtern, den Krankenkassen geht es verständlicherweise vor allem um eine Kostenreduktion auch für psychotherapeutische Leistungen (Klose und Uhlemann 2006). Dies ist grundsätzlich nur auf folgenden Wegen erreichbar: a) *weniger* Psychotherapeuten oder *andere* Psychotherapeuten, b) schlechtere Bezahlung, also *billigere* Psychotherapeuten, c) weniger Patienten durch kürzere Therapien, z. B. Kurzzeittherapien, d) andere Therapien, z. B. mehr Gruppentherapie, oder e) eine politisch gewollte Rationierung psychotherapeutischer Leistungen, ggf. auch unter Diskriminierung psychisch Kranker.

Ob die Abschaffung oder »Abspeckung« einer externen Qualitätssicherung im psychotherapeutischen Bereich für die Patienten hilfreich ist, sei einmal dahingestellt. Auf jeden Fall ist damit das Problem eines qualitätsgesicherten psychotherapeutischen Vorgehens nicht aus der Welt geschafft. Natürlich ist es in erster Linie eine Angelegenheit der Psychotherapeuten und ihrer wissenschaftlichen Fachgesellschaften selbst, hier für angemessene und geeignete Zugänge zu sorgen. Denn ohne eine solche Qualitätssicherung wird gerade im weiten Feld der »Psychotherapie« schnell ein Absturz in minderqualifizierte Vorgehensweisen erfolgen.

Vor diesem Hintergrund lohnt es sich zunächst, einen Blick in die Vor- und Entwicklungsgeschichte der Psychotherapie im Allgemeinen und der RLPT im Besonderen zu werfen. Die folgende Übersicht soll dazu dienen, die zeitliche Einordnung der Geschehnisse besser nachvollziehen zu können. Dabei sind zwei Entwicklungslinien gesondert zu betrachten, zum einen die praktische Versorgung der Kranken, zum anderen die dafür geschaffenen organisatorischen Voraussetzungen und Bedingungen. Natürlich sind diese beiden Aspekte nicht voneinander zu trennen, sollen hier aber der Übersichtlichkeit halber gesondert beschrieben werden.

Von besonderer Bedeutung erscheint der im Jahre 1926 durchgeführte 1. Allgemeine Kongress für Psychotherapie in Baden-Baden. Angesichts erster Bemühungen um eine wissenschaftliche Fundierung psychotherapeutischer Bemühungen und der durch die Ereignisse des 1. Weltkrieges belegten Notwendigkeit psychotherapeutischen Wirkens war der Kongress geprägt von der Enttäuschung vieler psychotherapeutisch interessierter und tätiger Ärzte an der Psychiatrie im Lande. Es wurde die Notwendigkeit gesehen, sich vom »Mainstream« der Psychiatrie im Lande abzukoppeln und eine eigenständige psychotherapeutische Vertretung und ärztlich-psychotherapeutische Gesellschaft zu gründen. Deshalb sprach Schultz (1925, 1927) auch von der »Schicksalsstunde der Psychotherapie« in Deutschland. Diese Bestrebungen mündeten schließlich in der 1927 erfolgten Gründung der Allgemeinen Ärztlichen Gesellschaft für Psychotherapie (Winkler1977, Studt 1996, Lieberz 2000, Zeller 2001). Der Kongress selbst stand ganz im Zeichen heute sehr modern klingender Fragen, die mit dem Begriff der Qualitätssicherung zu verbinden sind. Das Bemühen ging darum, mit dem naturwissenschaftlich-technischen Siegeszug in der Medizin Schritt zu halten und gleichzeitig den Patienten als »Subjekt« in die Medizin einzuführen (v. Weizsäcker 1940) – ein bis heute währender schwieriger Balanceakt.

Abbildung 1 Psychotherapie in der Medizin

1920	**Psychoanalytisches Ambulatorium Berlin**
1926	**Schicksalsjahr der Psychotherapie (JH Schultz)** **Gründung der AÄGP**
1946	**Institut für Psychopathologie und Psychotherapie (VAB)**
1957	**Einführung des Zusatztitels Psychotherapie in die WBO**
1967/71	**Einführung der Psychotherapie in den Leistungskatalog der Krankenkassen**
1970	**Einführung des Faches Psychosomatik und Psychotherapie in die ärztliche Ausbildung**
1978	**Einführung des Zusatztitels Psychoanalyse in die WBO**
1987	**Einführung Fachkunde Psychosomatische Grundversorgung, Einführung der Verhaltenstherapie in die RLPT**
1990	**Deutsche Wiedervereinigung, Integration der ostdeutschen ärztlichen und psychologischen Psychotherapeuten ins Versorgungssystem**
1992	**Einführung des Facharztes für Psychotherapeutische Medizin**
1998	**sog. »Psychotherapeutengesetz«**

A. Kronfeld (1927a, b) formulierte die entscheidende Frage so: »Wie kann sich die Psychotherapie als Wissenschaft und ärztliche Kunst vor der Entwertung zur Modesache schützen?« Die Diskussion drehte sich dabei im Wesentlichen um drei entscheidende strukturelle Voraussetzungen einer qualitätsgesicherten Arbeit. Zum einen war klar, dass nur eine ordentliche existenzielle Absicherung und attraktive Bezahlung ausreichenden und vor allem qualifizierten Nachwuchs anziehen würde. Des Weiteren standen Fragen einer angemessenen Aus-, Weiter- und Fortbildung des ärztlich-psychotherapeutischen Nachwuchses auf der Tagesordnung bis hin zur Forderung eines eigenständigen Facharztes. Daneben machte man sich Gedanken um die Möglichkeiten der Etablierung der Psychotherapie in der Hochschulmedizin und in Wissenschaft und Forschung (Lieberz 2000, 2008).

Beeindruckend ist zu sehen, wie diese Themen der Strukturqualität in den folgenden Jahrzehnten weiterverfolgt und weitgehend auch bis heute recht erfolgreich umgesetzt wurden. Daran änderte auch die zwischenzeitliche Unterbrechung der psychotherapeutischen Agenda im sog. Dritten Reich nichts. Immerhin konnte in dieser Zeit, trotz des erzwungenen Exodus einer sehr großen Zahl von Psychotherapeuten, eine Keimzelle psychotherapeutisch aktiver Kolleginnen und Kollegen »überwintern« und in der Folge, nach dem Krieg, entscheidende Anstöße zur weiteren Entwicklung in Deutschland geben.

Hier kommt nun die oben erwähnte versorgungspraktische Entwicklungslinie ins Spiel. Bereits im Jahre 1920 wurde in Berlin das erste psychoanalytische Privat-Ambulatorium eröffnet, an dem in der Folge zahlreiche, späterhin namhafte Psychotherapeuten tätig waren. Die hier gemachten Erfahrungen waren von großer Bedeutung und tiefem Einfluss auf die Modalitäten der Krankenversorgung wie auch der Aus- bzw. Weiterbildung des psychotherapeutischen Nachwuchses. Die recht kurze, aber nachhaltige Wirkung dieser ambulatorischen Tätigkeit fand dann nach dem Kriege ihren Niederschlag in der 1946 erfolgten Gründung des Instituts für Psychopathologie und Psychotherapie (später, seit 1957, Zentralinstitut für psychogene Erkrankungen der AOK Berlin) in Berlin, dessen Trägerschaft von der VAB (Versicherungsanstalt Berlin) übernommen wurde (Dührssen 1987, 1994, Rüger und Bell 2004, Rüger 2016). Diese Konstellation erwies sich als außerordentlich wirkungsvoll. Damit war erstmals eine psychotherapeutische Krankenversorgung in öffentlicher Hand etabliert. Darüber hinaus aber bot diese Einrichtung die einmalige historische Gelegenheit, noch vor Ausdifferenzierung des Krankenkassensektors die Wirksamkeit der an diesem Institut praktizierten analytischen Psychotherapie an einem weitgehend unselektierten Krankengut zu untersuchen (Dührssen 1994). Die Ergebnisse dieser am Zentralinstitut für psychogene Erkrankungen durchgeführten Langzeituntersuchungen wurden von Dührssen (1962) und Dührssen und Jorswieck (1965) vorgestellt. Über 1 000 Patienten konnten in diese Untersuchungen eingebunden werden, und es wurde überzeugend dargelegt, dass die durchgeführten Behandlungen nicht nur aus der Sicht der Patienten und Therapeuten mit guten Ergebnissen und längerfristiger Wirksamkeit beendet werden konnten. Zudem konnte in einer vergleichenden Untersuchung mit unbehandelten Wartelistenpatienten wie auch nicht in Psychotherapie befindlichen Krankenkassenmitgliedern objektiviert werden, dass die durchgeführten Behandlungen auch in wirtschaftlicher Hinsicht sehr vorteilhaft waren.

Bei der psychotherapeutisch behandelten Stichprobe verringerte sich die Zahl der Krankenhaustage fünf Jahre nach Abschluss der Behandlung sehr signifikant, während bei der unbehandelt gebliebenen Wartelisten-Stichprobe keine Besserung in diesem Punkt verzeichnet werden konnte. Darüber hinaus zeigte der Vergleich mit einer altersentsprechenden Zufallsstichprobe von Versicherten, dass die psychotherapeutisch behandelten Patienten sogar deutlich unter dem entsprechenden Wert für die Allgemeinversicherten lagen.

Auf der Grundlage dieser wissenschaftlichen Erkenntnisse wurden dann auf Anregung führender Vertreter der AOK Berlin Verhandlungen zur Einführung der Psychotherapie in den Leistungskatalog der Krankenkassen, hier zunächst der Ortskrankenkassen, vorgenommen. Diese Verhandlungen mündeten 1967 in einer entsprechenden Vereinbarung zwischen dem Bundesverband der Ortskrankenkassen und der Kassenärztlichen Bundesvereinigung. Im Jahr 1970 schlossen sich dann auch die Ersatzkassen dieser Vereinbarung an. Die Verhandlungen waren begleitet von erheblichen Widerständen aufseiten zahlreicher psychoanalytischer Psychotherapeuten, die sich damit in der freien Ausgestaltung ihrer Tätigkeit eingeschränkt und bevormundet fühlten (Dührssen 1987, 1994, Rüger 2004, 2016). Gleichwohl gelang es mit diesem sozialpolitischen Sprung nicht nur, die Krankenversorgung breiter Bevölkerungskreise zu verbessern, sondern auch den

Psychotherapeuten selbst erstmals eine halbwegs gesicherte Existenzgrundlage zu bieten. Dies war somit eine erste Erfüllung der oben aufgezeichneten qualitätssichernden Maßnahmen, nämlich eine ausreichende und dauerhaft angelegte existenzielle Basis als Voraussetzung für die Heranziehung eines größeren und qualifizierten therapeutischen Nachwuchses.

Darüber hinaus wiesen diese Entwicklungen auf die enge Verzahnung von empirisch-wissenschaftlicher Grundlegung und sozialpolitischer Verankerung des psychotherapeutischen Wirkens hin. Diese wissenschaftliche Fundierung entspricht nicht nur den frühen Diskussionen um die Notwendigkeit der Abgrenzung der Psychotherapie von der »Kurpfuscherei«, sie bleibt die notwendige Korrektur zur stetigen »Gefahr eines Abdriftens in die »subjektive Evidenz« des einzelnen Therapeuten« (Bowe 2008, Lieberz 2016). Eine der entscheidenden Schwachstellen in der Konzeption der Richtlinien-Psychotherapie ist allerdings, dass bis heute keine begleitende wissenschaftliche Evaluation konstituiert wurde, sei es in direkter Verbindung mit diesem Regelwerk oder durch eine externe, besonders zu fördernde Versorgungsforschung.

Die Psychotherapie-Richtlinien wurden im Laufe der Jahre fortwährend weiterentwickelt (Rüger und Bell 2004, Bell und Rüger 2007, Bowe 2008, Dahm 2008). Wesentliche Meilensteine waren dabei die von sozialgerichtlicher Seite erzwungene Erweiterung der Behandlungstätigkeit auch auf die chronisch Kranken. Zudem wurde 1987 das Spektrum der Behandlungsangebote durch die sog. Verhaltenstherapie als wissenschaftlich fundiertes Verfahren in der Psychotherapie erweitert. Die folgenden Jahre waren dann gekennzeichnet durch einschneidende politische Veränderungen (deutsche Wiedervereinigung) und Entscheidungen (sog. Psychotherapeutengesetz). Die damit verbundenen Veränderungen und Erweiterungen auch im Rahmen der Richtlinien-Psychotherapie weisen auf die enge Verschränkung von sozialpolitischen, berufspolitischen und wissenschaftspolitischen Umständen hin. Mit diesen Veränderungen war eine Ausweitung der Anzahl an Psychotherapeuten, insbesondere an psychologischen Psychotherapeuten, verbunden. Auch diese politische Entscheidung wäre allerdings ohne grundlegende wissenschaftliche Anstrengungen wie z. B. die Mannheimer Kohortenstudie (Schepank 1987, Franz et al. 2000, Lieberz et al. 2011) nicht denkbar gewesen.

1. Diese Ergebnisse ermöglichten denn auch die Ausdehnung des psychotherapeutischen Behandlungsangebotes. So waren 1980 zur psychotherapeutischen Versorgung 1 600 ärztliche Psychotherapeuten, 550 psychologische Psychotherapeuten und 430 Kinder- und Jugendlichen-Psychotherapeuten zugelassen.
2. Ende 2006 waren bereits 4 484 ärztliche Psychotherapeuten und 15 433 psychologische Psychotherapeuten (einschließlich KJP), das heißt, insgesamt 19 917 Psychotherapeuten an der ambulanten vertragsärztlichen Versorgung beteiligt. Rein statistisch standen den seelisch Kranken im Jahr 2018 schließlich ins-

gesamt 27 103 Psychotherapeuten zur Verfügung. Unter diesen befanden sich 20 801 psychologische Psychotherapeuten. Daneben gab es 6 302 Psychotherapeuten mit ärztlichem Hintergrund (DGPPN 2019, Kassenärztliche Bundesvereinigung 2018). Folgt man der Gutachterstatistik aus dem Jahr 2019, dann wurden über 200 000 Anträge im Rahmen der RLPT gestellt, davon etwa 190 000 ausschließlich als Einzeltherapie und knapp 4 000 ausschließlich als Gruppentherapie, weitere ca. 12 000 Anträge als Kombinationstherapien von Einzeltherapie mit Gruppentherapie oder umgekehrt. Die meisten Anträge waren mit knapp 144 000 Umwandlungsanträge zur Langzeittherapie, während ungefähr 45 000 Erstanträge zur Langzeittherapie gestellt wurden. Folgt man den in diesem Buch im Vordergrund stehenden Daten für die psychodynamischen Behandlungsformen, dann wurden ca. 5 000 Anträge auf AP und 57 000 Anträge auf TfP gestellt. Trotz dieser beeindruckenden Versorgungsleistung im Rahmen der RLPT sollte aber nicht vergessen werden, dass drei Viertel der psychotherapeutischen Leistungen außerhalb der RLPT erfolgen (Multmeier und Tenckhoff 2014). Dieser Überblick lässt jedenfalls erkennen, dass die RLPT ein »Erfolgsmodell« ist und zur Entwicklung einer weltweit einmaligen Versorgungssituation psychisch Kranker beigetragen hat. Es ist deshalb auch nicht überraschend, dass mit diesem Aufschwung und der Ausweitung der beteiligten Akteure weitere Interessenten in dieses Feld drängen. Wie Bell und Rüger bereits 2007 anmerkten, wird mit der zunehmenden Interessenvielfalt und Anzahl der Beteiligten »das System immer komplexer«, und die RLPT droht praktisch an ihrem Erfolg zu scheitern.

Diesem Blick auf die Entwicklung hinsichtlich der psychotherapeutischen Versorgung mit gutachterpflichtigen Langzeittherapien soll nun der zuvor bereits angedeutete Aspekt der Qualifizierung des zunächst ärztlichen und später auch psychologischen Nachwuchses an die Seite gestellt werden. Außerordentlich beeindruckend im Rückblick ist, mit wieviel Weitblick und welcher Zielstrebigkeit die Gründergeneration der Psychotherapie in Deutschland ein weltweit einmaliges Aus-, Weiterbildungs- und Versorgungssystem aufgebaut hat. In Zehnjahresschritten wurde, trotz vieler Schwierigkeiten und Widerstände auch aus den eigenen Reihen, eine Etappe nach der anderen eingeläutet und umgesetzt. Hinsichtlich der Verbreitung und Etablierung der Psychotherapie in der Ärzteschaft wurden dabei die bereits während des Kongresses 1926 sichtbaren Linien der Ausbreitung und der Vertiefung der Psychotherapie mit all ihren Spannungen sichtbar. Wie Winkler (1977) beschreibt, wurden unmittelbar nach dem Krieg zunächst die früheren Bemühungen um eine organisatorische Konsolidierung der ärztlichen Psychotherapie wieder aufgegriffen und die AÄGP unter der Leitung von E. Kretschmer neu konstituiert. Kongressaktivitäten wurden entfaltet, Psychotherapie-Kurse an verschiedenen Kliniken durchgeführt und schließlich mit der Gründung der Lindauer

Psychotherapie-Wochen eine bis heute äußerst fruchtbare »Psychologisierung des Arztens« eingeleitet und ausgebaut. Auch die Begründung der »Zeitschrift für Psychotherapie und Medizinische Psychologie« 1951 trug zum Austausch und zur Etablierung psychotherapeutischen Wirkens bei. Schließlich begannen bereits in den fünfziger Jahren erste Verhandlungen zur Einführung einer Zusatzbezeichnung »Psychotherapie« in die ärztliche Weiterbildungsordnung, was dann im Jahre 1957 erfolgreich umgesetzt werden konnte (Winkler 1977, Dührssen 1994). Diese Bemühungen dienten der Verbreitung der Psychotherapie in der Ärzteschaft und der Einbettung der Psychotherapie in das medizinische Versorgungssystem. Sie waren aber auch darauf ausgerichtet, den Ärzten aller Fachrichtungen einen niedrigschwelligen Zugang zur Psychotherapie zu eröffnen und die Methodenvielfalt in der Psychotherapie zu erhalten und zu fördern. Hierher gehörte auch die Benennung der Kliniken und Institute, die als psychotherapeutische Weiterbildungsstätten fungieren konnten.

Der weiteren Verankerung der Psychotherapie in der Medizin sollte dann die 1987 eingeführte »Psychosomatische Grundversorgung« (PSMGV) dienen. Auch hierbei ging es zuvörderst darum, psychotherapeutisches Basiswissen als Aufgabe der Ärzte in die Primärversorgung einzuführen (Janssen 2017). Die psychosomatische Grundversorgung hat trotz einiger Schwierigkeiten zweifellos eine erfolgreiche Entwicklung genommen. So gehen Janssen und Menzel (2012) davon aus, dass zwischenzeitlich über 60 000 Ärzte diese Qualifikation erworben haben. Dies zeigt, dass auf ärztlicher Seite großes Interesse an integrativen Behandlungskonzepten besteht, freilich ist die Umsetzung durch abrechnungstechnische Schwierigkeiten bis heute recht holperig. Die PSM-GV wurde bei ihrer Einführung mangels einer passenden Alternative als Teil der RLPT behandelt, führt hier aber seither ein Schattendasein und ist im Laufe der Zeit nicht weiter verändert und den Entwicklungen angepasst worden.

All diese Aktivitäten dienten auch der Bildung von Allianzen für die nächsten ins Auge gefassten Schritte. Hierzu gehörte die oben beschriebene, wissenschaftlich begründete existenzielle Absicherung der Psychotherapeuten und die breite psychotherapeutische Versorgung der Bevölkerung. Der nächste, ebenfalls bereits 1926 diskutierte Schritt sollte dann der als notwendig erachteten Vertiefung der psychotherapeutischen Kenntnisse und Erfahrungen folgen, legte dabei aber auch die der psychotherapeutischen Gemeinschaft innewohnenden Interessengegensätze und Spannungen frei. Bereits 1970 kam es zu Veränderungen in der Approbationsordnung für Ärzte. Die Fächer der Medizinischen Psychologie und Medizinischen Soziologie wurden als Pflichtfächer in die vorklinische Ausbildung aufgenommen (Dührssen 1994). Ein obligates Praktikum der Psychosomatischen Medizin war im klinischen Studienabschnitt abzuleisten. Die damit verbundenen Unterrichtsverpflichtungen konnten von den seinerzeit bestehenden psychiatrischen Kliniken nicht erfüllt werden, zumal der alte Zwist insbesondere zwischen Teilen der Hochschulpsychiatrie und den ärztlichen Psychotherapeuten auch nach dem Krieg bald wieder aufgelebt war (Winkler 1977). Der daraufhin in Gang gesetzte Aufbau psychotherapeutisch-psychosomatischer Abteilungen an den Universitäten verlief nicht ohne Widerstände und Schwierigkeiten und kann bis heute als nicht abgeschlossen gelten, da die sich in epidemiologischen Untersuchungen darstellende Krankheitslast in der Bevölkerung keine Entsprechung in der Ausgestaltung der Lehrstühle und Abteilungen findet (Hoffmann et al. 1990). Als schwierig erwiesen sich dabei die sehr unterschiedlichen Auffassungen unter den Psychotherapeuten selbst. Manche sahen in der Psychosomatischen Medizin eher ein Querschnittsfach, welches deshalb keiner eigenen Vertretung bedürfe, sondern besser in der Inneren Medizin, der Gynäkologie oder Orthopädie »versenkt« werden sollte. Andere hingegen waren der Auffassung, dass die Psychotherapie und psychosomatische Medizin ohne einen eigenständigen Facharzt und ohne eine eigene Fachvertretung an den Fakultäten kein hinreichendes eigenständiges Gewicht in der Medizin und Versorgungslandschaft würde erlangen können. Die psychiatrischen Fachvertreter ihrerseits erhoben den Anspruch auf die Vertretung »der Psychotherapie«, obwohl nur die wenigsten von ihnen sich in der Entwicklung dieses Bereiches engagiert hatten (Janssen 2017, Psychiatrie-Enquete 1975). Es war und ist bis heute eine Machtfrage, die der Entwicklung der Psychotherapie/Psychosomatischen Medizin im medizinischen Bereich im Wege steht und sich weniger an inhaltlichen Gesichtspunkten orientiert (Janssen 2017, Melchinger et al. 2006, Studt 1996). Trotz einiger Einschränkungen bleibt aber festzuhalten, dass die Etablierung der Psychotherapie an den Medizinischen Fakultäten möglich war, und damit die Voraussetzungen für weitere Fortentwicklungen gegeben sind (Ploeger und Neises 2006).

Parallel zu diesen schrittweisen Verankerungen im Hochschulbereich wurde die Etablierung einer Facharztqualifikation zielstrebig weiterverfolgt. Ein Zwischenschritt wurde mit der Einführung der Zusatzbezeichnung »Psychoanalyse« in die WBO 1978 getan, der den doch weiterhin eher geringen Anforderungen, die mit dem Erwerb der ZB Psychotherapie verbunden waren, eine verbesserte und vertiefte Qualifikation an die Seite stellte. Freilich war diese ZB auch Ausdruck der Tatsache, dass es zu diesem Zeitpunkt nicht möglich war, einen eigenständigen Facharzt durchzusetzen. Trotz aller Interessengegensätze und Widerstände gelang es aber schließlich auf dem Ärztetag 1992, einen Beschluss zur Einführung eines Facharztes für Psychotherapeutische Medizin zu erreichen (auf dem Ärztetag 2003 umbenannt in Facharzt für Psychosomatische Medizin und Psychotherapie). Dies wäre sicher nicht möglich gewesen ohne den entschiedenen Einsatz der Kollegen aus den neuen Bundesländern, die schon früher einen Facharzt für Psychotherapie erkämpft hatten (Dührssen 1994, Janssen 2017).

Wie sich allerdings in der Folge schnell zeigen sollte, waren mit der Einführung des Facharztes die alten Interessengegensätze natürlich nicht aufgelöst und beseitigt. Stattdessen wurde rasch deutlich, dass sich die Fachärzte im Spannungsfeld zwischen den anderen ärztlichen Disziplinen, insbesondere der Psychiatrie, und – nach dem sog. Psychotherapeutengesetz – den psychologischen Psychotherapeuten bewegten, und dass die Machtkämpfe und die verteilungspolitischen Auseinandersetzungen weitergeführt wurden und bis heute anhalten (Janssen und Menzel 2012, Melchinger et al. 2006, Messer und Palmowski 2014). Bald sollte auch klar werden, dass der ärztliche Nachwuchs für diesen Facharzt begrenzt ist, und wohl auch begrenzt bleiben wird (Bühren et al. 2007, Janssen und Menzel 2012). Dies gilt aus meiner Sicht auch dann, wenn die Zulassungsbeschränkungen und Auswahlbestimmungen für ein Medizinstudium sich in Zukunft verändern sollten und soziale Kompetenzen des Nachwuchses ein größeres Gewicht erhalten. Des Weiteren sahen und sehen sich die Fachärzte in der Ausgestaltung ihres Fachgebietes sehr beschränkt und eingeengt durch mangelnde angemessene Vergütungsstrukturen. So bewegen sie sich einerseits zwischen den Ärzten, die im Rahmen der psychosomatischen Grundversorgung tätig werden und den Ärzten verschiedenster Disziplinen mit einer ZB Psychotherapie, die sich bei geringerem Qualifikationsniveau, aber gleichem Vergütungsniveau wie die Fachärzte im Rahmen der RLPT bewegen. Diese ungünstigen Bedingungen befeuerten die innerärztlichen Rivalitätskämpfe und führten zur Einführung der sog. Fachspezifischen Psychotherapie in die WBO für die »Zusatztitler«. Es war der Versuch, den Behandlungsrahmen dieser Ärzte zugunsten der Fachärzte zu begrenzen. Dieses Vorgehen hat nichts daran ändern können, dass der Bewegungsspielraum eines Facharztes für Psychosomatische Medizin weiterhin sehr eingeschränkt ist und die angedachte Breite in der Behandlung nicht abbilden kann. So ist die durchschnittliche Facharztpraxis bis heute darauf angewiesen, sich mit einem großen Teil des Behandlungsangebotes im Rahmen der RLPT zu bewegen (Messer und Palmowski 2014). Damit stehen sie dann wieder in direkter Berührung mit den psychologischen Psychotherapeuten, die zur Aufrechterhaltung ihrer Praxen auf die Möglichkeiten der RLPT viel mehr angewiesen sind. Dieser »Mehrfrontenkrieg« ist nach Lage der Dinge nicht zu gewinnen, der Nachwuchs bleibt überschaubar, die fachärztliche Praxis begrenzt und unbefriedigend und die Vergütung bescheiden (Bühren et al. 2007).

Die Entwicklung in den letzten zwei Jahrzehnten war in besonderem Maße von den hier skizzierten Entscheidungen geprägt. Immerhin befindet sich »die Psychotherapie« aufgrund der beschriebenen verdienstvollen Errungenschaften und der Integration in das medizinische Versorgungssystem in einer gefestigten Position. So stehen sowohl auf der ärztlichen als auch auf der psychologischen Seite aktuell Konsolidierungsbemühungen sowie Abgrenzungs- und Autonomiekämpfe im Vordergrund. Auch wenn sich zwischenzeitlich »die Psychiatrie« der Psychotherapie gegenüber weiter geöffnet hat und psychotherapeutisches Basiswissen in die Weiterbildung integriert hat, bleiben die Gegensätze zu den anderen ärztlichen Psychotherapeuten, insbesondere wegen des aufrechterhaltenen Machtanspruches, weiter bestehen und schwächen insgesamt die zwischenzeitlich ohnehin zahlenmäßig geringe ärztliche Seite der Psychotherapie. Die psychologischen Psychotherapeuten sind infolge der fortschreitenden Professionalisierung und ihres zunehmenden Übergewichtes in der RLPT um weitere Aufwertung bemüht, wobei allerdings auch hier Rivalitäten und Machtkämpfe insbesondere zwischen den psychodynamisch tätigen und den verhaltenstherapeutisch ausgerichteten Therapeuten ein Fortschreiten erschweren. Der aktuell von psychologischer Seite betriebene Versuch, einen Ausbildungsgang zum »Psychotherapeuten« einzurichten, ist aufgrund der eher weniger guten Erfahrung der Integration psychologischer Psychotherapeuten in den medizinischen Alltag, vor allem in den klinischen Einrichtungen, nachvollziehbar. Es ist absehbar, dass auch dieser Schritt keine wesentlichen Veränderungen mit sich bringen wird.

Festzustellen bleibt, dass die hier aufgezeichnete erfolgreiche Entwicklung der Psychotherapie in Deutschland nur durch das weitblickende Zusammenspiel sozialpolitischer, berufspolitischer und wissenschaftlicher Bemühungen zustande kommen konnte. Aufgebaut worden ist ein dreistufiges psychotherapeutisches Versorgungssystem (Janssen 2017), bei dem die RLPT keineswegs den einzigen Behandlungszugang darstellt. Der überwiegende Teil der Patienten mit psychischen Problemen wird außerhalb der RLPT behandelt (Heuft et al. 2011, Kruse und Herzog 2012, Kruse et al. 2013). Freilich ist die RLPT bis heute als »Herzstück« der psychotherapeutischen Versorgung in unserem Lande anzusehen. Die fehlende wissenschaftliche Begleitevaluation ist einer der wesentlichen Schwachpunkte. Um die Schwierigkeiten, einige Einblicke in diese »Blackbox« der RLPT zu bekommen, soll es im Folgenden gehen.

2 Die Richtlinien-Psychotherapie: Therapeutenbericht und Gutachterverfahren

KLAUS LIEBERZ

2.1 Einleitung

Das 1967 mit der Richtlinien-Psychotherapie auf Wunsch der Krankenkassen eingeführte Gutachterverfahren (GAV) ist ein externes Qualitätssicherungsinstrument auf der Basis eines Peer-Review-Verfahrens. Danach ist der Therapeut vor Beginn der Behandlung (oder nach der KZT, falls eine Fortführung vorgesehen ist) gehalten, in einem Bericht an einen Gutachter, der ihm zunächst nicht bekannt ist und ihm seitens der Krankenkasse zugeteilt wird, die »Notwendigkeit, Zweckmäßigkeit und Wirtschaftlichkeit« der vorgesehenen Behandlung zu begründen. Die damit verbundenen Schwierigkeiten sind eingangs bereits skizziert worden. Letztlich soll das GAV dem interkollegialen Austausch dienen und dazu beitragen, dem Patienten die bestmögliche Behandlung zukommen zu lassen. Der damit verbundene Vorteil des zweifellos recht aufwendigen Vorgehens liegt in der gleichzeitigen und vorgezogenen Wirtschaftlichkeitsprüfung, die den Therapeuten vor möglichen rückwirkenden Regressansprüchen schützt. Außerdem gewährleistet diese fachgerechte Diskussion eine weitgehende Unabhängigkeit vom Kostenerstatter, hier also der Krankenkasse. Diese trifft zwar letztlich die Entscheidung über die Kostenübernahme der Behandlung, hält sich aber erfahrungsgemäß in aller Regel an das gutachterliche Votum (Ausnahmen bestätigen die Regel). Für einige Therapeuten ist dieses Verfahren nicht so leicht zu akzeptieren, da sie in dieser »TÜV-Regel« eine erniedrigende und bevormundende Prozedur sehen, die ein Gefühl von Abhängigkeit und Ausgeliefertsein gegenüber dem begutachtenden Kollegen beinhaltet. Zudem haben sich Widerstände immer wieder daraus ergeben, dass der Aufwand im Rahmen dieses Verfahrens groß und die Bezahlung des Berichtes gering ist. So bewegte sich die Einstellung der Therapeuten über die Jahrzehnte hin zwischen einer Tolerierung des Verfahrens, aber auch seiner Bekämpfung oder manches Mal auch einer Unterwerfung.

Im psychodynamischen Zweig des Verfahrens hat es über die Zeit doch einige Bemühungen gegeben, dem Vorwurf der »gutachterlichen Willkür« zu begegnen. Dazu gehört auch die Entwicklung einer Kriterienliste seitens einer Arbeitsgruppe

Lieberz, Klaus: Die Richtlinien-Psychotherapie: Therapeutenbericht und Gutachterverfahren, in: Lieberz, Klaus, Adamek, Lucie und Krumm, Bertram (Hrsg.): Die Richtlinien-Psychotherapie: Expeditionen in einem dunklen Kontinent, Heidelberg: heiBOOKS, 2021, S. 38–63.
https://doi.org/10.11588/heibooks.932.c12725

der DGPT (s. Anhang), in welcher das Vorgehens des Gutachters transparent dargestellt wird (Rudolf et al. 2002a, Rudolf und Jakobsen 2002b, Rudolf und Schmutterer 2003, Lieberz und Seiffge 2011). Ein Blick auf die Zahl der Obergutachten/Zweitgutachten im psychodynamischen Bereich der RLPT zeigt, dass dem offenbar über die Zeit gewachsenen Druck auf die Gutachter zwischen 2007/2009 und 2018/2019 dadurch Rechnung getragen wurde, dass prozentual weniger Zweitgutachten eingeholt wurden und der Anteil an Ablehnungen im Zweitgutachterverfahren sich deutlich reduzierte (Lieberz und Seiffge 2011, KBV 2019). Dabei dürfte sich im Laufe der Jahre an der grundsätzlichen Einschätzung der Gutachter wenig geändert haben. Bei etwa 4 % Ablehnungen im ersten Durchgang bleibt nach aller Erfahrung und langjähriger ausführlicher Diskussion im Gutachterkreis wohl die Tatsache bestehen, dass etwa 25 % der Anträge mangelhaft sind und beanstandet werden müssten. Wenn die Ablehnungsquote über die Jahre dennoch recht niedrig bleibt, dann weist dies darauf hin, dass Gutachter und Therapeuten informelle Wege nutzen, um die aufgekommenen Zweifel aus dem Wege zu räumen. Zum anderen kommt in diesem gutachterlichen Vorgehen auch die Tatsache zum Ausdruck, dass die Gutachter die Schwierigkeiten des Verfahrens und die Notwendigkeiten in den Praxen kennen und diesen mit ihrem Vorgehen Rechnung tragen.

Als Grundlage des Therapeutenberichtes dient eine ausführliche Erhebung der Krankengeschichte des Patienten im Rahmen einer biografischen Anamnese und einiger nachfolgender probatorischer Sitzungen, ggf. auch einer KZT. Der Therapeutenbericht ist Teil der Krankengeschichte und Ausgangspunkt der Therapie. Er soll im Rahmen des GAV dazu dienen, dass der Therapeut vor Beginn der Behandlung sein bisher gewonnenes Verständnis des Patienten überprüft, einen für den Patienten in seiner aktuellen Lebenssituation passenden Therapieplan entwickelt und seine Vorstellungen durch eine schriftliche Darlegung konkretisiert und präzisiert. Inhaltlich ist vorgegeben, dass der Therapeut sich zunächst um eine Darstellung der Indikation (Symptomatik, Komorbiditäten, Diagnose, Differentialdiagnostik, Vorbehandlungen, Begleitbehandlungen) bemühen und dabei die Schilderungen des Patienten aufgreifen sollte. Sodann geht es darum, den symptomgenerierenden Hintergrund im sozialen und biografischen Feld zu skizzieren und die wesentlichen psychodynamischen Lebenslinien darzustellen, die dann den Behandlungsplan leiten sollen (Dührssen 2011, Faber und Haarstrick 2015, Rüger 2015, Dieckmann et al. 2017, Jungclaussen 2018).

Jeder, der selbst, in welchen Zusammenhängen auch immer, Erfahrungen mit der Unterrichtung anderer Menschen gesammelt hat, weiß um die Tatsache, dass einem erst bei dieser Aufgabenstellung viele Zusammenhänge wirklich deutlich werden und vor das innere Auge treten. Die Verfassung des Therapeutenberichtes im GAV sollte von daher vom Therapeuten nicht nur als mehr oder weniger lästige Pflichtübung gesehen werden. Diese Aufgabe beinhaltet einen dialogischen Prozess, in dem es darum geht, einem zwar fachkundigen, aber dennoch außenstehenden (und deshalb eher zur objektivierenden Distanz geeigneten) Dritten die wesentlichen Kennzeichen dieses Patientenlebens und seiner ursächlichen Einschränkungen und Behinderungen zu verdeutlichen. Auch wenn in Zukunft solche Berichte nicht mehr erforderlich sein werden, kann ich aus eigener Erfahrung nur empfehlen, vor Aufnahme einer Behandlung einen solchen Bericht zu verfassen. Viele Zusammenhänge klären sich erst in diesem Moment. Die Vorstellung in Intervisionsgruppen o. Ä. ist selbstverständlich auch eine qualitätssichernde Maßnahme. Sie unterscheidet sich aber doch wesentlich von der hier gestellten Aufgabe, da in solchen Gruppen auf Basis der damit gegebenen persönlichen Bekanntschaft Selbstschutzmaßnahmen nicht geringer ausfallen und die objektivierende Distanz der übrigen Teilnehmer durch persönliche Rücksichtnahmen beeinträchtigt werden kann (dann zum Nachteil des Patienten).

2.2 Die Indikation

Bei der Frage nach der Indikation zu einer Behandlung im Rahmen der RLPT ist vor allem zu verdeutlichen, dass es sich um eine »krankheitswertige und behandlungsbedürftige« Symptomatik handelt, die mit anderen Mitteln weder besser noch kostengünstiger zu behandeln ist. Dabei sind alle Behandlungsmöglichkeiten innerhalb und außerhalb der engeren RLPT (Medikamente, psychosomatische Grundversorgung, psychiatrische Basisversorgung, Verhaltenstherapie vs. psychodynamische Verfahren, Klinikbehandlung) einzubeziehen, insbesondere auch dann, wenn sie außerhalb der Behandlungsmöglichkeiten des jeweiligen Therapeuten liegen. Dabei ist zu bedenken, dass eine Behandlung im Rahmen der RLPT nicht der Kompensation von Mängeln in den sonstigen Abrechnungsmöglichkeiten dienen kann. Dies ist sicher manchmal unbefriedigend für den Therapeuten, ein anderes Vorgehen muss vom Gutachter aber auftragsgemäß beanstandet werden, da sonst ein Missbrauch der RLPT gegeben wäre. Auf jeden Fall ist es auch nicht ausreichend, die Indikationsfrage durch einfache Angabe einer ICD-Nummer aufzulösen, da die Richtlinien nicht auf einem deskriptiven klassifikatorischen Gerüst, sondern auf einem kausal angelegten Krankheitsmodell fußen.

Im Idealfall sollte der Therapeut von der Frage ausgehen, warum der Patient aktuell Hilfe sucht und warum er gerade zu ihm kommt und auf welchem Wege. Die Erfahrung zeigt, dass diese einfachen Ausgangsfragen oftmals nicht in den Blick genommen werden, was sich nachteilig auf den diagnostischen Prozess und den folgenden Therapieplan auswirken kann. Darauf wird im Kapitel zur Therapeutenwahl noch weiter eingegangen werden (s. Kap. II.8). Hierher gehört weiter die Frage nach vorhergehenden Unterstützungsbemühungen (s. Kap. II.4) und natürlich auch nach den aktuellen wie auch früheren Beschwerden. Dabei ist das Augenmerk nicht allein auf eine psychische Symptomatik ausgerichtet. Es gibt viele

Menschen mit psychischen Beschwerden, die keinen Krankheitswert erreichen. Entscheidend zur Indikationsbegründung ist vielmehr eine Gesamtschau aller aktuellen psychischen, funktionellen oder auch somatischen Störungen und Erkrankungen, verbunden mit einer Darstellung des bisherigen Krankheitsverlaufes und der sich daraus ergebenden Beeinträchtigungsschwere.

Dies könnte dann etwa wie in dem folgenden Beispiel aussehen:

FALLBEISPIEL 1: Chiffre H 30 11 64

Der Patient kommt aus eigenem Antrieb und berichtet, nicht mehr einschlafen zu können, da er so viel grübeln müsse. Am liebsten wolle er gar nicht mehr aus dem Haus gehen. Von Freunden habe er sich sozial stark zurückgezogen. Er sei mittlerweile dauernd müde, habe Existenzängste und sei hoffnungslos. Seine Frau habe seit zwei Jahren chronische Schmerzen, was ihn hilflos und ratlos mache. Er reagiere mittlerweile schnell mit Vorwürfen, so dass es immer häufiger zu Streit komme. Weiter leide er auf Grund der antidepressiven Medikation unter Libidoverlust, und sie würden sich als Paar immer weiter voneinander entfernen. Ebenso belastend sei für ihn, dass er sich in seiner Arbeit als Hausmeister von seinem Chef und den Bewohnern ausgenutzt fühle.

In diesem Fall wird die persönliche Symptombeschreibung des Patienten genutzt und bereits mit seinen Vorstellungen über ursächliche Hintergründe seiner Symptomatik verbunden.

Das folgende Beispiel soll verdeutlichen, dass der Bezug auf eine klassifikatorische Einordnung des Störungsbildes allein nicht das Verständnis für den Patienten befördert, zumal wenn auch noch, wie hier, wesentliche Anteile des Krankheitsgeschehens schlicht unter den Tisch fallen.

FALLBEISPIEL 2: Chiffre K 13 02 50

Anpassungsstörung mit überwiegend depressiver Reaktion (ICD 10, F 43.2 G) auf dem Boden einer depressiven Persönlichkeitsstruktur.

Ausgespart bleibt jeder Hinweis auf die entscheidende Hintergrundsymptomatik in Form einer Adipositas per magna (ICD 10 E66) und eines Diabetes mellitus Typ? (ICD 10 14.90 allgemein, Typ I E 10.90, Typ II E 11.11)

Die hier vorgenommene diagnostische Schwerpunktsetzung lässt erahnen, dass eine eher geringgradige Begleitsymptomatik in den Vordergrund gestellt und damit ein Behandlungsziel formuliert wird, das im Rahmen einer hier beantragten TfP nicht erfolgversprechend erscheint. Die schwere und mittelfristig vital bedrohliche körperliche Symptomatik wird stattdessen ausgeblendet und damit die hintergründige, zu Recht bestehende Beunruhigung des Patienten eher noch verstärkt. Ein Gesamtbehandlungsplan für dieses komplexe Krankheitsgeschehen wird in der Folge nicht formuliert und bleibt unersichtlich. Ein solches Beispiel leitet über zu der Frage, ob hier eine psychotherapeutische Maßnahme im Allgemeinen und eine Richtlinien-Psychotherapie im Besonderen indiziert und notwendig ist. Dabei ist auch die Abfolge therapeutischer Maßnahmen zu erwägen. So ist, wie auch in diesem Fall, bei Suchtpatienten im Allgemeinen, zu überlegen, ob sie nicht erst die Voraussetzungen für eine längerfristige psychotherapeutische Behandlung schaffen müssen (hier ggf. operativer Eingriff, anhaltende Abstinenz usw.) und die sicher notwendige stützende psychische Begleitung außerhalb der RLPT, also z. B. im Rahmen der psychosomatischen Grundversorgung, erfolgen sollte. Auch eine vorangehende stationäre Anbehandlung ist in einem solchen Fall natürlich zu erwägen.

An einem weiteren Beispiel sei deshalb nochmals verdeutlicht, dass nicht jeder Patient, der eine psychotherapeutische Begleitung benötigt, notwendigerweise einer Richtlinien-Psychotherapie bedarf. Die zugehörige gutachterliche Stellungnahme sei hier wiedergegeben.

FALLBEISPIEL 3: Chiffre G 02 02 53

Beantragt wird die Umwandlung einer KZT in eine TfP bei einer 59-jährigen verheirateten Patientin. Im Vordergrund steht eine schwere somatische Erkrankung in fortgeschrittenem Stadium (Peritonealkarzinose bei primärem Mammakarzinom). Die damit verbundenen Ängste sind insofern real und nachvollziehbar und nicht erkennbaren neurotischen Ursprungs. Zweifellos bedarf die Patientin einer therapeutischen Begleitung. Dem Behandlungsplan im Sinne einer TfP kann ich allerdings nicht folgen. Angesichts des zu erwartenden Verlaufes stehen hier supportive Maßnahmen zunehmend im Vordergrund, und die Patientin bedarf einer langfristigen Betreuung, wahrscheinlich auch im Sinne einer Sterbebegleitung. Dies kann nicht im Rahmen der RLPT erfolgen. Hier ist auf die psychosomatische Grundversorgung zurückzugreifen. Die beantragten Leistungen können leider nicht befürwortet werden.

Für den Therapeuten ist es im Hinblick auf den Begutachtungsprozess wichtig zu berücksichtigen, dass seine Verantwortung für den Patienten sich nicht auf die eine oder andere Symptomatik bezieht, sondern den gesamten Patienten umfasst. Sofern bei psychologischen Psychotherapeuten die Notwendigkeit besteht, einen ärztlichen Konsiliarbericht einzuholen, sollten sie sich dennoch der Tatsache bewusst bleiben, dass sie die Verantwortung für den Patienten tragen und die ärztliche Stellungnahme nur ein Teil der Einordnung in den gesamten Krankheits- und Behandlungsverlauf darstellt und keineswegs davon befreit, die somatische Seite des vorliegenden Krankheitsbildes angemessen einzuordnen und im Behandlungsplan zu berücksichtigen. Hierher gehört auch die Aufnahme von Befunden aus etwaigen Arztbriefen und Klinikberichten (die dann den Begutachtungsunterlagen hinzuzufügen sind). Viele Therapeuten sind sich zudem nicht der Tatsache bewusst, dass die Gutachter zusätzliche Informationen über die Krankheitsgeschichte des Patienten seitens der Krankenkassen bekommen. Diese Angaben helfen dem Gutachter bei der Einschätzung des vorliegenden Krankheitsgeschehens und des aussichtsreichsten therapeutischen Vorgehens. Dieser Vorgang hat dabei nichts Geheimnisvolles, es wird hier nichts »hinter dem Rücken« des Therapeuten oder des Patienten verhandelt. Dieses Vorgehen bietet dem Gutachter vielmehr die Möglichkeit zu einem Abgleich mit den im Bericht des Therapeuten gemachten Angaben. Sofern wesentliche Widersprüche auftauchen, gibt dies dann dem Gutachter die Möglichkeit, in seiner Stellungnahme an den Therapeuten auf Lücken oder Widersprüche (z.B. das Vorliegen einer vom Therapeuten nicht erwähnten Karzinomerkrankung, die aus den Unterlagen der Krankenkasse aber ersichtlich wird) aufmerksam zu machen. Damit hat dann der Therapeut seinerseits wieder die Möglichkeit, diesen »Stolperstein« mit dem Patienten zu besprechen und zu überprüfen. Nicht so selten schleichen sich auch in die Unterlagen der Krankenkassen Fehler ein (Verwechselung der Chiffre, Verdachtsdiagnosen usw.).

Die notwendige Einordnung in einen Gesamtbehandlungsplan bedarf also eines Überblickes über das Krankheitsbild und Krankheitsgeschehen unter Berücksichtigung bereits erfolgter Behandlungsschritte. Die Einengung allein auf das Vorliegen einer psychischen Symptomatik (Begleitsymptomatik) unter Heranziehung einer entsprechenden ICD-Nummer wird zumeist den Ansprüchen an eine psychodynamische Behandlungsführung nicht gerecht. Ein störungsspezifisches Vorgehen ist, wie in obigem Fallbeispiel (Chiffre K 13 02 50), auch in einem psychodynamisch angelegten Behandlungsplan manches Mal durchaus sinnvoll, bedarf dann aber einer Einordnung in ein weiterführendes, schrittweise angelegtes Therapieregime. Dabei ist der Frage nach der Wirtschaftlichkeit des aktuell beantragten Behandlungsschrittes wie auch möglicher Alternativen besondere Aufmerksamkeit zu schenken.

2.3 Die aktuelle Lebenssituation

Die Symptomatik des Patienten ist immer im Kontext der aktuellen Lebenssituation zu sehen. Dies berührt zum einen Fragen nach symptomauslösenden oder begünstigenden und unterhaltenden Faktoren (z.B. auslösende Situation). Die Gestaltung der aktuellen Lebensumstände ist eng verknüpft mit zugrunde liegenden Einstellungen, Erlebens- und Verhaltensweisen des Patienten und berührt damit den Übergang zur Erfassung der symptomtragenden Psychodynamik. Zudem geben die aktuellen Lebensumstände wichtige Hinweise auf den aktuellen Bewegungsspielraum des Patienten und die damit im Moment gegebenen therapeutischen Möglichkeiten (also den Behandlungsplan). Die gutachterliche Erfahrung zeigt, dass die Therapeuten, aus welchen Gründen auch immer, diesem zentralen Zugang zur Psychodynamik und Behandlungsplanung nicht immer ausreichenden Raum geben (darauf wird näher in Kap. III.1 eingegangen). Folgendes Fallbeispiel macht auf die vom Ober-/Zweitgutachter ausgemachten Lücken im Therapeutenbericht aufmerksam.

FALLBEISPIEL 4: Chiffre M 21 12 87

Die Vorbehalte der Gutachterin sind angemessen und nachvollziehbar. Diese Vorbehalte sind durch die ergänzende Stellungnahme der Therapeutin aus meiner Sicht nicht wirklich ausgeräumt worden. Die Indikation zur Behandlung im Sinne der RLPT ist an sich unstrittig. Die Psychodynamik bleibt *hinsichtlich der aktuellen Lebenssituation und Konfliktdynamik ergänzungsbedürftig* (über den Partner erfährt man wenig, Partnerwahl, Abhängigkeits-, Macht- und Versorgungsdynamik, Sexualität, Schwangerschaftsverhütung, Studienwahl, Lern- und Leistungsverhalten, aktuelle berufliche Situation und angedeutete Schwierigkeiten, finanzielle Situation in realer und psychodynamischer Hinsicht). Der Behandlungsplan bleibt von daher weiterhin sehr allgemein und vornehmlich auf die Bearbeitung angenommener struktureller Defizite ausgerichtet, ohne dass für mich eine hinreichende Beziehung zur aktuellen Lebenssituation und Konfliktdynamik erkennbar würde.

Die äußeren Lebensumstände sollten also im Bericht berücksichtigt werden, und es ist ratsam, sie nicht allein als »Äußerlichkeiten« zu beschrieben (verheiratet, zwei Kinder, lebt in geordneten Verhältnissen, finanzielle Situation ist gesichert usw.). Die Chance, ausgehend von der Oberfläche die tieferliegenden psychodynamischen Implikationen zu erfassen, würde dann leider nicht genutzt. Wenn Therapeuten diese Möglichkeit außer Acht lassen, beruht es wohl in aller Regel am ehesten darauf, dass sie bemüht sind (sein müssen), sich im Rahmen der RLPT »kurz zu fassen« und die psychodynamischen Überlegungen in den entsprechenden Abschnitt des Berichtes zu verlegen. Leider hängen diese Ausführungen dann nicht so selten »in der Luft«, weil sie den notwendigen konkreten Bezug zu den (ggf. selbst geschaffenen) Lebensumständen vermissen lassen oder jedenfalls die Nachvollziehbarkeit für den außenstehenden Dritten (hier also den Gutachter) erschweren. Die äußeren Lebensumstände lassen auf jeden Fall bereits erkennen, ob wir es mit einem Patienten zu tun haben, der ggf. schon sehr früh in seinem Leben auf dem Boden einer breiten persönlichkeitsstrukturellen Beeinträchtigung an den ersten an ihn herangetragenen Lebensaufgaben scheitert, oder ob wir es mit einem Patienten zu tun haben, der im späteren Leben auf Grund seiner biografischen Vorerfahrungen in bestimmten konflikthaften Lebensbereichen strauchelt, ggf. begünstigt durch einige strukturelle und bis dahin kompensierte Einschränkungen. Noch anders geartet liegen die Dinge, wenn ein Patient aktuell unter objektiv schweren Lebensbelastungen (z. B. plötzlicher Todesfall) dekompensiert und vor der Aufgabe steht, eine neue Lebensbalance herzustellen, ohne dass stärkere neurotische Einschränkungen zu erkennen wären.

FALLBEISPIEL 5: Chiffre L 05 01 67

49-jährige, kinderlos geschiedene Frau, selbständige Physiotherapeutin, kam nach einem Zusammenstoß als Fahrradfahrerin mit einem Autofahrer mit recht schweren Verletzungen (Tibiakopffraktur) in klinische Behandlung. Die damit verbundene ängstliche Symptomatik in Verbindung mit Flashbacks wurde auf den Unfall bezogen und als akute posttraumatische Belastungsstörung diagnostiziert. In der Folge trat diese Symptomatik dann aber schnell in den Hintergrund, und die sich nach und nach einstellenden Einschränkungen und Beschwerden bestimmten fortan das Geschehen. Hierzu gehören vor allem ein beeinträchtigtes Selbstbewusstsein und Selbstwerterleben, das Vertrauen in die Welt sei verloren gegangen, sie habe sich hilflos ausgeliefert und schlecht und ungerecht behandelt gefühlt. Zudem brachten sie die mit ihren Verletzungen verbundenen Bewegungseinschränkungen (kein Laufen mehr möglich, kein Radfahren) aus der Balance, zumal diese mit einer deutlichen Gewichtszunahme und subjektiv erlebter abnehmender Attraktivität verbunden waren. Auch wurde ihre Partnerschaft in Form einer Fernbeziehung erschüttert, sie fühlte sich vernachlässigt und im Stich gelassen, ihre bisher gelebte Unabhängigkeit, auch in finanzieller Hinsicht, wurde zunehmend in Frage gestellt. Die aufkommenden Zweifel und Enttäuschungen verarbeitete sie in gewohnter Weise in kämpferischer und projektiver Manier (anhaltende Rechtsstreitigkeiten), womit sie sich auf eingeschränktem Niveau etwas stabilisieren konnte.

Wie auch aus diesem Beispiel ersichtlich, besteht nicht so selten erkennbar die Tendenz, sich von einem psychodynamischen Krankheitsmodell zu lösen und die in einem solchen Zusammenhang auftretende Symptomatik dann etwas kurzschlüssig auf ein einfaches »Stressmodell« zu reduzieren. Abgesehen von den außerhalb von Kriegszeiten jedenfalls überschaubaren Fällen von sog. »Schreckneurosen« besteht nicht so selten die Gefahr, dass einzelne »traumatische Ereignisse«, die nicht immer gut nachvollziehbar sind, hervorgehoben und in diesem theoretischen Zusammenhang interpretiert werden. Nicht so selten entsteht dann für den Gutachter der Eindruck, dass dieses Vorgehen eher der Schnelligkeit der Antragstellung geschuldet ist als einer vertiefenden Auseinandersetzung mit den auslösenden Geschehnissen.

2.4 Der biografische Hintergrund

Die im Rahmen der Anamneseerhebung gewonnenen biografischen Erfahrungen des Patienten gilt es nun für den Bericht zu sichten und zu ordnen und auf das aktuell im Vordergrund stehende Störungsbild und die symptomtragende Psychodynamik zu beziehen. Dies ist die eigentlich entscheidende und schwierigste Aufgabe der Berichterstellung. Deshalb ist auch nicht zu erwarten, dass an dieser Stelle eine in alle Einzelheiten gehende Beschreibung der Entwicklungsgeschichte des Patienten erfolgen kann. Zum einen steht dem die gegebene Einschränkung gegenüber, dass bei einer retrospektiven Erhebung der Lebensgeschichte(n) immer nur eine Auswahl an Geschehnissen erinnert wird. Zum anderen ist auch davon auszugehen, dass der Patient dem jeweiligen Therapeuten in diesem Moment der persönlichen Begegnung bewusst oder unbewusst nur einen kognitiv und emotional »passend erscheinenden« Ausschnitt seiner Erfahrungen präsentiert. Dies ist umso naheliegender, da die ersten Sitzungen ja eben dem Kennenlernen und dem Vertrauensaufbau dienen. Mit wachsendem Vertrauen in den Therapeuten wird der Patient daher auch eher bereit sein, sich zu öffnen und die entscheidenden Hintergrunderfahrungen auszubreiten. Erfahrene Therapeuten haben gelernt, die ersten Andeutungen des Patienten aufzunehmen und schon mal verstehend einzuordnen, ohne den Patienten in diesen frühen Phasen einer therapeutischen Beziehung zur Offenlegung seiner »Geheimnisse« zu drängen. Zu jeder psychodynamisch angelegten Anamneseerhebung gehört deshalb auch die Berücksichtigung der aktuellen persönlichen Konstellation zwischen Patient und Therapeut dazu. Die Beachtung dieser situativen Momente kann wertvolle Hinweise auf kommunikative und »handwerkliche« Defizite sowie frühe Konfliktbereiche des Patienten geben.

So bewegt sich die Beschreibung der biografischen Vorerfahrungen des Patienten im Therapeutenbericht zwangsläufig zwischen Konstruktion und Realität (Lieberz 2016). Untersuchungen zur Biografie im Rahmen der RLPT von Rüger et al. (1996, 1997) oder Lieberz et al. (2011) haben gezeigt, dass die Darstellung dieses zentralen Abschnitts in jeder Krankenbegegnung in den Therapeutenberichten wenig befriedigend ausfällt (s.a. Kap II.5 und II.6). Es fällt vor allem auf, dass die Therapeuten viele wichtige Informationen gewollt oder ungewollt aussparen. Sie nutzen nicht immer in ausreichendem Maße die leichter zugänglichen und daher auch zuverlässiger zu erhebenden harten biografischen Fakten, um den Werdegang des Patienten verstehend nachzuvollziehen, oder auch, um die nur vorläufig zu erschließenden Einflüsse mit diesen Fakten zu verknüpfen und ihre »Konstruktionen« daran zu eichen.

Eine gute Verknüpfung von konkretem realem Erfahrungshintergrund mit den daraus resultierenden Erlebens- und Verhaltenslinien kann das folgende Fallbeispiel liefern:

FALLBEISPIEL 6: Chiffre S 11 05 70

Die Patientin ist das zweite Kind eines Schlossers (87J) und einer Einzelhandelskauffrau (81J). Der Vater betrieb eine kleine Schlosserei mit zeitweise einem Mitarbeiter. Die Familie habe ständig Geldsorgen gehabt, u. a. weil der Vater ein »Alkoholiker« gewesen sei. Er habe viel Geld in seiner Stammkneipe vertrunken. Die Eltern hätten sich nur gestritten, und es sei schließlich zu einer dramatischen Zuspitzung gekommen, als die Mutter mit einem Messer auf den Vater losgegangen sei und die Patientin sich »dazwischengeworfen« habe, um das Schlimmste zu verhindern. Zu diesem Zeitpunkt sei sie 12 Jahre alt gewesen. Danach sei die Mutter ausgezogen und die Patientin habe den »Laden geschmissen«. Sie habe für den Bruder und den Vater den Haushalt geführt und für eine einigermaßen ordentliche Buchführung der kleinen Werkstatt gesorgt. Sie berichtet das mit großem Stolz und betont dabei, dass sie trotzdem den Realschulabschluss und eine Lehre als Friseurin absolviert habe. Zur nicht weit entfernt wohnenden Mutter habe sie weiter regelmäßigen Kontakt gehabt. Bis heute bestünde dieser Kontakt, obwohl sie die Mutter als hart, »kritisch« und distanziert empfinde. Den Kontakt zum Vater habe sie mit 20 Jahren abgebrochen, als er nur noch trank und selten zuhause war. Der Anlass sei der Besuch eines Gerichtsvollziehers gewesen.

Das hier ausgewählte Beispiel nimmt in pragmatischer Weise Bezug auf die späteren und von der Patientin erinnerbaren Ereignisse. Auf frühere prägende Geschehnisse kann zu diesem Zeitpunkt der Berichterstattung ggf. hypothetisch-konstruierend rückgeschlossen werden. Jedenfalls bietet diese Geschichte eine gute Verbindung zur sich anknüpfenden Psychodynamik und der aktuellen symptomtragenden Lebenssituation.

2.5 Die Psychodynamik

Die Psychodynamik bildet das Bindeglied zwischen den biografisch aufgenommenen und geronnenen interpersonellen Geschehnissen, der sich daraus formenden weiteren Lebensgestaltung bis hin zu den aktuellen Umständen, die den Patienten um Unterstützung nachsuchen lassen. Auf die im Rahmen des GAV gewonnenen Eindrücke soll ausführlich in Kap. III.1 eingegangen werden (s. a. Lieberz 2015). An dieser Stelle soll es genügen, die vom Therapeuten zu leistende, entscheidende Arbeit in der Berichterstattung darzulegen. Die bisher bei der Anamneseerhebung gewonnenen Informationen zum Störungsbild, zu den aktuellen sozialen Umständen wie auch zum biografischen Hintergrund und der Entwicklung des Patienten münden jedenfalls in einer kompakten Integration mit Darlegung der für das derzeitige Störungsbild entscheidenden Einflüsse. Neben diesen gesprächsweise erhobenen Informationen dienen auch die in der persönlichen Interaktion gewonnenen Eindrücke der Abrundung des gewonnenen Bildes und können deshalb zwanglos auch in diesen Abschnitt einfließen. Das könnte in Fortführung des oben bereits beschriebenen biografischen Hintergrundes in etwa so aussehen:

FALLBEISPIEL 7: Chiffre 11 05 70

Die Berichte über den bisherigen Lebensweg der Patientin werden von ihr sehr ausführlich vorgetragen und haben den Charakter einer »Autobiografie«, die eine festgelegte Erzählweise verfolgt. In dieser Geschichte tritt sie als die »Macherin« auf, die die Führung übernimmt, in entscheidenden Momenten aber verraten und ausgenutzt wird. So bezeichnet sie ihre Zeit als Straßenbahnfahrerin als »glückliche Zeit«. Sie sei stolz auf ihre Tätigkeit und ihre Rolle als »Chefin der Bahn« gewesen. Zur gleichen Zeit sei sie aber durch Trennungen von Partnern zurückgeworfen worden. Bei jeder Trennung habe sie durch ihre Essattacken massiv an Gewicht zugelegt, bis sie schließlich aus gesundheitlichen Gründen aus dem aktiven Fahrdienst ausscheiden musste. Die Abwehr infantiler Anlehnungs- und Versorgungsbedürfnisse setzt im vorliegenden Fall auf eine engagiert vorgetragene Demonstration von Macht und Autonomie. Sie will bestimmen, um nicht in Abhängigkeit zu geraten. Ihre erzählte Rolle in der Herkunftsfamilie zeigt hier ein prototypisches Bildmuster: sie setzt sich an die Stelle der Mutter, mischt sich in den Streit der Eltern ein und »beweist Größe«. Dieses Schema setzt sich im weiteren Lebenslauf in den Partnerschaften weiter fort. Ihre Vorliebe für schwache und suchtkranke Männer führt sie immer wieder in eine ähnliche Konstellation und die gleiche Überforderung. Es kommt auch immer wieder zu entschiedenen und harten Trennungen, die ihre Abwehr an die Grenze bringen. Zunehmend ist die gewohnte Flucht nach vorn und die Verwandlung von Angst in Aggression nicht mehr zu schaffen. Dazu trägt auch die rapide Verschlechterung des Gesundheitszustandes bei.

Diese in einem erfreulichen und lebendigen persönlichen Duktus gehaltene Beschreibung ist vielleicht etwas ungewöhnlich, bringt aber die persönlichen Eindrücke des Therapeuten gut mit den erhobenen Daten und Fakten zusammen. Die Darstellung orientiert sich in konkreter Weise am Patienten und lässt ein anschauliches Bild seiner aus der Biografie gewachsenen Bewältigungsstrategien einschließlich der damit verbundenen Schwierigkeiten entstehen. In wohltuender Weise wird auf vage Vermutungen und theoretische Konstruktionen über etwaige Störungen der Mutter-Kind-Interaktion in frühen, nicht erinnerbaren Lebensabschnitten, mangelnde Verinnerlichung guter Selbst- und Objektrepräsentanzen oder fehlender Triangulierung verzichtet. Stattdessen werden eben diese Prozesse und ihre Folgen in anschaulicher und nachvollziehbarer Weise beschrieben. Damit wird die Patientin gut erkennbar und für einen Bericht im Rahmen der RLPT ausreichend skizziert.

Die notwendige Fokussierung in der Erfassung und Beschreibung der psychodynamischen Konstellationen kann auf verschiedenen Wegen erfolgen. Wie bereits ausgeführt, ist der direkte und weiterführendste Ansatz die Suche nach einer spezifischen auslösenden Versuchungs-/Versagungssituation (Konfliktsituation) als Wegweiser zum Hauptkonflikt. Eine weitere, zumeist ergänzende Möglichkeit besteht in der Ergründung des pathogenen sozialen Feldes, das die auslösende Situation konstelliert, begünstigt oder verstärkt. Insbesondere dann, wenn diese Zugänge durch ein sperriges Kommunikationsverhalten des Patienten erschwert sind, kann das aktuelle Beziehungsgeschehen zwischen Patient und Therapeut als Schlüssel zum Verständnis dienen. Die Darstellung von OPD-Konflikten gibt allenfalls einen groben Rahmen ab, ersetzt aber nicht die konkrete, subjekthafte Erfassung des Patienten und seiner individuellen Psychodynamik. Hinweise auf traumatische Erfahrungen ohne zugehörige psychodynamische Einordnung sind nicht weiterführend. Auch die alleinige Fokussierung auf strukturelle Beeinträchtigungen ist für sich selten angebracht, die Verschränkung von persönlichkeitsbedingten Einschränkungen mit zugehörigen aktuellen (oder chronischen) Konfliktfeldern und/oder auch traumatischen Erfahrungen und ihren Bewältigungshindernissen ist für einen psychodynamischen Behandlungsansatz unersetzlich. Das Zusammenwirken dieser verschiedenen Bedingungen in Abhängigkeit vom Reife- und Integrationsgrad des Patienten ist von Rudolf (2005) ausführlich beschrieben worden.

Es liegt nahe, dass die Fähigkeiten eines Therapeuten, die gewonnenen Informationen auf den wesentlichen Gehalt zu verdichten, mit der Erfahrung wachsen. Die Gefahr, sich in z.T. eher unwesentlichen Einzelheiten zu verlieren oder aber in grobe theorielastige Ausführungen abzudriften, ist von daher eher bei jüngeren und noch weniger erfahrenen Therapeuten gegeben. Diese unterschiedlichen Bedingungen bei den einzelnen Therapeuten können vom Gutachter aber natürlich in seiner Einschätzung berücksichtigt werden. Das folgende Fallbeispiel leitet über zur Frage der Behandlungsplanung. Wie die Ergebnisse erster Untersuchungen von Lieberz und Seiffge (2011) zeigten, sind Psychodynamik und Behandlungsplanung die wesentlichen »Knackpunkte« in der Berichterstattung und werden am ehesten von den Gutachtern moniert.

FALLBEISPIEL 8: Chiffre W 22 06 66

Patient wurde als drittes Kind, einziger Sohn, in eine Arbeiterfamilie hineingeboren. Lebenstüchtige und stolze Mutter, ein eher abhängiger und schließlich randständig-kleinkriminell endender Vater. Ehe zerbrochen, als Patient 4 J alt war, zurückgeblieben ein sehr ambivalentes, vorwiegend negativ getöntes Vaterbild. Einerseits »Rettungsphantasien« durch den Vater, andererseits starke Ängste vor dem »väterlichen Erbe« mit einer entsprechenden Entwicklung. Mutter hat nach der Trennung vom Vater die Familie allein durchgebracht, dabei sogar ein Haus erworben, also eine beachtliche Lebensleistung. Patient war in dieser Situation aber wohl unverwahrt, jedenfalls ist viel in Kindheit und Jugend passiert, viel Blut geflossen, viele Unfälle etc. Fußball gespielt (gut gewesen). War bis zur Jugend eher ein sehr schlanker Junge, dann in der Jugend Kraftsport gemacht, ging auseinander, wurde sehr kräftig. Also offenbar eine Entwicklung am Rande der Verwahrlosung und Dissozialität, mühsam eingefangen durch äußere Vergitterung (Bundeswehr, Gefängnis), kämpft aber ständig mit seinen »Schattenseiten«, die ihn regelrecht verfolgen und ihm keine Ruhe lassen (Schmerzen, Schlafprobleme). Beginn der Krankheitskarriere wohl mit Mutters Tod im Sinne einer regressiven Versuchungssituation. So ist seine Beziehung zur Frau (als Muttersubstitut) einerseits von starker Abhängigkeit geprägt, andererseits kann er seine Enttäuschungen und Weglauftendenzen nur mühsam und unter erheblicher Symptombildung kontrollieren. Aktueller Anlass für das Hilfeersuchen ist nach bisher nicht ausreichend erfolgreichen Behandlungsversuchen bei zwei weiblichen Therapeuten wohl der Wunsch, sich mit Hilfe »väterlicher Unterstützung« aus der zunehmend einschnürend und quälend erlebten Beziehungsenge zu befreien. Tatsache ist, dass aus dem »starken Mann« mittlerweile ein kränkelnder schwacher Mann geworden ist, ein abhängiger und an der Kette liegender »Hofhund«, dessen Freiheit beschnitten ist. Dazu beigetragen hat insbesondere auch seine Vatergeschichte. Er hat früh den Drang entwickelt, »nie so werden wie der Vater!«

2.6 Die prognostischen Aussichten und die Wirtschaftlichkeit

Vor der Entscheidung über den im jeweiligen Einzelfall günstigsten Behandlungsplan ist der Therapeut im Rahmen der RLPT gehalten, sich auch Gedanken über die möglichen prognostischen Aussichten und die Wirtschaftlichkeit der Behandlung zu machen. Dies ist ein durchaus schwieriges Spannungsfeld, da wir doch jedem in der Praxis auftauchenden und Hilfe suchenden Patienten nach Kräften weiterhelfen möchten. Dabei können sich die persönlichen Umstände des Therapeuten (mögliche Therapieoptionen, Praxisorganisation, zur Verfügung stehende Zeit, finanzielle Bedingungen) und die Vorstellungen, Möglichkeiten und Voraussetzungen des Patienten im Wege stehen. So ist es z. B. denkbar, dass der Therapeut im Moment einen Patienten für eine analytische Psychotherapie sucht, der vor ihm sitzende Patient die Voraussetzungen dafür, aus welchen Gründen auch immer, aber nicht mitbringt. Umgekehrt (und dies passiert viel häufiger) ist aber auch denkbar, dass der Therapeut nicht alle Therapieoptionen (Medikamente, psychosomatische Grundversorgung, psychiatrische Basisversorgung, TfP, AP) aufweisen kann und deshalb versucht ist, den vor ihm sitzenden Patienten in eine Behandlungsform zu »drängen«, die dessen Möglichkeiten oder Erfordernisse nicht optimal erfüllt. Dazu eine obergutachterliche Stellungnahme und folgendes Fallbeispiel:

FALLBEISPIEL 9: Chiffre M 09 08 60

Mit dem Ergänzungsbericht hat die Therapeutin aus meiner Sicht die Vorbehalte der Gutachterin nicht wirklich ausräumen können. Unstrittig ist, dass es sich um ein behandlungsbedürftiges Krankheitsbild handelt und die Indikation zur Behandlung im Sinne der RLPT grundsätzlich gegeben sein kann. Allerdings handelt es sich um ein sehr komplexes und chronifiziertes Krankheitsbild, dessen somatische Krankheitsseite völlig ausgeblendet bleibt. Es handelt sich um eine schwere, somatisch fixierte Adipositas mit entsprechenden Folgeerkrankungen (Diabetes mellitus II, Hypertonus, Schlaf-Apnoe-Syndrom), so dass die Patientin von dieser Seite, jenseits aller Psychodynamik, als schwer bedroht angesehen werden muss. Davon unabhängig bleibt die Psychodynamik weiter ergänzungsbedürftig (über den Ehemann erfährt man gar nichts, Abhängigkeits-, Macht- und Versorgungsdynamik und Veränderungen über die Zeit, Sexualität, brüchige Leistungslinie und reale Abhängigkeiten, finanzielle Situation in realer und psychodynamischer Hinsicht). Der Behandlungsplan bleibt zu allgemein und lässt keine hinreichende methodenspezifische Eingrenzung hinsichtlich aktuell im Vordergrund stehender unbewusster Konfliktdynamik mit zugehöriger Strukturpathologie bei begrenzter therapeutischer Zielsetzung erkennen. Zudem stellt sich die Frage, ob hier nicht zunächst eine energische, sehr strukturierte Unterstützung in der anstehenden Behandlung der somatischen Erkrankungen bei schwieriger Compliance ansteht, z.B. die Notwendigkeit eines operativen Eingriffs. Zur Klärung dieser Fragen und ggf. zur Unterstützung der Patientin bei weiterführenden somatischen Maßnahmen erscheint es mir gerechtfertigt, 25 Sitzungen zu befürworten. Bei allem Verständnis für die Notwendigkeit der Sammlung von Erfahrungen, scheint mir dies kein geeigneter Fall für einen Ausbildungskandidaten zu sein. Es scheint mir angesichts der schweren somatischen Erkrankungen vorteilhafter für die Patientin, wenn ein erfahrener ärztlicher Psychotherapeut die Begleitung der Patientin übernähme.

An diesem Fallbeispiel werden in der gutachterlichen Stellungnahme verschiedene Schwierigkeiten in der Behandlungsplanung kritisch diskutiert. Zunächst ist für den Gutachter die Indikation für eine RLPT zumindest zweifelhaft. Das Krankheitsbild wird nicht in seiner ganzen Bandbreite beschrieben und diskutiert, der die Behandlung leitende Fokus (psychische Begleitsymptomatik) wird für unzureichend erachtet. Die somatische Seite der Störung bleibt außen vor. Die Psychodynamik bleibt allgemein und ergänzungsbedürftig, der Behandlungsplan (TfP) auf dieser

Grundlage nicht nachvollziehbar und vor allem hinsichtlich der prognostischen Aussichten und der Wirtschaftlichkeit fragwürdig. Ein Gesamtbehandlungsplan ist nicht zu erkennen, ein stufenweises Vorgehen mit jeweils realistischen Teilzielen wird nicht formuliert. Die vom Gutachter zudem aufgeworfene Frage nach dem Therapeuten geht hier auch über die Tatsache hinaus, dass dieser schwierige und komplexe Fall von einem Ausbildungskandidaten durchgeführt werden soll, was die Verantwortung der ausbildenden Institution berührt. Auch wird in Frage gestellt, ob diese Patientin bei einem psychologischen Psychotherapeuten gut untergebracht ist. Die Breite der Störung lässt jedenfalls eine auf Seiten des Therapeuten vorhandene Vertrautheit mit dem herkömmlichen Verlauf solcher somatisch fixierter Krankheitsbilder als vorteilhaft erscheinen. Die Patientin ist wahrscheinlich bei einem Facharzt für Psychosomatische Medizin in besseren Händen, zumindest wäre eine sehr enge Kooperation zwischen ärztlichen und psychologischen Behandlern notwendig, zumal die Compliance der Patientin gering ausgeprägt zu sein scheint.

Damit sind die für die prognostische Einschätzung einer Störung wesentlichen Bereiche umrissen (s. Kap II. 7.). Hierher gehört die in diesem Beispiel nicht erwähnte biografische Vor- bzw. Risikobelastung, der zugehörige Beeinträchtigungs-Schwere-Score (BSS, Strukturniveau, Ich-Stärke, Compliance), aber auch das mit diesen Einflüssen zumeist eng verbundene Bildungsniveau und nicht zuletzt der Therapeut selbst mit der Frage nach der »Passung« zwischen Patient und Therapeut. Unabhängig vom Therapiebericht im Rahmen des GAV tut jeder Therapeut gut daran, sich vor einer Therapieentscheidung selbst daraufhin zu überprüfen, ob er mit diesem Patienten zusammenarbeiten möchte, oder ob organisatorische, diagnostische oder persönliche Vorbehalte einen solchen Schritt behindern und ggf. auch für den Patienten die Überweisung an einen Kollegen sinnvoll und vorteilhaft erscheinen lassen.

2.7 Der Behandlungsplan

Psychodynamik und Behandlungsplan sind die Kernpunkte jeden Berichtes und auch die Abschnitte, an denen die Gutachter erfahrungsgemäß ihre Vorbehalte zum Ausdruck bringen. Dies muss nicht unbedingt daran liegen, dass die Psychodynamik unzureichend dargestellt wurde. Es kann auch damit zusammenhängen, dass die beschriebene Symptomatik und die zugehörige Psychodynamik nicht zu dem aufgestellten Behandlungsplan passen. In der Realität ist die überwiegende Anzahl der Behandlungen tiefenpsychologisch fundiert ausgerichtet. Dies mag an den Patienten und ihren persönlichen Voraussetzungen liegen, die sie mitbringen, es mag aber auch daran liegen, dass viele Therapeuten nicht alle möglichen Behandlungsoptionen mitbringen und die differenzialindikatorischen Überlegungen deshalb zwangsläufig zu kurz geraten. Mitunter sind aber auch die formulierten Behandlungsziele nicht mit dem gewählten Verfahren in Übereinstimmung zu bringen. Erfahrungsgemäß sind tiefenpsychologisch fundiert ausgerichtete Therapeuten nicht so selten etwas zu ehrgeizig. Sie nehmen sich für das gewählte Verfahren zu viel vor und geraten dann im Laufe der Behandlung und vor allem gegen Ende der Behandlung »in schweres Wasser«. Analytische Psychotherapeuten scheinen hingegen nicht immer gut auf die Durchführung tiefenpsychologischer Behandlungen vorbereitet zu sein. Sie formulieren häufig eine fundierte und detaillierte Psychodynamik, tun sich dann aber schwer mit der in einer TfP notwendigen Fokussierung.

Auch wenn Kurzzeittherapien eher selten zur Begutachtung kommen und auch nicht im Fokus unserer Untersuchungen stehen, ist es doch wertvoll, einen Blick auf den Umgang mit den Kurzzeittherapien zu werfen, da der größte Teil aller psychotherapeutischer Behandlungen in einem solchen umgrenzten Rahmen stattfindet (Multmeier und Tenckhoff 2014). Was diese Patienten von den Kranken unterscheidet, die in eine LZT übernommen werden sollen, bleibt unklar und ist bisher nicht untersucht. Ebenfalls unklar ist, ob für diesen Sachverhalt die Umstände und Voraussetzungen des Patienten überhaupt verantwortlich sind, oder ob z.B. einige Therapeuten versucht sind, durch eine Aneinanderreihung mehrerer Kurzzeittherapien beim selben Patienten das GAV zu umgehen. Eher selten dürfte nach aller Erfahrung in der gutachterlichen Praxis die Möglichkeit einer echten KZT genutzt werden, zumal diese auf Seiten des Patienten und des Therapeuten hohe Anforderungen mit sich bringt. Am häufigsten ist die Nutzung einer KZT aus praktischen Gründen und um Zeit für den Kontaktaufbau und die Informationserhebung zu gewinnen. Allerdings sind die dann erfolgenden Umwandlungsberichte inhaltlich nicht gehaltvoller als die Erstantragsberichte (Lieberz et al. 2010). Auch eher selten wird eine KZT mit Antragsverfahren genutzt, um überhaupt die Eignung des Patienten für eine RLPT zu erproben oder die Passung zwischen Patient und Therapeut auszuloten. Dabei würden die geringeren Anforderungen an einen KZT-Bericht dieses Vorgehen doch häufiger, auch ohne Veranlassung der Krankenkasse, nahelegen. Dazu folgendes schönes Fallbeispiel:

FALLBEISPIEL 10: Chiffre J 22 07 53

Die Patientin wird von ihrer Hausärztin geschickt, da es offensichtlich zu Compliance-Problemen und einer erheblichen Störung in allen bisherigen Arzt-Patient-Beziehungen gekommen ist. Die Patientin leidet seit einem Vorderwandinfarkt (Stent-Versorgung) verstärkt unter Ängsten und Panikanfällen, zudem einem schwer einstellbaren Hypertonus und erheblichen Medikamentenunverträglichkeiten. Dazu verstärkte körperliche Beschwerden, Kopf- und Kieferschmerzen, Nackenverspannungen, Übelkeit, Durchfall, Schwindel und vieles andere mehr… Es fällt ihr schwer, über ihre Symptome zu sprechen oder um Hilfe zu bitten, sie will nach außen keine Schwäche zeigen, Fassung bewahren. Sie versucht mich auf Distanz zu halten, Details werden nur bei direkter Nachfrage und einsilbig preisgegeben. Ein lebendiges Bild der Patientin entsteht nicht in mir, bei ihr ist alles »normal«, Dummheiten erlaubt sie sich nicht, Normen und Vorschriften sind ihr sehr wichtig.... Ich möchte zunächst eine KZT beantragen und hoffe, die Introspektionsfähigkeit der Patientin zu verbessern und ihr Verständnis für ein bio-psychosoziales Krankheitsmodell zu wecken. Dabei will ich vorrangig an Affektwahrnehmung und -differenzierung sowie am Affektausdruck arbeiten, Ansatzpunkt könnte hier der Umgang mit den somatischen Mitbehandlern sein.

Die Therapeutin reichert ihren Bericht auch mit einer vorläufigen, aber gut nachvollziehbaren psychodynamischen Hypothese an (Kontroll-Unterwerfungskonflikt), die sie anschaulich vermittelt und die gut in das beschriebene Gesamtbild einzufügen ist. Erfreulich ist vor allem das explorative Vorgehen der Therapeutin, welches nicht gleich auf eine LZT ausgerichtet ist, sondern vorsichtig tastend die Möglichkeiten der Patientin erforscht.

Am häufigsten werden Umwandlungsberichte eingereicht, in denen die bisher gewonnenen Erkenntnisse und Erfahrungen mit dem Patienten eingearbeitet werden können und auch sollen. Am schwierigsten ist dabei die Verbindung von Psychodynamik mit einem passenden Behandlungsplan, also in der überwiegenden Anzahl der Anträge (TfP) die Verbindung von beschriebener Psychodynamik mit einem eingrenzbaren aktuellen unbewussten Konfliktgeschehen, ggf. mit zugehöriger Strukturpathologie, und vor allem auch einem eingrenzbaren und im Rahmen des gewählten Verfahrens erreichbaren Therapieziel. Dabei können auch die verschiedenen Sonderformen einer TfP genutzt werden, wobei eine Fokaltherapie, eine dynamische Psychotherapie oder auch tiefenpsychologisch fundierte interaktionelle Psychotherapie zumeist im Vordergrund stehen und ausreichend sein dürften. Je mehr freilich bei dem betreffenden Patienten eine frühe Beziehungspathologie das Bild beherrscht, desto eher werden tiefenpsychologisch-interaktionelles oder übertragungsfokussiertes Vorgehen in weiterreichende Therapieansätze eingebettet werden müssen, sei es in Form einer Intervallbehandlung oder in Form der späteren Umwandlung in eine modifizierte AP, wenn der Therapieverlauf und/oder die Möglichkeiten des Therapeuten dies gestatten. Bei von vornherein sehr begrenzten, häufig schon chronifizierten Krankheitsverläufen kann dann auch eine längerfristige, niederfrequent haltgebende tiefenpsychologische Behandlungsführung angebracht sein. In jedem Fall entscheidend ist also zunächst die passende Zuordnung des jeweiligen Patienten zum gewählten Verfahren.

Wegweisend können dabei aufseiten des Patienten die soziale Situation (Schichtdienst, Wechseldienst) oder auch gute Aussichten (Nachweis einer auslösenden VVS, kurze Symptomdauer, gute Ich-Stärke und Flexibilität, aktive Orientierung) sein, die dann eine weiterreichende Therapie entweder von vornherein ausschließen oder aber überflüssig machen. Auch das spezielle Kommunikationsverhalten des Patienten legt ggf. ein bestimmtes therapeutisches Vorgehen, hier z. B. in Form einer TfP, nahe, so etwa ein besonders stark ausgeprägter Rededrang als Angstabwehr. Dieses Verhalten ist im »Visavis« leichter zu unterbrechen, und damit psychodynamisch relevantes Material aktiv ins Gespräch zu ziehen. Dadurch ergibt sich schon der Übergang zu den schwerer behandelbaren Patienten, die häufig eher mit einer Variante der TfP (ggf. modifizierter AP) zu erreichen sind als mit einer analytischen Vorgehensweise im engeren Sinne. So legen etwa wesentliche passiv-regressive Verhaltensmuster beim Patienten (Unselbständigkeit, Infantilität, Bequemlichkeit) eine TfP nahe. Ebenso verhält es sich bei Patienten mit einer geringen Angsttoleranz, schnellen Flucht- und Abbruchstendenzen, bei einer ausgeprägten Tendenz zum Agieren und auch wenig realitätsverankerten, psychosenahen Störungen und Borderline Strukturen (Dührssen 1988, Lieberz 1998).

Auf jeden Fall aber bedarf eine TfP der Konzentration und Beschränkung auf die aktuell im Vordergrund stehende Symptomatik, Strukturpathologie und unbewusste Konfliktdynamik. Sie bedarf zudem der Begrenzung der therapeutischen Zielsetzung. Eine TfP ist kein Ersatz für eine AP (bei fehlenden Optionen des Therapeuten). Eine TfP ist eine Verfahrensmodifikation mit eigenen Indikationsstellungen. Dies gilt auch bei schweren Störungen. Auch hier bedarf es von vornherein eines angemessenen Behandlungsplanes, sei es z. B. in Form einer Intervalltherapie, einer medikamentösen Begleitbehandlung oder einer initialen oder begleitenden stationären Behandlung. Abgesehen von den Voraussetzungen aufseiten des Patienten sind hier aber auch die Möglichkeiten des Therapeuten entscheidend. Dies gilt nicht nur für die rein formalen Möglichkeiten. Wer sich nicht kurzfassen kann, wird keine gute TfP durchführen können. Dies erstreckt sich genauso gut auf den Bericht des Therapeuten. Eine gut nachvollziehbare Verbindung von aktuell wirksamer Psychodynamik mit dem Behandlungsplan (TfP) gibt dazu folgendes Beispiel:

FALLBEISPIEL 11: Chiffre V 19 06 54

Es ist ein Konflikt zwischen Kontrolle und Unterwerfung bei Selbstwertproblematik zu erkennen. Die Balance von aggressiv-machtvoller Durchsetzung (Kontrolle) und funktionaler Anpassung (Unterwerfung) ist schwierig, wobei der Patient zwischen aktiv und passiv hin und her pendelt. Im aktiven Modus neigt er übermäßig zu Dominanz, bspw. wenn er sich in den Therapiestunden nichts sagen lässt und nicht ins Nachdenken geht. Im passiven Modus lässt er »alles über sich ergehen«, was insbesondere bei der Arbeit der Fall ist. Ich vermute, dass er dabei auch Anweisungen unbewusst unterläuft, sich so ein Gefühl der Kontrolle sichert. Als aktueller Auslöser ist der Tod der Mutter und der »Verlust« des Senior-Chefs (Junior-Chef nimmt seine Position ein) zu verstehen. Ich gehe davon aus, dass der Patient sich überdies als »besseren Chef« erlebt und er am Arbeitsplatz eine Konkurrenz um Anerkennung inszeniert, dabei aber zunehmend in eine ohnmächtige Position gedrängt wird. Hintergründig wirkt ein Familienklima ....

Der Bericht geht dabei in gut nachvollziehbarer Weise von den aktuellen konflikthaften Geschehnissen und einer entsprechenden psychodynamischen Eingrenzung aus, die dann mit dem biografischen Hintergrund verbunden und daraus abgeleitet wird und einen gut fokussierbaren Behandlungsplan nach sich zieht.

Wenn eine TfP ins Auge gefasst wird, dann ist es sehr bedeutsam zu beachten, welche Vorgehensweisen angebracht sind und welche nach Möglichkeit vermieden werden sollten, weil sie mit einem solchen Therapieplan schwer vereinbar sind. Es ist also notwendig, sich auf die aktuell im Vordergrund stehende Konfliktdynamik (ggf. mit zugehöriger Strukturpathologie) zu beschränken. Es sollte vermieden werden, sich auf die letzten primären Störungsursachen zu verlegen; meistens stehen die sekundären oder tertiären Folgeerscheinungen primärer Neurotisierung im Vordergrund (z. B. mangelhaftes Lern- und Leistungsverhalten infolge zu hohen Ehrgeizes bei ausgeprägten Bequemlichkeitshaltungen und Wissenslücken). Hierher gehört auch, dass nach Möglichkeit die Arbeit in der Übertragung vermieden werden sollte; ein solches Vorgehen verlängert in aller Regel den Behandlungsablauf und sprengt dann schnell die Grenzen des gewählten Verfahrens. Wenn irgend möglich, sollte auf die Bearbeitung von Übertragungsprozessen im personellen Umfeld des Patienten zurückgegriffen werden. Ein regressionsbegrenzendes Vorgehen sollte bei der TfP im Vordergrund stehen. Dazu dienen ggf. dann auch die Reduzierung der Anzahl der wöchentlichen Behandlungsstunden oder gar behandlungsfreie Intervalle. Hierher gehören eben auch die Minimierung von Übertragungsdeutungen und die Fokussierung auf neurotische Folgeerscheinungen.

Bei der Behandlungsplanung sind insbesondere auch Vorbehandlungen zu berücksichtigen und zu diskutieren. Dazu folgendes Beispiel:

FALLBEISPIEL 12: Chiffre: B 30 05 64

Beantragt wird die Umwandlung einer KZT in eine TfP bei einer 53jährigen Patientin. Beschrieben wird eine ängstlich-depressive Symptomatik. Das Beschwerdebild liegt im Indikationsspektrum für eine RLPT. Bereits frühere TfP-ET wie auch TfP-GT beim selben Therapeuten. Insbesondere über den Verlauf der GT werden keine Informationen gegeben. Die Psychodynamik wird in groben Zügen erkennbar. Wenn es allerdings so ist, dass bei der Patientin eine frühe Abhängigkeitspathologie besteht, dann müssen Zweifel am Behandlungsplan bestehen, insbesondere unter Berücksichtigung der beiden TfP-Vorbehandlungen. Differenzialindikatorische Überlegungen werden nicht vorgenommen. Die prognostischen Aussichten sind zweifelhaft. Die beantragten Leistungen können leider nicht befürwortet werden.

In diesem Beispiel wird deutlich, dass die Patientin schon TfP-Vorbehandlungen hatte, ohne dass freilich diskutiert würde, inwieweit sie von diesen Vorbehandlungen hat profitieren können, was dort bearbeitet und was nicht erreicht wurde und wo mit der jetzigen Behandlung angesetzt werden sollte. In einem solchen Zusammenhang ist der Hinweis des Gutachters auf eine fehlende Diskussion von Behandlungsalternativen besonders wichtig, da sich der Eindruck ergibt, dass die Patientin hier mehr den Möglichkeiten des Therapeuten folgen soll, als dass ein Behandlungsangebot überlegt und gesucht wird, das zum jetzigen Zeitpunkt vor dem Hintergrund der Vorbehandlungen für die Patientin am vielversprechendsten ist. Natürlich kann es sein, dass die Vorbehandlungen Voraussetzungen geschaffen haben und eine gute Grundlage für eine weitere TfP abgegeben. Dies sollte dann aber auch aus dem Bericht des Therapeuten entnommen werden können.

Die hier angesprochene Problematik etwaiger Vorbehandlungen spielt erfahrungsgemäß auch immer wieder eine gewichtige Rolle bei der Beantragung von Gruppentherapien. Gruppentherapeutische Anträge sind eher selten, die Indikationsstellung wurde von uns untersucht und beschrieben (Lieberz et al. 2014, Knoblich 2014). Dabei zeigte sich, dass klinische Variablen für die Indikation zu einer Gruppentherapie eher wenig Gewicht zu haben scheinen. Dabei ist aber zu berücksichtigen, dass Gruppentherapeuten sich durch die seinerzeit gegebenen Regelungen gezwungen sahen, mit hohem Aufwand viele Berichte zu schlechten Konditionen zu schreiben. Die Berichte fielen von daher nicht selten »spärlich« aus, was gutachterlicherseits nach aller Erfahrung »eingepreist« wurde, weshalb es nur selten zu Beanstandungen kam.

Zwischenzeitlich haben vornehmlich die Krankenkassen unter dem zunehmenden Kostendruck und in dem Bemühen, für möglichst viele Patienten eine kostengünstigere Therapie einzurichten, begonnen, die über Jahrzehnte vernachlässigte Gruppentherapie mittels allerlei Maßnahmen (Abschaffung der Berichtspflicht, Kombinationsbehandlungen, Verbesserung der Bezahlung) zu fördern. Zweifelhaft ist, ob dies erstens der Gruppentherapie zum Aufschwung verhelfen wird und, vor allem, ob damit eine hinreichende qualitative und für den Patienten förderliche Behandlungsführung etabliert werden kann. Leider haben hier auch auf der Seite vieler Therapeuten die durchaus nachvollziehbaren Wünsche zur Vereinfachung des praktischen Vorgehens gerade bei Gruppentherapien (viele Anträge gleichzeitig usw.) ihre Wirkung entfaltet. Die gutachterliche Praxis lässt jedenfalls die bisher getroffenen Maßnahmen kritikwürdig erscheinen, zumal keinerlei begleitende Forschungsbemühungen auf den Weg gebracht worden sind. Doch wenn man nicht hinschauen will, dann wird man auch nichts sehen!

Das folgende Beispiel verbindet die Frage von Vorbehandlungen mit den zwischenzeitlich durch die Veränderung der Richtlinien geschaffenen Berichts- und Beurteilungsunsicherheiten.

FALLBEISPIEL 13: Chiffre G 01 03 70

Beantragt wird die Fortführung einer TfP-Einzeltherapie und Umwandlung in eine tiefenpsychologische Kombinationsbehandlung von Einzel- und Gruppentherapie. Diesem Antrag konnte der Gutachter nicht folgen, da er neben formalen Unklarheiten auch Vorbehalte gegenüber der Behandlungsplanung hatte.

Die Behandlung wurde als TfP-Einzeltherapie begonnen, jetzt handelt es sich also eigentlich um einen Fortführungsantrag mit Veränderung des Behandlungsplanes. Es soll eine TfP-Kombinationsbehandlung von Einzel- und Gruppentherapie durchgeführt werden. Dieses Vorgehen erscheint mir unglücklich und unausgegoren. Da es sich um eine Fortführung der Behandlung handelt, werden die bisher durchgeführten und befürworteten 50 Einzelsitzungen auf das gesamte Kontingent angerechnet; dem Patienten stünden jetzt also nochmals 50 Sitzungen zur Verfügung, wobei unklar bleibt, wie diese Sitzungen auf Einzel- und Gruppensitzungen verteilt werden sollen. Es ist zudem unglücklich, dass die sich aus formalen Gründen ergebende Gelegenheit, den veränderten Behandlungsplan im Vorgriff zu realisieren, genutzt wurde, statt hier im Interesse des Patienten zunächst für eine hinreichende Abklärung zu sorgen. So entsteht insgesamt der Eindruck, dass hier weniger die Interessen des Patienten als vielmehr andere Interessen handlungsleitend gewesen sind. Da die bisherige Einzeltherapie ja wohl auch durchaus erfolgversprechend verlaufen ist, bleibt zudem die Frage offen, warum der Therapieplan geändert werden soll und wie der Patient vor dem Hintergrund der sich bisher entwickelnden Übertragungskonstellation diese Eingliederung in eine Gruppe erlebt hat. Da die Behandlung aus formalen Gründen nun mal so fortgeführt worden ist, läge es aus meiner Sicht weder im Interesse des Patienten noch der anderen Gruppenpatienten, aber auch nicht im Interesse der Therapeutin, wenn die nunmehr geschaffenen Fakten nachträglich verändert werden sollten. Ich möchte von daher mit deutlichen Vorbehalten weitere 15 Sitzungen (10 G zu 5 E) befürworten und damit Gelegenheit geben, die noch offenen Fragen zu beantworten.

Ob der Behandlungsplan sinnvoll und weiterführend ist oder die Behandlungsführung verfahrensgerecht gestaltet wurde, ergibt sich nicht selten erst im Laufe der Behandlung, wobei die RLPT erfreulicherweise so flexibel gestaltet ist, dass Veränderungen des Behandlungsplans möglich sind. Nicht so selten werden indes auch, insbesondere bei Fehlen von alternativen Möglichkeiten, Verlängerungsanträge ohne ersichtlichen Grund über die Höchstgrenze hinaus gestellt. Für die dann beantragte »Restlaufzeit« ist aber nicht immer die notwendige Eingrenzung und Beschreibung eines in diesem Zeitraum mit dem gewählten Vorgehen realistischerweise erreichbaren Therapieziels erkennbar. Manchmal wird dann auch, wie im folgenden Beispiel, der Versuch gemacht, die Behandlung durch einen veränderten Behandlungsplan zu verlängern.

FALLBEISPIEL 14: Chiffre K 24 09 72

Beantragt wird nach unmittelbar vorausgegangener TfP-ET die Fortführung der Behandlung als TfP-Gruppentherapie. Die begründenden Ausführungen der Therapeutin sind nicht überzeugend. Eine krankheitswertige und behandlungsbedürftige Symptomatik wird nicht erkennbar. Der beschriebene ET-Verlauf ist widersprüchlich, eigentlich hat sich die Patientin gut entwickelt, hat Trennungen in der Therapie gut toleriert (oder Anbindung vermieden?), hat freudig Reisen und VHS-Kurse unternommen, dann wieder soll sie sich verbittert zurückziehen. Die ET wurde offenbar im letzten Abschnitt eher niederfrequent durchgeführt und hat von daher den Eindruck des Gutachters eher unterstrichen, dass einer Anbindung und gut durchgearbeiteten Ablösung nicht wirklich entsprochen wurde. Zudem ist aus meiner Sicht die Psychodynamik deutlich von der Opferhaltung der Patientin geprägt und hinsichtlich der aktuellen Lebenssituation und Konfliktdynamik ergänzungsbedürftig (über den Ehemann erfährt man wenig, Partnerwahl, Abhängigkeits-, Macht- und Versorgungsdynamik, Veränderungen über die Zeit, Sexualität, Kind und Kindesbeziehung, aktuelle berufliche Situation, Leistungsverhalten und Belastbarkeit, finanzielle Situation in realer und psychodynamischer Hinsicht, Trennungsmodalitäten). Die Vorbehalte des Gutachters hinsichtlich der Behandlungsplanung teile ich, diesem nahtlosen Übergang in eine GT kann ich nicht folgen. Entweder ist die Patientin so weit stabilisiert, dass sie jetzt auch eigene Wege gehen und sich erproben kann, oder sie ist weiter krank und behandlungsbedürftig. Für diesen Fall besteht die Möglichkeit, die Fortführung der Behandlung als ET zu beantragen, um dabei dann auch die Ablösung weiter zu bearbeiten. Die beantragten Leistungen können nicht befürwortet werden.

Hier haben die Gutachter offenbar den Eindruck gewonnen, dass die bisherige ET sehr durch das Vermeidungsverhalten der Patientin geprägt war, und damit auch keine ausreichende Durcharbeitung der Ablösung aus der Therapie erfolgen konnte. Abgesehen von diesen doch eher seltenen Vorkommnissen von Verlängerungen über die gegebenen Höchstgrenzen in der RLPT hinaus, sollen hier Verlängerungsanträge als solche nicht weiter diskutiert werden. Die Schwierigkeiten der Darstellung eines psychodynamischen Behandlungsprozesses in einem recht kurzen Bericht sind offensichtlich und im Rahmen des GAV nur schwer aufzulösen. Auch aus diesem Grunde wurde auf die Auswertung von Verlängerungsberichten im Rahmen der hier vorgestellten Studie verzichtet.

Den Übergang von der Beantragung einer TfP zu einer AP stellen die Antragsberichte zu einer modifizierten AP dar. Angesichts der vergleichsweise geringen Zahl der Anträge auf eine AP stellen diese modifizierten Behandlungspläne einen quantitativ kaum ins Gewicht fallenden Ausschnitt dar. Nach den im GAV gewonnenen Eindrücken sind derartige Behandlungspläne nicht immer leicht von einer tiefenpsychologischen Behandlung abzugrenzen, sie sind in aller Regel aber doch auf schwerere Psychopathologien begrenzt und entsprechen vor allem den Behandlungsmöglichkeiten der analytischen Therapeuten. Diese haben damit die Möglichkeit, den Aufwand für die Beantragung und Berichterstattung zu reduzieren. Wie sinnvoll diese Vorgehensweise im Vergleich zu einer TfP oder ggf. TfP-Intervalltherapie ist, kann freilich dann nur im Einzelfall entschieden werden.

Der beantragte Behandlungsplan kann auch mit der beschriebenen Lebenssituation und Psychodynamik kollidieren, wenn die Gutachter den Eindruck gewinnen, dass der Bericht zwar inhaltlich gut nachvollziehbar gestaltet ist, der beantragte Therapieplan aber eher den Möglichkeiten des Therapeuten entspricht als den zu erwartenden Erfolgsaussichten für den Patienten beim gewählten Verfahren. Dies kann, wie im folgenden Fallbeispiel dann so aussehen, dass ein an sich gut angelegter Therapiebericht den Antrag auf eine TfP beinhaltet, die Gutachter aber den Eindruck gewonnen haben, dass ein solches Vorgehen eher nachteilig für den Patienten sein könnte, weil absehbar ist, dass auf Grund der beschriebenen Psychodynamik kein ausreichender Therapieerfolg mit diesem therapeutischen Vorgehen erreicht werden kann und der Patient dabei entscheidende Zeit verliert.

FALLBEISPIEL 15: M 06 06 83

Bei der zum Antragszeitpunkt 34-jährigen, ledigen und kinderlosen Patientin wird eine TfP beantragt mit folgender Begründung:

Die Behandlung soll als TfP von zunächst 60 Sitzungen mit wöchentlicher Frequenz erfolgen. Da die Symptomatik bzw. die Objektbeziehungspathologie der Patientin strukturell tief verankert ist, könnte man prinzipiell an eine AP denken. Auf der anderen Seite besteht bei einer höherfrequenten, regressionsfördernden Therapie die Gefahr einer übermäßigen Destabilisierung der Abwehr und einer Überforderung der Patientin. Das labile Selbst der Patientin erfordert ein halt- und strukturgebendes Setting. Nach Herstellung einer tragenden Arbeitsbeziehung soll der Fokus im Hier und Heute, auf der Ich-Stärkung und der Bearbeitung der Selbst-Objekt-Differenzierung liegen. Durch Weiterentwicklung der Mentalisierungsfähigkeiten soll es ihr ermöglicht werden, ihre Wirkung auf andere besser verstehen zu lernen, auch eine andere Perspektive besser ertragen zu können. Ein weiterer Fokus soll darauf liegen, eine Klärung der angespannten Beziehung zur Mutter zu erreichen, so dass die Patientin sich besser abgrenzen kann und Wege findet, mit dieser besser umzugehen. Der Leidensdruck der Patientin ist hoch, die Symptomatik ist ausreichend aktuell, und es besteht eine große Motivation und Aufgeschlossenheit gegenüber der Psychotherapie. Ein besonderer Fokus soll auf der Kränkungsbereitschaft der Patientin liegen. Kooperationsbereitschaft und Verlässlichkeit dürften sich günstig auf den Behandlungsverlauf auswirken, weshalb ich trotz möglicher Frühstörung von guten Entwicklungsmöglichkeiten und einer ausreichend günstigen Prognose ausgehe.

Die Therapeutin geht in ihrer Darstellung auf die geforderte differenzialindikatorische Abgrenzung hier zwischen TfP und AP ein, ordnet das Krankheitsbild freilich so ein, dass hier die persönlichkeitsstrukturellen Einschränkungen im Vordergrund der Bearbeitung liegen sollen. Eine aktuell wirksame Konfliktdynamik wird jedenfalls nicht beschrieben. Grundsätzlich wäre in einem solchen Fall eine TfP, ggf. als Intervalltherapie (hier nicht angedacht), durchaus in Erwägung zu ziehen. Der Therapiebericht konnte die von der Therapeutin beschriebene Labilität und strukturelle Beeinträchtigung der Patientin allerdings nicht in überzeugender Weise vermitteln, so dass in der Gesamtschau der Gutachter den Eindruck gewann, dass Bericht und Behandlungsplan nicht zueinander passen und der Behandlungsplan »konstruiert« erscheint. In der Ober-/Zweitbegutachtung werden die Vorbehalte des Gutachters bestätigt, hervorgehoben wird dabei auch, dass die Weiterbildungsinteressen der Therapeutin nicht die Interessen der Patientin bestimmen sollten.

Es besteht auch bei Beantragung einer AP die Notwendigkeit, einen ausreichenden Bezug zu den aktuellen Lebensumständen herzustellen und nicht nur biografische Gegebenheiten und strukturelle Beeinträchtigungen in den Vordergrund zu rücken, da der Behandlungsplan sonst den auch bei diesem Vorgehen notwendigen Bezug zur Lebensrealität verlieren kann. Auch wenn bei der Indikation zu einer klassischen AP eher davon ausgegangen wird, dass der Patient einen guten Realitätsbezug mitbringt und gut strukturiert erscheint, gilt es auch hier, das regressionsfördernde Vorgehen mit dem aktuellen Konfliktgeschehen und der wachsenden Übertragungskonstellation so zu verbinden, dass ein ausreichendes Therapieergebnis im Rahmen der Grenzen der RLPT erreichbar erscheint. Mitunter stellt sich natürlich auch hier die Frage, ob eine AP wirklich das Mittel der Wahl sein sollte, oder ob nicht auch mit geringerem Aufwand und unter Vermeidung tiefer reichender regressiver Bewegungen eine TfP ausreichend sein könnte.

2.8 Die Therapeutenwahl

Was in den Berichten meiner Erfahrung nach nur sehr selten eine Rolle spielt, ist die eingangs bereits aufgeworfene Frage des Therapeuten: Warum kommt der Patient zu mir? – Meistens wird diese hochinteressante und wegweisende Frage ausgespart. Die Gründe dafür sind sicher vielfältig. Im Vordergrund dürfte zunächst stehen, dass der Therapeut »seinen« Bericht schreibt, nachdem er sich mit dem Patienten bereits auf eine Behandlung geeinigt hat. Etwaige frühe Abbrüche in den ersten Begegnungen kommen deshalb nicht in die Diskussion, weil ja von einer geglückten initialen Anbindung und Vereinbarung ausgegangen wird. Zudem spielt vielleicht eine Rolle, dass die meisten Patienten und auch Therapeuten Frauen sind und diese Konstellation deshalb »die natürliche« Regel ist. Das augenscheinlichste Entscheidungsmerkmal des Therapeutengeschlechts scheint deshalb nicht bedeutsam zu sein. Zudem dürfte eine wesentliche Rolle auch die Tatsache spielen, dass die Frage der Therapeutenwahl im Rahmen des GAV kein wesentliches Entscheidungskriterium darstellt und der Gutachter sein Votum nicht auch auf diese Frage ausrichtet. Wenn er bei einem Antragsbericht den Eindruck gewinnt, dass diese Eingangsfrage für die Indikationsstellung und die Therapieplanung von Bedeutung ist, dann kann er ein paar anregende Bemerkungen in seine Stellungnahme einflechten; er wird dieser Fragestellung aber keine im gegebenen Rahmen ungebührliche Gewichtung geben.

Von solchen Überlegungen abgesehen, habe ich aber auch den Eindruck, dass bei psychodynamisch orientierten Therapeuten in den letzten zwei Jahrzehnten (unter dem Einfluss konkurrierender Therapieverfahren) zunehmend die entscheidende Bedeutung der Patient-Therapeut-Beziehung in den Hintergrund gerät und das technische Behandlungsmoment in unangemessener Weise Raum greift. Auf die damit verbundenen Fragen sind wir bereits in einer früheren Veröffentlichung (Lieberz et al. 2013) eingegangen. Dabei konnten wir Hinweise darauf finden, dass die Art der psychogenen Symptomatik (vor allem Herzbeschwerden) einen entscheidenden Einfluss auf die Wahl des Therapeuten hat. In diesen Fällen scheinen die Patienten doch einen ärztlichen Psychotherapeuten zu bevorzugen, wohl in der Annahme, dass dieser das Geschehen besser einordnen kann und eine angenommene körperliche Bedrohung eher berücksichtigen wird als ein psychologischer Psychotherapeut. Überraschenderweise zeigte sich bei Vorhandensein schwerer somatischer Erkrankungen keine derartige Präferenz. Welche Bedeutung die Frage der Therapeutenwahl z. B. auf die jeweilige Geschlechtskonstellation hat, darauf wird in einem späteren Kapitel gesondert eingegangen (s. Kap. II.8), und wir werden dieser Frage auch sonst noch unsere besondere Aufmerksamkeit schenken (s. Kap. III.2).

Wenn die Frage der Therapeutenwahl im Antragsbericht überhaupt erwähnt wird, dann kann das so aussehen wie in den folgenden Beispielen.

FALLBEISPIEL 16: T 06 12 81, 34-jährige Patientin, Therapeut männlich

Frau T. ist eine attraktive, große und schlanke Frau, die sich flott kleidet. … Gegen Ende der Stunde teilt sie mir mit, dass sie sich für mich entschieden habe, weil ich sie an ihren Vater erinnere und auch, weil ich etwas älter sei. Ich denke, dass sie sich mit dieser Wahl vor eigenen ödipalen und sexuellen Impulsen schützt.

Hier wird bereits angedeutet, dass mit der Wahl eines gleich- oder eben gegengeschlechtlichen Therapeuten immer psychodynamisch bedeutsame Themensetzungen verbunden sind, sei es im Sinne der bewussten Themensetzung durch den Patienten oder eben auch der Vermeidung besonders gefürchteter Konfliktbereiche. Dies macht in eindrucksvoller Weise das folgende Fallbeispiel deutlich.

FALLBEISPIEL 17: S 11 03 76, 45-jährige Patientin, verheiratet, zwei Kinder, schwere Zwangssymptomatik

Vorläufer der Zwangssymptomatik bereits in der Jugend/Pubertät. Dann eigentlicher Beginn der Krankengeschichte mit Heirat eines Mannes mit Migrationshintergrund und damit verbundenem Kinderwunsch. Mit Entbindung des ersten Kindes (Sohn) im Jahr 2005 dann Auftreten anhaltender und schwerer ängstlich-zwanghafter Symptome mit nachfolgendem Vermeidungsverhalten. Verstärkung der Symptomatik mit Schwangerschaft und Geburt der Tochter in den Jahren 2009/2010. In dieser Zeit dann Aufnahme einer VT bei einer weiblichen Therapeutin, unzufrieden. Dann neben medikamentöser Behandlung weitere VT bei einer Frau, »endete unschön«. Dann nach klinisch-stationärer VT Aufnahme einer TfP bei einer weiteren Frau, Therapieverlauf subjektiv zufriedenstellend, objektiv ohne wesentliche Beeinflussung der Symptomatik. Was in diesem Fall besonders auffällt, ist die Tatsache, dass die ausführlich von der Patientin beschriebene Vaterdynamik (Choleriker, Todesangst) mit entsprechendem Einfluss auf die Partnerwahl, aber eben auch die Therapeutenwahl, über die ganze Zeit ausgespart blieb. Die Patientin hat unbewusst mit der Wahl weiblicher Therapeuten die entscheidende Dynamik und Auseinandersetzung vermieden. Die Symptomatik wurde durch den in der Folge eintretenden Sekundärgewinn unterhalten und zusätzlich verstärkt.

Dieses Beispiel macht deutlich, dass die zu Beginn einer Behandlung in erster Linie vom Patienten getroffene Therapeutenwahl entscheidenden Einfluss auf den Verlauf und das Ergebnis einer Therapie haben kann. Lange Zeit wurde im psychoanalytischen Bereich behauptet, dass es nicht entscheidend wichtig sei, ob eine Behandlung z. B. bei einem weiblichen oder einem männlichen Therapeuten durchgeführt würde. Auch einige wissenschaftliche Studien schienen diese an sich unplausible und bis heute wenig belegte Auffassung zu stützen. Eigentlich ist es erstaunlich, dass angesichts des gegebenen Geschlechterverhältnisses aufseiten der Patienten wie auch der Therapeuten dieser Sachverhalt bisher so vernachlässigt wurde.

3 Das MARS-Projekt

KLAUS LIEBERZ

3.1 Einleitung

Die in diesem Buch vorgenommenen Untersuchungen sind Teil des MARS-Projektes. Die Planungen zu diesem Projekt waren im Jahr 2006 begonnen worden, die ersten Untersuchungen wurden 2006/2007 vorgenommen. Zunächst waren Voruntersuchungen durchgeführt worden, um die Vorgehensweise auszutesten. Mit den Hauptuntersuchungen wurde dann im Laufe des Jahres 2007 begonnen. Aus dem Projekt sind einige Veröffentlichungen hervorgegangen, auf die an dieser Stelle verwiesen werden soll und auf die hier auch laufend Bezug genommen werden wird (Lieberz et al. 2010, Lieberz und Seiffge 2011a, Lieberz et al. 2011b, Lieberz et al. 2013, Lieberz et al. 2014, Lieberz 2015, Lieberz et al. 2015b, Lieberz et al. 2017).

Die Absicht dieses Projektes lag darin, für die laufenden und anhaltenden Diskussionen um die RLPT eine Datenbasis bereitzustellen. Wie in der Einleitung zur Geschichte der RLPT bereits ausgeführt wurde, war die RLPT auf der Grundlage wissenschaftlicher Untersuchungen aufgebaut und erweitert worden. Freilich war sie unter den psychotherapeutisch Tätigen immer auch umstritten, der öffentlich-rechtliche Rahmen war einigen Therapeuten zu eng und einschnürend. Die Krankenkassen hatten einige ihrer Vorbehalte gegenüber dieser neuen Leistungspflicht mit dem GAV verbunden, eine neue – und heute würden wir sagen weitblickende – Form der Qualitätssicherung auf Basis eines Peer-Review-Verfahrens, welches zu der damaligen Zeit selbst im Wissenschaftsbereich noch nicht etabliert war. Im Rahmen der Medizin reicht diese Art der Qualitätssicherung indes weit zurück und ist alltäglich gelebte Praxis. Zwischenzeitlich ist diese Art der Qualitätssicherung selbst auf den Prüfstand gekommen und wird durchaus kontrovers diskutiert. Dennoch ist dieses Vorgehen, jedenfalls im medizinischen Bereich, nicht wegzudenken und auch auf der Ebene medizinisch-wissenschaftlicher Publikationen das Mittel der Wahl bei höherrangigen Publikationsorganen.

Zum Zeitpunkt des Beginns dieses Projektes waren neben den üblichen Vorbehalten gegenüber dieser Art der Qualitätskontrolle aber bereits Debatten um die Einführung weiterer psychotherapeutischer Methoden und Techniken (Gesprächstherapie, EMDR, systemische Therapie) im Gange. Diese Anträge und Dis-

Lieberz, Klaus: Das MARS-Projekt, in: Lieberz, Klaus, Adamek, Lucie und Krumm, Bertram (Hrsg.): Die Richtlinien-Psychotherapie: Expeditionen in einem dunklen Kontinent, Heidelberg: heiBOOKS, 2021, S. 64–73. https://doi.org/10.11588/heibooks.932.c12726

kussionen machten deutlich, dass mit der Erweiterung eines wissenschaftlich ausreichend begründeten psychotherapeutischen Arsenals das System, wie Bell und Rüger 2004 feststellten, so komplex werden würde, dass auch das GAV an seine Grenzen gelangen würde. Jedenfalls war bereits zu dieser Zeit absehbar, dass jedes neu eingeführte »Verfahren« beanspruchen würde, seine eigenen Gutachter zu berufen, womit das System gesprengt werden würde (was dann ja zwischenzeitlich auch geschehen ist). Die Vorbehalte seitens einiger Krankenkassen wurden einleitend auch bereits dargestellt und führten mit der Studie der Techniker Krankenkasse zur Infragestellung des GAV auch von dieser Seite. Die vorgeschlagene Alternative erwies sich allerdings als sehr viel aufwendiger und kostspieliger, aber keineswegs überzeugender. Diese Debatte ist aktuell im Fluss (s. Kap. III.3).

Außerdem war mit den Veränderungen in der MWBO und vor allem auch der Einführung eines Facharztes für Psychotherapeutische Medizin (später Psychosomatische Medizin und Psychotherapie) sowie dem darauffolgenden sog. »Psychotherapeutengesetz« der gesamte Versorgungshintergrund verändert worden. Dieser neue Facharzt beanspruchte ein erweitertes und anderes Tätigkeitsfeld außerhalb der RLPT (was freilich bis heute nicht wirklich gelungen ist). Mit dem sog. »Psychotherapeutengesetz« wurde nicht nur die Zahl psychologischer Psychotherapeuten schlagartig erweitert, sondern auch das bis dahin feststellbare Primat der psychodynamischen Therapieverfahren erschüttert. Psychologische Psychotherapeuten sind aus verschiedenen Gründen überwiegend verhaltenstherapeutisch orientiert, womit auch andere Denk- und Verhaltensmodelle verbunden sind. Mit diesen Entwicklungen war und ist denn auch eine Auseinandersetzung durchaus unterschiedlicher beruflicher Sozialisationen und Einstellungen zur psychotherapeutischen Arbeit und zur Art der Qualitätssicherung in diesem sehr speziellen Versorgungssegment verbunden.

Das TK-Modell hatte den Vorteil, dass es in größerem Umfang Daten zur RLPT generierte und offenlegte, Daten, die bis dahin in diesem Umfang nicht vorgelegen hatten. Das zeitgleich, aber mit bedeutend weniger finanziellen und humanen Ressourcen durchgeführte MARS-Projekt sollte zwar auch der Datengenerierung dienen, verfolgte aber einen ganz anderen Ansatz. Absehbar war, dass mit den zur Verfügung stehenden, vergleichsweise bescheidenen Mitteln (der Müller-Stiftung) keine breite Basis an Therapeuten und Patienten hätte erfasst werden können, zumal dies einen enormen organisatorischen und finanziellen Aufwand erfordert hätte. Da ich als Leiter dieses Projektes als KBV-Gutachter/-Obergutachter tätig war, bot es sich an, den damit verbundenen Datenzugang über die Therapeutenberichte zu nutzen, so wie andere Untersucher dies ebenfalls bereits praktiziert hatten (Rüger 1996, 1997, 1999, 2015, 2018, Rudolf 2001, 2002a, b, c, 2004). Der Nachteil der indirekten Datenerhebung mit nicht gut überschaubarer Zuverlässigkeit der in den Berichten niedergelegten Informationen wäre aufgehoben worden durch den Vorteil, einen schnellen, wenn eben auch begrenzten Einblick in die alltägliche Praxis der Richtlinien-Psychotherapie zu bekommen. Es wurde angenommen, dass bei geschickter Erfassung der verschiedenen Informationen sich eine hinreichende Plausibilität und interne Validität der Daten erreichen ließe.

Dieser Zugang wurde also vor allem aus rein praktischen Gründen gewählt. Vertretbar erschien er auch deshalb, weil auf Grund des von den Krankenkassen durchgeführten Auftragsverfahrens die Repräsentativität der Daten von vornherein nicht ohne Weiteres gewährleistet sein würde. Zu diesem Zeitpunkt war jedenfalls schon bekannt gewesen, dass die verschiedenen Gutachter in sehr unterschiedlichem Ausmaß Aufträge bekamen, wobei die Kriterien, nach denen die Krankenkassen die Aufträge vergeben hatten, nicht ausreichend durchschaubar waren. Die mit diesem Vorgehen verbundene Einschränkung auf die an einen einzelnen Gutachter vergebenen Aufträge musste vor diesem Hintergrund in Kauf genommen werden. Da der Gutachter auch als Obergutachter bestellt war, ergab sich freilich auf diesem Wege die Möglichkeit, auch die Voten anderer Gutachter einzusehen und zu berücksichtigen.

Statt also auf eine hinreichende Repräsentativität der erfassten Patienten zu achten, wurden stattdessen verschiedene Fragestellungen, die zu diesem Zeitpunkt aktuell erschienen, ins Auge gefasst und bei der Datenerhebung besonders berücksichtigt, vor allem durch eine entsprechende Anreicherung bestimmter Patientengruppen (z. B. Obergutachten, Gruppentherapie, somatische Erkrankungen usw.). Angesichts des von vornherein zu erwartenden enormen Aufwands bei der Datenerfassung war allerdings nicht klar, wieweit die Kraft, die Zeit und das Geld reichen würden. Einschränkungen beim Datenpool waren deshalb zu erwarten. So waren zu Beginn des Projektes auch nicht alle wünschenswerten Fragestellungen bereits im Visier der Untersucher. Auch während des laufenden Projektes auftauchende zusätzliche Fragestellungen konnten deshalb bei der Konstruktion des Projektes zu Beginn nicht ausreichend berücksichtigt werden. Trotz einiger Ergänzungen konnte deshalb späterhin manche Frage nur eingeschränkt oder auch gar nicht zur Auswertung kommen. Dies betraf z. B. Fragen hinsichtlich des Therapeuten. Wegen der sehr eingeschränkten Datenmenge zum Therapeuten würde Fragen wie etwa der Therapeutenwahl nicht in wünschenswertem Maße nachgegangen werden können.

Psychotherapeutische Behandlungen im Rahmen der Psychotherapie-Richtlinien bedürfen vor ihrem Beginn einer Befürwortung seitens der Kostenträger (gesetzliche Krankenversicherungen). Zugelassen sind psychoanalytische (analytische Psychotherapie, tiefenpsychologisch fundierte Psychotherapie) und verhaltenstherapeutische Verfahren. Die Befürwortung wird im Sinne einer Qualitäts- und Wirtschaftlichkeitsüberprüfung mit einer Begutachtung des vom Therapeuten einzureichenden Antragsberichtes verbunden. Auf dieser Grundlage werden dann in Abhängigkeit des beantragen Therapieverfahrens festgelegte Stundenkontingente genehmigt. Nach Ablauf des zugesagten Leistungsvolumens ist zur Fortführung der Behandlung eine weitere Begutachtung durch ausgewiesene Experten vorgesehen. Bei alledem sind die im Untersuchungszeitraum geltenden Bestimmungen zugrunde gelegt. Im Weiteren soll es allein um die psychoanalytisch begründeten Behandlungsverfahren gehen.

In den Psychotherapie-Richtlinien wurde im Untersuchungszeitraum zwischen Kurzzeittherapie (KZT) und Langzeittherapie (LZT) unterschieden. Die Kurzzeittherapie ist in den Richtlinien 1990 von 15 auf 25 Leistungen BMÄ/E-GO ausgedehnt worden. Sie kann als Einzeltherapie und als Gruppentherapie durchgeführt werden. Die Erhöhung des Leistungsumfanges für eine Kurzzeittherapie erfolgte in dem Bestreben, das Psychotherapie-Antragsverfahren zu vereinfachen und zu flexibilisieren. Dabei wurde davon ausgegangen, dass mit 25 Sitzungen Kurzzeittherapie in bestimmten Fällen eine ausreichende psychotherapeutische Versorgung zu gewährleisten ist. Die KZT ermöglicht daher:

- die psychotherapeutische Intervention in einer akuten Krise
- eine Kurz-, Fokal- oder dynamische Psychotherapie
- in besonderen Fällen auch eine niederfrequente Therapie in einer längerfristig Halt gewährenden therapeutischen Beziehung.

Die KZT ist zwar »generell gutachterpflichtig«, allerdings besteht für die Therapeuten die Möglichkeit, sich von der Gutachterpflicht befreien zu lassen, wenn sie für das jeweilige Therapieverfahren 35 Therapiegenehmigungen nachweisen können. In diesem Falle setzt die KZT lediglich einen Antrag des Patienten auf Psychotherapie an die Krankenkasse und eine kurze Begründung seitens des Psychotherapeuten voraus. Bei der Umwandlung einer KZT in eine LZT lebt dann allerdings die Gutachterpflicht wieder auf (Rüger et al. 2009). Auf die mittlerweile mit der letzten Überarbeitung der RLPT erfolgten Modifizierung des therapeutischen Vorlaufes im Sinne einer Akutbehandlung oder KZT 1 und KZT 2 kann im Rahmen dieser Untersuchungen nicht eingegangen werden.

Unbekannt ist, wie viele Behandlungen im Rahmen einer KZT abgeschlossen werden. Nach den zwischenzeitlich vorgelegten KBV-Daten von Multmeier und Tenckhoff (2014) werden drei Viertel aller psychotherapeutischen Interventionen im Rahmen einer KZT durchgeführt. Ungewiss ist jedoch, inwieweit diese Tatsache auf Morbiditätsunterschiede zwischen den Patienten, die in KZT behandelt werden, und jenen, die in eine LZT überführt werden, zurückgeht, oder ob z. B. abrechnungstechnische Gegebenheiten mit der Vermeidung des GAV auf Seiten der Therapeuten von Bedeutung sind. Bekannt ist allerdings, dass die Durchführung einer *echten KZT* hohe Anforderungen an den Patienten und an die fachliche Qualifikation des Behandlers stellt (Lieberz 1998; Rüger 2002). In vielen Fällen dürften die Therapeuten die Möglichkeit des vereinfachten gutachterbefreiten KZT-Verfahrens nutzen, um ohne große Umstände und Verzögerungen eine Behandlung zügig beginnen zu können. Ob bei dieser verkürzten Antragsform *Kriseninterventionen* eine größere Rolle spielen, ist unklar. Eine derart eingeleitete Behandlung kann aber auch dazu dienen, die *Motivation* des Patienten für eine längere Behandlung zu überprüfen, das *Arbeitsbündnis* zu festigen und die *Indikation* zu einer LZT zu begründen. In einem solchen Falle wäre anzunehmen, dass die Voraussetzungen beim Patienten zunächst schwieriger wären, so dass ein Erstantrag aus diesem Grunde nicht erwogen wird (z.B. suizidale Krisen, akute Belastungssituationen, hohe Therapieambivalenz).

Die Absicht der Vereinfachung und Flexibilisierung des Verfahrens, die der Erweiterung auf 25 Sitzungen KZT zugrunde lag, ist allerdings auch nicht ohne Kritik geblieben. Für die Gutachter ist eine nachhaltige Nutzung der damit gegebenen Freiräume insofern schwierig, als damit eine Behandlerbindung eingeleitet wird, eine ausreichende differenzialindikatorische Überprüfung nicht immer stattfindet und eine Änderung des Behandlungsplanes durch Auflagen des Gutachters dann immer mit besonderen Härten für den Patienten, den Therapeuten und den Gutachter verbunden ist. Dies ist insbesondere dann der Fall, wenn der Therapeut, im Gefolge des »Psychotherapeutengesetzes« (PsychThG 1998), auf Grund seiner fachlich gegebenen Voraussetzungen nicht alle im Rahmen der Richtlinien möglichen Behandlungsoptionen realisieren kann und daher die Gefahr besteht, dass Eigeninteressen des Therapeuten mit dem Behandlungsnutzen für den Patienten konfligieren können. Kritisch wird auch gesehen, dass abrechnungstechnische Überlegungen dazu führen könnten, dass in manchen Praxen überhaupt nur noch (oder ganz überwiegend) KZT durchgeführt werden, da diese mit geringerem Aufwand verbunden sind, aber für den Patienten nicht immer einen entsprechenden Nutzen versprechen. Auf Grund dieser schwierigen Gemengelage wurde im MARS-Projekt darauf verzichtet, die Anträge auf eine KZT in die Untersuchungen einzubeziehen. Dies gilt aus anderen Gründen auch für die Fortführungsberichte. Im Rahmen des MARS-Projektes sollte von vornherein das Augenmerk auf die anfängliche diagnostische Einschätzung und Therapieplanung, wie sie sich aus den Erst- und Umwandlungsanträgen ergibt, ausgerichtet werden.

3.2 Methodik

Zur Auswertung der in der Richtlinien-Psychotherapie eingereichten Erst- und Umwandlungsberichte der psychodynamisch arbeitenden Therapeuten wurde ein Dokumentationssystem entwickelt. Die Berichte wurden dem Autor als Gutachter und Obergutachter im Richtlinienverfahren zugestellt. Das Dokumentationssystem beinhaltet folgende Module:

1. Soziodemografische Basisdaten des Patienten

2. klinische Daten (Symptomatik, Suizidalität, Somatische Erkrankungen, Vorbehandlungen, ICD-Diagnosen)
3. Angaben zum Therapeuten (Geschlecht, Grundberuf Arzt/Psychologe, Fachqualifikation Facharzt/Zusatzbezeichnung oder als psychologischer Psychotherapeut tiefenpsychologisch fundierte/analytische Psychotherapie, Praxisort). Die Therapeuten wurden nicht weiter gekennzeichnet, da es ausdrücklich nicht Ziel des Projektes war, die einzelnen Therapeuten zu untersuchen und zu bewerten.
4. Familiengeschichte (Risikoindex nach Dührssen und Lieberz 1999)
5. Bewertung durch den Gutachter (GKL-Kriterienliste; Rudolf et al. 2002a, 2002b, Kostenübernahme; GAF, BSS, Lange und Heuft 2002)

Zur Untersuchung der hier interessierenden Fragestellungen wurden die diagnostischen Angaben des Therapeuten sowie Informationen zu den soziodemografischen und biografischen Voraussetzungen des Patienten einbezogen. Dafür besteht die Möglichkeit, die im Berichtstext dargestellte Symptomatik sowie aufgeführte zusätzliche Störungs- und Krankheitsbilder zu erfassen und außerdem die vorgenommene Abbildung der Morbidität durch eine entsprechende ICD-Klassifikation aufzunehmen (Dilling et al. 1991, ICD 10). Dabei wurden auch solche Kodierungen berücksichtigt, die vom Therapeuten auf dem nach der Psychotherapievereinbarung beizufügenden PTV-2-Bogen niedergelegt worden sind. Dieser wurde also ausdrücklich als Teil des Berichtes angesehen. Weiterhin wurden die wenigen zugänglichen Informationen zum Therapeuten selbst in die Auswertung einbezogen. Ausgewertet wurden zudem auch Einschätzungen des Gutachters zum Schweregrad der Erkrankung auf Basis des Beeinträchtigungs-Schwere-Scores (BSS) nach Schepank (1995) sowie zur Informationsgüte der biografischen und psychodynamischen Angaben in der Gutachter-Kriterienliste (GKL, Rudolf et al. 2002a, 2002b).

Von den dem Erstautor als Gutachter zugesandten Berichten wurde per Zufallsauswahl jeder fünfte Erst- und Umwandlungsbericht ausgewertet. Bei gesonderten Fragestellungen wurden konsekutiv die eingehenden Anträge berücksichtigt, bis die zuvor festgelegte Zahl bearbeiteter Anträge erreicht worden war. Da auf der Basis der oben erwähnten eingeschränkten und unklaren Berichtszuweisung von vornherein nicht mit einer Repräsentativität der Stichprobe zu rechnen gewesen war, wurde dementsprechend auch bevorzugt Wert darauf gelegt, die Varianz in der Stichprobe durch Auswahl gesonderter Patientengruppen hochzuhalten, und damit die Verfolgung bestimmter Fragestellungen zu ermöglichen. Folgende Sondergruppen wurden ausgewählt und für den Auswertungsbedarf auf eine vorgesehene Mindestgröße aufgefüllt: 1. Normalgutachten, 2. Obergutachten, 3. analytische Psychotherapien, 4. Gruppentherapien, 5. somatische Erkrankungen, 6. Beihilfe.

Die Erfassung des Schweregrads der Erkrankung erfolgte auf Grundlage der in den RLPT geforderten diagnostischen Prozeduren mit der Beschreibung der Symptomatik (mit den Worten des Patienten), der Schilderung der Krankheitsanamnese mit Vorbehandlungen medikamentöser, ambulanter und stationärer Art, der Hinzuziehung von Klinik- und Arztberichten wie auch der von den Krankenkassen zur Verfügung gestellten Unterlagen. Hierzu gehört auch die neurosenpsychologische Einordnung durch den Therapeuten. Die Angabe einer ICD-Diagnose ist im Rahmen der RLPT nicht zwingend vorgeschrieben, wird von den Therapeuten aber meistens vorgenommen und konnte dementsprechend herangezogen werden. Alle diese Informationen wurden sodann in eine dritte, nämlich die gutachterliche Perspektive überführt und mittels des Beeinträchtigungs-Schwere-Scores (BSS) integrativ zur Einschätzung des Schweregrades der Störung herangezogen. Dabei erfolgte die Einschätzung der psychischen, funktionellen und sozialkommunikativen Symptomatik anhand der Berichte der Therapeuten wie auch zusätzlicher Informationsquellen (Konsiliarbericht, Arzt-/Klinikberichte, Krankenkassenunterlagen). Dies geschah auch in der Vorstellung, dass gerade die Beschreibung der sozialkommunikativen Symptomatik in den Therapeutenberichten aus »strategischen« Gründen zu kurz kommen könnte, um den gewählten Verfahrenszugang im GAV nicht zu gefährden. Die somatische Komorbidität wurde unabhängig vom BSS mittels ICD-10-Kodierung erfasst. Auch hier wurden alle zur Verfügung stehenden Informationsquellen genutzt. Dieses Vorgehen entspricht damit den bisher gegebenen Möglichkeiten der Hinzufügung einer dritten Perspektive in der Beurteilung des Schweregrades der Erkrankung des Patienten. Trotz gegenstehender methodischer Erwägungen angesichts der hohen Reliabilitätsmaße des BSS (ICC zwischen .72 und .96), seiner jahrzehntelangen Erprobung in Klinik und Forschung wie auch der jahrzehntelangen Erfahrung des Gutachters mit dem BSS erschien uns dies als ein vertretbarer Zugang zur »Blackbox« der RLPT.

Zur Erfassung der biografischen Risikobelastung orientierten wir uns am Risiko-Index von Dührssen und Lieberz (2000, 2016). In diesen Index sind nur auch retrospektiv zuverlässig erfassbare harte biografische Daten eingegangen. Den einzelnen Items wurde zudem eine, ihrer eingeschätzten Bedeutung für die kindliche Entwicklung entsprechende, relative Gewichtung zugeteilt. Angesichts des Forschungsstandes und des Bemühens um eine faktenorientierte Herangehensweise in der Psychotherapie ist mit diesem reduktionistischen Ansatz ein halbwegs verlässlicher Boden gegeben. Auch wenn mit diesem Ansatz die entscheidenden, Psychopathologie generierenden interpersonellen Prozesse außer Acht gelassen werden, gestattet diese Vorgehensweise einen ersten, wenn auch begrenzten Einblick in die entwicklungshemmende Kraft der jeweiligen biografischen Bedingungen. Hierzu gehört auch, dass die Einschätzung der »Familienatmosphäre«, in der der Patient in Kindheit und Jugend aufwuchs, weniger von dessen subjektiven Einschätzungen hinsichtlich Vernachlässigung, Benachteiligung, Abwertung usw. abhängig gemacht wird, als vielmehr von nachvollziehbaren Indikatoren wie Armut, Bildungsstand, elterliche Gesundheit, Streit und Gewalterfahrungen. So kommt diesem »globalen« Item im Rahmen des Gesamtkonzepts nur ein mittelschweres Gewicht zu. Die mit diesem Vorgehen verbundene Reihung psychosozialer Risikoeinflüsse hinsichtlich ihrer Bedeutung und ihres potenziell entwicklungsschädigenden Gewichtes sei an dieser Stelle abgebildet (siehe Abbildung 2).

Abbildung 2 Rangreihe der psychosozialen Risiken

Art der Belastung	Punktzahl
1. Verlust eines Elternteils	160
2. Elterliche Erkrankungen	130
3. Unbeständigkeit der frühen Beziehungen	95
4. Familienatmosphäre	95
5. Verluste in der Elterngeneration	80
6. Geburtsstatus	70
7. Verlust einer anderen wichtigen Bezugsperson	50
8. Finanzielles Niveau der Familie	50
9. Schulbildung der Eltern/Ersatzeltern	50
10. Berufliche und ökonomische Situation der Eltern zum Zeitpunkt der Geburt	50
11. Alter der Eltern	25
12. Altersabstand in der Geschwisterreihe	25
13. Unterschiede im Lebensstil der Herkunftsfamilien	10

Allerdings zeigten erste Untersuchungen, dass die Angaben zur Biografie in den Antragsberichten der Therapeuten doch sehr lückenhaft sind, so dass nicht in jedem Fall eine vollständige Erhebung der biografischen Belastungsfaktoren in diesem Rahmen gelingen kann (Lieberz et al. 2011). Für die hier vorgestellten Untersuchungen wurde deshalb eine stark reduzierte Variante des RI angewendet. Berücksichtigt wurden Verluste (160 Punkte) und Erkrankungen eines Elternteils (130 Punkte). Außerdem wurden Heimaufenthalte (80 Punkte) wie auch Belastungen aus der Geschwisterreihe (25 Punkte) in den Risikoscore einbezogen. Andere Belastungsfaktoren wurden wegen eines zu hohen Anteils an Missing Data nicht berücksichtigt.

Zur Gewährleistung einer über die Jahre der Erhebung anhaltend hohen Erfassungs- und Dokumentationsqualität wurden Forschungskonferenzen durchgeführt. Diese fanden fortlaufend einmal im Monat statt und boten den über die Zeit wechselnden Projektmitarbeitern die Gelegenheit, ihre Erfahrungen auszutauschen, den jeweiligen Stand ihrer Arbeit zu diskutieren, Verbesserungsvorschläge im methodischen Vorgehen einzubringen und Lösungswege zu erörtern. Insbesondere dienten diese Konferenzen auch der Schulung der Mitarbeiter in der Datendokumentation.

Von den insgesamt im Rahmen des MARS-Projektes erfassten 1005 GKV-Patientenberichten, die zwischen 2007 und 2012 zugesandt, ausgewertet und dokumentiert wurden, sind 742 (73,8 %) von weiblichen und 262 (26,1 %) von männlichen Patienten. Bei einer Person wurden keine Angaben zum Geschlecht gemacht. Sie bewegen sich in einem Altersbereich von 23 und 86 Jahren und waren im Mittel 47,9 Jahre alt. Hinzu kommen 203 Berichte über beihilfeberechtigte bzw. privatversicherte Patienten. Diese Untergruppe wird vergleichend in einem späteren Abschnitt zur Darstellung kommen (Kap. II.9)

Die Patientenberichte wurden dementsprechend von 1005 psychotherapeutisch tätigen Ärzten und Psychologen eingereicht, deren Grundberuf hier dargestellt werden soll (siehe Tabelle 1). Folglich wurden etwa jeweils zur Hälfte Berichte von Ärzten bzw. Psychologen aufgenommen, eine Verteilung, die mit keiner Vorauswahl seitens des Projektes verbunden ist.

Tabelle 1 Grundberuf Therapeut

	Häufigkeit	Prozente
Arzt	509	50,6
Psychologe	485	48,3
Arzt und Psychologe	8	,8
unbekannt	3	,3
Gesamt	1 005	100,0

Mehr als die Hälfte der Therapeuten sind weiblichen Geschlechts (61 %). Die Praxen befinden sich mit 58 % zumeist im großstädtischen Bereich (Stadt über 100 000 Einwohner). Unter den Antragstellern enthalten sind zu 26,4 % Fachärzte für Psychosomatische Medizin und Psychotherapie, zu gleichen Teilen weiblichen bzw. männlichen Geschlechts. Hinzu kommen zu 11,2 % Fachärzte für Psychiatrie mit einer annähernd gleichen Geschlechtsverteilung (w 6,5 % vs. m 4,7 %). Andere ärztliche Fachrichtungen umfassen 11,6 % der Antragsteller, auch hier überwiegen leicht die Frauen (w 7,9 % vs. m 3,7 %). Ärztliche Weiterbildungskandidaten sind mit weiteren 1,2 % vertreten.

Von den insgesamt 493 erfassten psychologischen Psychotherapeuten (einschließlich der doppelt qualifizierten) sind 327 (66,3 %) Frauen und 161 (32,7 %) Männer, bei 5 psychologischen Therapeuten ist das Geschlecht unklar. Ihre Praxen befinden sich mit 62,3 % ebenfalls überwiegend im großstädtischen Bereich. Von den psychologischen Psychotherapeuten besitzen 14,4 % eine psychoanalytische Abschlussqualifikation.

Alle statistischen Rechnungen der Daten wurden mit der Software IBM SPSS 25.0 durchgeführt. Bei nominalskalierten Variablen wurde der χ^2-Test für Unabhängigkeit nach Pearson angewandt. Bei erwarteten Häufigkeiten unter 5 wurde der exakte χ^2-Test nach Fischer angewandt. Für ordinalskalierte Merkmale wurde ein Mann-Whitney-U-Test und für intervallskalierte Variablen wurde der t-Test für heterogene Varianzen (Welch-Test) durchgeführt. Die Signifikanz wurde jeweils auf dem Niveau $\alpha < 0.05$ angegeben. Eine durchgeführte logistische Regressionsanalyse erlaubt Vorhersagen über den Einfluss mehrerer unabhängiger Variablen auf eine abhängige Variable. Das Verfahren kommt bei dichotomen Zielvariablen zur Anwendung. Als Maß für das Risiko wird die Odds Ratio angegeben. Auf diese Weise kann die Einflussstärke einzelner Variablen auf die Zielgröße analysiert werden.

II. ERGEBNISSE

1 ICD-10-Diagnosen in der Richtlinien-Psychotherapie: Ergebnisse aus der Mannheimer Richtlinien-Psychotherapie-Studie (MARS)

KLAUS LIEBERZ, LUCIE ADAMEK, KLARA A. MATHES

1.1 Einleitung, Hintergrund und Fragestellung

Obwohl wir in Deutschland sicher eines der differenziertesten psychotherapeutischen Versorgungssysteme besitzen und mit der seit rund 50 Jahren etablierten Richtlinien-Psychotherapie ein bewährtes und qualitätsgesichertes Verfahren eingeführt ist, sind Daten aus der realen Versorgung eher selten erhoben worden (Albani et al. 2008, Brockmann et al. 2002, Gallas et al. 2008, Grobe et al. 2007, Grobe und Dörning 2008, Puschner et al. 2005, Rudolf et al. 2002a, Rudolf und Jakobsen 2002b, Rüger et al. 1996, 1997, Rüger und Leibing 1999, Zepf 2003). Dies liegt daran, dass mit der Einführung der Richtlinien-Psychotherapie keine zeitgleiche Erhebung zusätzlicher Daten z. B. zur soziodemografischen Ausgangslage der Patienten oder auch zum Therapieverlauf und Outcome vereinbart wurde. Seinerzeit standen dabei sowohl Bedenken wegen des Datenschutzes der Patienten als auch technische Probleme bei der Datenauswertung in großem Maßstab im Vordergrund. Das mit der Richtlinien-Psychotherapie bisher verbundene Gutachterverfahren (GAV) ist, wie zuvor bereits beschrieben, auf Wunsch der Krankenkassen seinerzeit zu Zwecken der Qualitätssicherung eingeführt worden, hat sich zwar über die Jahre sehr bewährt, sah sich aber auch immer Widerständen sowohl vonseiten einiger Psychotherapeuten als auch einiger Krankenkassen ausgesetzt. Mit der letzten Änderung der Richtlinien war absehbar, dass das GAV ausgesetzt werden würde, was zwischenzeitlich denn auch geschehen ist. Wie für die Zukunft eine hinreichende Qualitätssicherung aussehen soll, bleibt dabei bis heute noch offen.

Die bisher mangelhafte Evaluation des psychotherapeutischen Geschehens unter den naturalistischen Bedingungen der RLPT ist sicherlich auf verschiedene Faktoren zurückzuführen. Über die Jahre bestand zwar Übereinstimmung zwischen den Leistungsträgern und den psychotherapeutischen Verbänden darüber,

Lieberz, Klaus, Adamek, Lucie und Mathes, Klara A.: ICD-10-Diagnosen in der Richtlinien-Psychotherapie: Ergebnisse aus der Mannheimer Richtlinien-Psychotherapie-Studie (MARS), in: Lieberz, Klaus, Adamek, Lucie und Krumm, Bertram (Hrsg.): Die Richtlinien-Psychotherapie: Expeditionen in einem dunklen Kontinent, Heidelberg: heiBOOKS, 2021, S. 77–89. https://doi.org/10.11588/heibooks.932.c12728

dass eine Ergänzung des derzeitigen GAV durch eine zeitgleiche Erhebung empirischer Daten wünschenswert wäre, eine Einigung allerdings ließ sich nicht erzielen. Dies lag wohl nicht zuletzt auch daran, dass keine Einigkeit über die »Lufthoheit« bei den zu erhebenden Daten herzustellen ist. Die Folge davon war, dass einzelne Krankenkassen (Albani et al. 2008, Grobe et al. 2007, Grobe und Dörning 2008, Wittmann et al. 2011) dazu übergegangen sind, die ihnen zugänglichen Daten aus eigenen Mitteln zu erheben oder, wie die Techniker Krankenkasse, sogar ein eigenständiges Modell zu entwickeln und durchzuführen. Dabei wurden auch psychometrische Daten seitens der Patienten und der Therapeuten erhoben. Das dabei anvisierte Ziel einer Ersetzung des GAV durch eine eher quantitative Datenerhebung, mit Feedback an den Therapeuten, hat sich allerdings nicht nur als äußerst aufwendig, sondern auch als dem GAV nicht überlegen erwiesen. In der sog. TRANS-OP-Studie wiederum wurden umfangreiche Daten über die psychotherapeutische Behandlung von Privatversicherten erhoben und ausgewertet. Diese Patientengruppe ist jedoch nicht vergleichbar mit der überwiegenden Zahl der Patienten, die sich in gesetzlichen Krankenversicherungen befinden und im Rahmen der Richtlinien-Psychotherapie behandelt werden (Gallas et al. 2008, Puschner et al. 2005, Ullrich 2021).

Außer den Krankenkassen haben naturgemäß die Therapeuten die Möglichkeit zur Erhebung von Daten zum Patienten und zur eigenen diagnostischen und therapeutischen Einschätzung. Diese Möglichkeit ist wenig genutzt worden, weil damit doch große organisatorische Herausforderungen verbunden sind. Neben den Krankenkassen und den Therapeuten haben unter den bisher geltenden Bedingungen die im GAV tätigen Gutachter Zugang zu wichtigen Informationen. Auch diese Möglichkeit wurde bisher eher selten genutzt, da der Aufwand für Durchführung und Koordination einer umfangreichen Studie außerordentlich hoch ist. Durch zwischenzeitlich optimierte Abstimmungsprozesse konnten einige Voraussetzungen für eine koordinierte Tätigkeit der Gutachter verbessert werden. So ließ sich bei differenzierter Erfassung der Gutachterbewertungen auch die gute Interrater-Reliabilität im Verfahren belegen (Rudolf 2001, Rudolf et al. 2002, Rudolf und Jakobsen 2002). Gleichwohl bleibt die Tatsache bestehen, dass größere Datenbestände auf Basis des Gutachterverfahrens bisher nicht generiert werden konnten.

In der Mannheimer Richtlinien-Psychotherapie-Studie (MARS) wird versucht, diese Datenlücke aufzufüllen, um wenigstens einen Grundstock an Daten bereitzustellen. Grundlage der Datenerhebung bilden die Berichte der Therapeuten zu Behandlungen tiefenpsychologischer und psychoanalytischer Art erwachsener Patienten, die dem Erstautor als Gutachter und Obergutachter zugesandt werden. In der hier vorliegenden Untersuchung soll zunächst der Frage nachgegangen werden, welche Diagnose-Gewohnheiten in Verbindung mit der ICD-Klassifikation beobachtet werden können (Albani et al. 2008, Dilling et al. 1991, Gallas et al. 2008, Grobe et al. 2007, Grobe und Dörning 2008, Hohage 2001, ICD 10 1999, Rudolf

2001). Eine erste Voruntersuchung wurde bereits publiziert (Lieberz et al. 2010). Die dabei vorgestellten Daten beruhten allerdings auf einer ersten und kleineren Auswahl der Gesamtstichprobe, die zwischenzeitlich im MARS-Projekt erfasst worden war. Die hier jetzt vorgestellten Ergebnisse beruhen auf dem Datensatz aller in das MARS-Projekt eingeflossenen Patienten.

1.2 Methodik

Seit Mai 2007 wurden die konsekutiv beim Erstautor eingegangenen Therapeutenberichte erfasst und aufbereitet. Für die Datenerhebung und Informationsübertragung wurde ein Dokumentationssystem entworfen. Die dabei angewandte Methodik wurde eingangs ausführlich beschrieben und soll deshalb hier nur noch kurz angerissen werden. Das Dokumentationssystem enthält die folgenden Module: 1. Basisdaten des Patienten, 2. klinische Daten (Symptomatik, bisherige Therapien, ICD-Diagnosen), 3. Angaben zum Therapeuten (Geschlecht, Profession). Die Therapeuten werden nicht ad personam registriert, da es ausdrücklich nicht Ziel des Projektes ist, eine individuelle Auswertung vorzunehmen (»gute vs. schlechte Therapeuten«), 4. Familiengenese (Risikoindex), 5. gutachterliche Stellungnahme (GAF, BSS, globales OPD-Rating, ICD-Diagnosen, Bewertung).

KZT-Antragsberichte wurden dabei nicht berücksichtigt. Diese haben, wie auch die Fortführungsberichte, ihre besonderen Eigenheiten. Für die vorliegende Untersuchung wurden insgesamt 1 005 Auswertungen durchgeführt. Der Erhebungszeitraum erstreckt sich dabei vom Mai 2007 bis zum Juni 2012. Die Patienten sind im Altersmittel 47,9 Jahre alt und bewegen sich dabei in der Altersspanne zwischen 23 und 86 Jahren. Erfasst werden insgesamt 742 Frauen und 262 Männer, bei einem Patienten war das Geschlecht nicht festzustellen. Es soll hier um die Frage nach Art und Häufigkeit der in den Berichten erwähnten ICD-Diagnosen gehen. Grundlage der Erhebung ist also in jedem Fall der Bericht des Therapeuten einschließlich beiliegender PTV-Bögen. Neben der Erfassung der genutzten ICD-Diagnosen bietet das Dokumentationssystem die Möglichkeit, die in den Berichten geforderte Beschreibung der aktuellen Symptomatik, der vorliegenden Störungen und Krankheiten als klinische Daten zu erfassen, und somit auch eine Verknüpfung zur Klassifikation vorzunehmen. Zur Einschätzung der Beeinträchtigung-Schwere wurde gutachterlicherseits der BSS eingesetzt. Die biografische Risikobelastung wurde mittels eines modifizierten Risiko-Index (Dührssen und Lieberz 2000) ermittelt. Die mit dem Einsatz dieser Instrumente verbundenen Einschränkungen wurde eingangs ausführlich beschrieben und auch früher schon diskutiert (Lieberz et al. 2011, Lieberz et al. 2017).

1.3 Ergebnisse

Für die 1 005 Patienten wurden insgesamt 1 589 ICD-Diagnosen kodiert, im Mittel also 1,6 Diagnosen pro Patient. In 18,9 % der Fälle wurden seitens der Therapeuten keine ICD-Diagnosen verschlüsselt, in weiteren 37,1 % nur eine ICD-Diagnose. Somit wird in 56 % der Fälle keine oder nur eine Diagnoseziffer angegeben.

Tabelle 2 Anzahl der Diagnosen

Anzahl Diagnosen	n	%
0	190	18,9
1	373	37,1
2	242	24,1
3	127	12,6
4	42	4,2
5	18	1,8
6	4	0,4
7	5	0,5
8	2	0,2
9	2	0,2
Gesamt	1 005	100

Dabei beziehen sich die seitens der Therapeuten angegebenen Hauptdiagnosen zu einem guten Drittel auf das Kapitel F3 der ICD 10 (Depressionen) und zu gut einem Drittel auf das Kapitel F4 (Ängste und somatoforme Störungen).

Bei den zehn häufigsten Hauptdiagnosen werden vor allem mittelgradige bis schwere depressive Symptome beschrieben, teilweise in Mischung mit ängstlicher Symptomatik (siehe Tabelle 4). Häufiger werden auch Anpassungsstörungen diagnostiziert, teilweise posttraumatisch eingeordnet. Seltener sind dann schon Panikstörungen und Soziale Phobien.

Wird die von den Therapeuten in Form von Nebendiagnosen aufgeführte Komorbidität berücksichtigt, dann finden wir ein etwas anderes Verteilungsbild. Dabei fällt dann auf, dass als erste und zweite Nebendiagnose am häufigsten F4- und F6-Diagnosen platziert werden. Diagnosen aus dem F1-Kapitel der ICD finden sich sehr selten, Diagnosen außerhalb des F-Spektrums der ICD sind ebenfalls nur in Ausnahmefällen zu registrieren. Geschlechtsspezifische Unterschiede nach Art und Häufigkeit der Diagnosen finden sich auch unter Berücksichtigung der Nebendiagnosen nicht.

Tabelle 3 Art der Hauptdiagnose

ICD-10 Hauptdiagnose	Therapeut	
	n	%
F1	2	0,2
F2	7	0,7
F3	394	39,2
F4	335	33,3
F5	21	2,1
F6	49	4,9
C5	1	0,1
E6	1	0,1
G3	1	0,1
G4	1	0,1
I1	1	0,1
L2	1	0,1
Z6	1	0,1
keine Diagnose	190	18,9
Gesamt	1 005	100,0

Tabelle 4 Die 10 häufigsten F-Diagnosen (Hauptdiagnosen von Therapeuten)

Diagnose	Häufigkeit
F 32.1	132
F 33.1	102
F 43.2	88
F 41.2	73
F 34.1	64
F 32.0	23
F 41.1	20
F 41.0	19
F 43.0	17
F 32.2	17

Tabelle 5 Komorbiditäten nach ICD: Häufigkeiten der Art der Haupt- und Nebendiagnosen des Therapeuten

	Hauptdiagnose		**1. Nebendiagnose**		**2. Nebendiagnose**		**3.–8. Nebendiagnose**
Diagnose	**n**	**%**	**n**	**%**	**n**	**%**	**n**
F1	2	0,2	20	2,0	9	0,9	16
F2	7	0,7	1	0,1	–	–	–
F3	394	39,2	76	7,6	31	3,1	4
F4	335	33,3	186	18,5	71	7,1	39
F5	21	2,1	46	4,6	24	2,4	11
F6	49	4,9	75	7,5	33	3,3	18
F7	–	–	1	0,1	1	0,1	–
F8	–	–	–	–	–	–	–
F9	–	–	2	0,2	1	0,1	3
Andere Diagnose	7	0,7	35	3,5	30	3,0	41
Keine Diagnose	190	18,9	563	56,0	805	80,1	5 898
Gesamt	1 005	100,0	1 005	100,0	1 005	100,0	6 030

Beziehen wir uns nicht auf die ICD-Diagnosen, sondern auf die im Bericht beschriebene klinische Symptomatik, dann findet sich fast regelhaft eine psychische Symptomatik sowie in knapp 80 % der Fälle eine funktionell-psychosomatische Störung. Daneben sind bei 34,8 % der Patienten nennenswerte und aktuell bestehende somatische Erkrankungen festgehalten. Seitens des Gutachters wurde allerdings angemerkt, dass in etwa 36 % der Fälle die vorliegenden somatischen Störungen keine hinreichende Berücksichtigung in der Darstellung des Krankheitsbildes und der Psychodynamik gefunden haben. Suchttendenzen der unterschiedlichsten Art weisen 32,8 % der Patienten auf, während eine akute oder frühere Suizidalität

Tabelle 6 Komorbiditäten im klinischen Befund: Häufigkeiten

	Psychische Symptomatik		**Funktionell-psychosomatisch**		**Somatische Erkrankungen**		**Sucht(-tendenzen)**		**Suizidalität (früher/akut)**	
	n	**%**	**n**	**%**	**n**	**%**	**n**	**%**	**n**	**%**
Zutreffend	928	92,3	772	76,8	350	34,8	330	32,8	190	18,9
Nicht zutreffend	63	6,3	202	20,1	633	63,0	535	53,2	793	78,9
Nicht abklärbar	14	1,4	31	3,1	22	2,2	140	13,9	22	2,2
Gesamt	1 005	100,0	1 005	100	1 005	100	1 005	100,0	1 005	100,0

Tabelle 7 Koinzidenz zwischen klinischem Befund und ICD-Diagnosen

	Psychische Symptomatik		**Funktionell-psychosomatisch**		**Somatische Erkrankungen**		**Sucht(-tendenzen)**		**Suizidalität (früher/akut)**	
Diagnose	**n**	**%**	**n**	**%**	**n**	**%**	**n**	**%**	**n**	**%**
F1	39	3,9	34	3,4	11	1,1	38	3,8	7	0,7
F2	7	0,7	6	0,6	7	0,7	2	0,2	1	0,1
F3	465	46,3	391	38,9	157	15,6	233	23,2	90	9,0
F4	467	46,5	420	41,8	183	18,2	206	20,5	65	6,5
F5	83	8,3	80	8,0	28	2,8	68	6,8	17	1,7
F6	154	15,3	133	13,2	56	5,6	97	9,7	36	3,6
F7	1	0,1	1	0,1	–	–	–	–	–	–
F9	4	0,4	4	0,4	–	–	2	0,2	–	–
Andere Diagnose	70	7,0	62	6,2	45	4,5	38	3,8	8	0,8
Keine Diagnose	172	17,1	139	13,8	86	8,6	100	10,0	39	3,9
Einzelvorkommen	928	92,3	772	76,8	350	34,8	330	32,8	190	18,9

in 18,9 % Erwähnung findet. Andererseits sind seitens des Gutachters in knapp 17 % der Fälle Zweifel an der Krankheitswertigkeit der beschriebenen Störungen angebracht worden.

Versuchen wir, den psychopathologischen Befund mit den angegebenen ICD-Diagnosen zusammenzubringen, dann findet sich erwartungsgemäß keine wesentliche Abweichung von den eingangs erwähnten Ergebnissen. Bei Patienten mit F3- und F4-Diagnosen wird regelhaft eine psychische und/oder funktionell-psychosomatische Symptomatik beschrieben. Allerdings sind immerhin 93 % aller F3- und F4-Diagnosen von komplizierenden Störungen begleitet, also somatischen Erkrankungen, deutlichen Suchttendenzen und Suizidalität (Mehrfachdiagnosen möglich). Bei knapp 17,3 % der Patienten finden wir dabei somatische Erkrankungen ohne gleichzeitiges Auftreten von Suchttendenzen. In 21,4 % der Fälle finden sich ausgeprägte Suchttendenzen ohne gleichzeitiges Auftreten somatischer Erkrankungen.

Da mit der Feststellung einer ICD-Diagnose allein noch keine Krankheitswertigkeit und Behandlungsbedürftigkeit im Sinne der Richtlinien-Psychotherapie verbunden ist, soll im Folgenden noch beispielhaft für die Patientengruppen mit einer F3- oder F4-Diagnose versucht werden, die Krankheitsschwere einzuschätzen. Dafür wurde an dieser Stelle der BSS genutzt. Zwischen den beiden Gruppen ergeben sich dabei keine Unterschiede: 68,5 % der Patienten der F3-Gruppe haben

Tabelle 8 BSS: 1-Jahresprävalenz aus Hauptdiagnose
Gruppenteilung: Gruppe F3 (n = 394) und Gruppe F4 (n = 335)

		F3-Gruppe	F4-Gruppe	Gesamt
Prävalenz Jahr: Summe	0	1 ,3 %	0 ,0 %	1 ,1 %
	1	3 ,8 %	2 ,6 %	5 ,7 %
	2	7 1,8 %	12 3,6 %	19 2,6 %
	3	28 7,1 %	32 9,6 %	60 8,2 %
	4	85 21,6 %	58 17,3 %	143 19,6 %
	5	116 29,4 %	97 29,0 %	213 29,2 %
	6	106 26,9 %	89 26,6 %	195 26,7 %
	7	36 9,1 %	39 11,6 %	75 10,3 %
	8	8 2,0 %	6 1,8 %	14 1,9 %
	9	4 1,0 %	0 ,0 %	4 ,5 %
Gesamt		394 100,0 %	335 100,0 %	729 100,0 %

T = 0,419; df 705; p = 0,676

einen BSS-Score von ≥ 5, eine besonders schwere Beeinträchtigung von ≥ 7 findet sich in 12,2 % der Fälle. In der F4-Gruppe weisen 69,0 % einen BSS-Score von ≥ 5 auf, in 13,4 % der Fälle werden schwere Beeinträchtigungsgerade zugrunde gelegt. Immerhin zeigen sich in der F3-Gruppe auf der sozialkommunikativen Skala des BSS als gewichtiger Hinweis auf stärkere persönlichkeitsstrukturelle Beeinträchtigungen bei 57,6 % der Fälle deutliche bis extreme Einschränkungen. In der F4-Gruppe sind dies 53,4 %, was immerhin einen leichten Trend (p = ,082) anzeigt. Auffällig ist, dass sich in beiden Gruppen eine starke Spreizung im BSS-Gesamtscore zwischen 0 und 9 Punkten findet.

Versuchen wir, bei diesen beiden Gruppen noch einen Bezug zur biografischen Risikobelastung herzustellen, so finden sich im Gruppenvergleich keine statistisch signifikanten Unterschiede. Auch wenn sich die F3-Gruppe etwas stärker belastet zeigt, so sind in beiden Gruppen um die 40 % der Patienten im modifizierten RI als stark belastet einzuschätzen.

Tabelle 9 BSS: Sozialkommunikative Skala

BSS Prävalenz Jahr: Sozialkommunikativer Beeinträchtigungsgrad * Gruppenteilung F3 F4 aus HD

		F3	F4	Gesamt
Prävalenz Jahr: Sozialkommunikativer Beeinträchtigungsgrad	gar nicht	25 6,3 %	28 8,4 %	53 7,3 %
	geringfügig	142 36,0 %	128 38,2 %	270 37,0 %
	deutlich	159 40,4 %	123 36,7 %	282 38,7 %
	stark	58 14,7 %	55 16,4 %	113 15,5 %
	extrem	10 2,5 %	1 ,3 %	11 1,5 %
Gesamt		394 100,0 %	335 100,0 %	729 100,0 %

Chi-Quadrat = 8,214; df 4; p = 0,082

Tabelle 10 Risiko-Index
Gruppe 1: 0 bis 80 vs. Gruppe 2: >240 bis 395

Risikoindex*F3/F4-Gruppe

	F3-Gruppe	F4-Gruppe	Gesamt
RI kleiner/gleich 80	136 55,7 %	128 63,1 %	264 59,1 %
RI größer/gleich 240	108 44,3 %	75 36,9 %	183 40,9 %
Gesamt	244 100,0 %	203 100,0 %	447 100,0 %

Chi-Quadrat 2,453; df 1; p = 0,123

1.4 Diskussion

Die hier zur Untersuchung herangezogenen Antragsberichte betreffen den psychodynamischen Zweig des Gutachterverfahrens im Rahmen der Richtlinien-Psychotherapie. Alle Aussagen können sich deshalb nur auf diesen Teil der Versorgung beziehen. In den Erst- und Umwandlungsberichten werden seitens der Therapeuten *immer* Diagnosen beschrieben. Diese diagnostischen Beschreibungen sind häufig sehr detailliert und differenziert. Sie werden in der überwiegenden Zahl der Fälle auch in ICD-Kodierungen umgesetzt. Dies ist insofern bemerkenswert, als die Therapeuten nach den zum Untersuchungszeitpunkt geltenden Bestimmungen nicht verpflichtet waren, ICD-Diagnosen anzugeben. Dies gilt auch für den PTV-2-Bogen, auf dem zwar eine Diagnose, aber nicht unbedingt eine ICD-Diagnose anzugeben ist. Damit übernimmt der überwiegende Teil der Therapeuten freiwillig eine Zusatzaufgabe, die, wie Albrecht (2008) schreibt, »für ordnungspolitische Entscheidungen und Gesundheitsplanung große Bedeutung erlangen ... kann.« Allerdings ist festzustellen, dass die oft differenzierte Beschreibung des Krankheitsbildes sich eher selten im kodierten Morbiditätsbild nach der ICD niederschlägt. Ein knappes Fünftel der Therapeuten fügt ihrem Bericht keine ICD-Diagnose hinzu. Dies liegt unter den Angaben, die dem GEK-Report entnommen werden können (Grobe et al. 2007). Allerdings bleibt festzuhalten, dass in 56 % der Fälle seitens der Therapeuten keine oder höchstens eine ICD-10-Diagnose angegeben wird.

Denkbar wäre, dass ein großer Teil der Patienten mit einer Diagnose hinreichend abgebildet ist. Dies erscheint allerdings unwahrscheinlich. Wie sich den vorliegenden Daten entnehmen lässt, werden in den Berichten der Therapeuten in erheblichem Umfang Komorbiditäten beschrieben, ohne dass diese dann in eine ICD-Kodierung umgesetzt werden. Dies gilt insbesondere für somatische Erkrankungen, die seitens der Therapeuten so gut wie nie Erwähnung finden. Weiterhin fällt der außerordentlich geringe Anteil an Diagnosen aus dem F1-Kapitel der ICD 10 auf, so dass entweder damit gerechnet werden muss, dass diesen Störungen nicht genug Aufmerksamkeit geschenkt wird oder sie zumindest von psychodynamischen Therapeuten manchmal in ihrer Bedeutung unterschätzt werden. So wird ein Nikotinabusus (F17) von den Therapeuten nur in 0,1 % der Fälle (!) angegeben. Ein entsprechend auffälliges Ergebnis findet sich im Gesundheitsreport der TK (Grobe und Dörning 2008). Dies mag darauf zurückzuführen sein, dass Patienten ihr »Laster« selten spontan erwähnen, aber wohl auch, dass es zu selten aktiv erfragt wird. Dazu passt, dass z. B. die Diagnose einer Adipositas von den Therapeuten nur in einem Fall als Hauptdiagnose vergeben worden ist. Da nach den vorliegenden epidemiologischen Untersuchungen auch mit einem unterschiedlichen Morbiditätsspektrum bei Frauen und Männern zu rechnen wäre, könnten die hier fehlenden geschlechtsspezifischen Diagnoseunterschiede darauf hinweisen, dass die relativ wenigen Männer, die im Rahmen der Richtlinien-Psychotherapie Hilfe suchen, nicht die zu erwartenden schwereren Psychopathologien mitbringen, oder aber ihre Morbidität sich unzureichend in ICD-Diagnosen niederschlägt (Franz et al. 2000).

Auch die Häufigkeit an kodierten affektiven Störungen macht es eher wahrscheinlich, dass die Morbidität der Patienten nicht ausreichend abgebildet wird. Das hohe Ausmaß der Assoziation depressiver Symptomatik mit anderen Symptom- und Störungsbildern wie Suizidalität, Alkohol- und Drogenmissbrauch, Essstörungen, Persönlichkeitsstörungen und auch somatischen Erkrankungen ist seit langem gut bekannt und belegt (Angst et al. 1999, Baving und Olbrich 1996, Blazer et al. 1994, Bronisch 1996, Bronisch und Wittchen 1994, Connemann und Kassubek 2004, Corruble et al. 1996, De Graaf et al. 2002, Glaesser et al. 2004, Hesslinger et al. 2002, Kessler et al. 1998, Mason und Wilkinson 1996, Meringankas et al. 2003, Oldham et al. 1995, Soyka und Lieb 2004, Wiltink et al. 2007). Der engen Verbindung zwischen ängstlicher und depressiver Symptomatik ist in der ICD bereits durch die Ziffer F 41.2 Rechnung getragen (Connemann und Kassubek 2004, De Graaf et al. 2002, Kessler et al. 1998, Meringankas et al. 2003). Wenn wir zudem im Bereich der Privatversicherten ein ähnliches Kodierverhalten der Therapeuten finden, dann ist dies ein weiterer Hinweis darauf, dass die »wahre Morbidität« der Patienten nicht abgebildet wird. Nach epidemiologischen Untersuchungen wäre damit zu rechnen, dass wir im Rahmen der Richtlinien-Psychotherapie, und damit der Behandlung breiterer Bevölkerungsgruppen, eher ein Anwachsen psychischer/psychosomatischer Krankheitsbelastung nach Häufigkeit und Schwere finden (Albani et al. 2008, Brockmann et al. 2002, Franz et al. 2000, Gallas et al. 2008, Puschner et al. 2005, Ullrich 2021).

Möglich erscheint aber auch, dass die Therapeuten versuchen, ihre Patienten zu schützen, und dies zu dem restriktiven diagnostischen Verhalten beiträgt (Albani et al. 2008). Grundsätzlich scheinen sich die Psychotherapeuten in ihrem Kodierverhalten nicht von anderen Arztgruppen zu unterscheiden. Auch hier ist bekannt, dass von ICD-Kodierungen sparsam Gebrauch gemacht wird. So wird seitens der Krankenkassen z. B. damit gerechnet, dass in Zukunft unter anderen Abrechnungsbedingungen andere Kodierungsgewohnheiten festzustellen sind, z. B. dann, wenn die Behandlung »kränkerer Patienten« mit einer besseren Bezahlung verbunden wird (»right coding effect«). Die Morbidität wird dann »korrekter« abgebildet (Stackelberg 2008).

Andererseits lässt sich damit auch festhalten, dass die Psychotherapeuten im Rahmen des Gutachterverfahrens nicht dazu neigen, ihre Patienten »künstlich« zu »pathologisieren«. Es ist, jedenfalls im Bereich der angegebenen ICD-10-Diagnosen, eher das Gegenteil festzustellen. Wenn dieser sparsame Gebrauch von ICD-Diagnosen nicht allein dem allgemein bei Ärzten festzustellenden Kodierungsbrauch entspricht, sondern zusätzliche Effekte anzunehmen sind, dann ließen sich diese auf verschiedene Einflüsse zurückführen.

So könnten sich die Therapeuten unter den alltäglichen Praxisbedingungen darauf beschränken, einige wenige Diagnosen für ihre Patienten zu verwenden, ohne dass diese dann im Einzelfall wirklich immer die jeweiligen Kriterien der ICD 10 erfüllen. Dies erscheint insofern auch sinnvoll, als z. B. das Kapitel 3 der ICD 10 doch sehr »aufgebläht« wirkt und in der Praxis sinnvollerweise auf deutlich weniger Diagnoseziffern zurückgeführt werden könnte. Dafür spricht auch die Tatsache, dass die Therapeuten sich im Wesentlichen auf Diagnosen des ICD-F-Kapitels konzentrieren. Komorbiditäten außerhalb dieses Kapitels werden eher selten vermerkt. Die ICD-Klassifikation scheint kein praxistaugliches Instrument zu sein. Unter den Bedingungen von hohem Zeitaufwand und schlechter Bezahlung für einen Bericht in der Richtlinien-Psychotherapie könnte sich somit ein *Realitätswiderstand* niederschlagen (Bowe 2008, Hohage 2001). An dieser Stelle kann keine Angabe darüber erfolgen, ob sich unter den ab 2009 zu erwartenden verbesserten finanziellen Bedingungen die Diagnostizier- oder besser die Kodiergewohnheiten verändert haben. Da die hier vorgestellte Untersuchung Patientenbehandlungen zwischen 2007 und 2012 beinhaltet, ist eher nicht anzunehmen, dass unter veränderten Vergütungsbedingungen wesentliche Veränderungen des Kodierverhaltens stattgefunden haben.

Weiters ist denkbar, dass viele Therapeuten eine beschreibende Diagnose nicht nur für ausreichend, sondern oft auch für aussagekräftiger als die ICD-10-Kodierung halten. Gerade analytische Therapeuten stehen der ICD-Klassifikation nicht selten eher skeptisch gegenüber (Hohage 2001, Rudolf 2001). Auch wenn sie Verständnis für die Notwendigkeit dieser Art der Klassifikation haben und auch die Fortschritte gegenüber früheren Versionen der ICD sehen, so halten sie die derzeitige Version doch für zu symptomzentriert und oberflächlich. Psychodynamisch bedeutsame Aspekte spielen in den Operationalisierungen der ICD-Diagnosen keine Rolle. Durch die Aufführung von Symptomen, die zwanghaft anmutende Auszählung der Anzahl erfüllter Kriterien usw. wird der Schwerpunkt von der klinischen Erfahrung auf die Statistik verlagert. Bei psychodynamisch orientierten Therapeuten ist daher eventuell mit einer Art *Identitätswiderstand* zu rechnen. Dies wird jedenfalls durch die besonders hohe Zahl analytischer Psychotherapeuten nahegelegt, die keine ICD-Diagnose angeben.

Zudem kann das Bild, das der Therapeut vom Patienten an den Gutachter weiterreicht, durch das Gutachterverfahren selbst verzerrt oder belastet sein. In diesem Kontext dient die Diagnose der Behandlungsbegründung und kann eine strategische Funktion in der Kommunikation mit dem Gutachter besitzen. Allerdings wird nach den vorliegenden Ergebnissen nicht erkennbar, dass die Therapeuten bemüht sein könnten, die Schwere des Krankheitsbildes und damit ihre Indikationsentscheidung z. B. über die Darstellung umfangreicher Komorbidität zu unterstreichen. Da das Gutachterverfahren von einigen Therapeuten nicht als Qualitätssicherungsinstrument, sondern als Gängelungs- und Bevormundungsinstrument angesehen wird, könnte der sparsame Gebrauch von ICD-Diagnosen aber auch diese Einstellung widerspiegeln. Insofern wäre in einigen Fällen auch mit einem *Verfahrenswiderstand* zu rechnen (Bowe 2008).

Die Diagnose-Gewohnheiten der Therapeuten lassen also eine pragmatische Einstellung erkennen, mit der eine Beschränkung auf »das Notwendigste« vorgenommen wird. Wenn allerdings in knapp 60 % der Fälle höchstens eine Diagnose aufgeführt wird, dann macht der sparsame Gebrauch von ICD-Diagnosen die Einschätzung des Schweregrades des Krankheitsbildes nicht einfacher. Ein Blick auf die erhebliche Spreizung im BSS-Score wie auch auf die selten aufgeführten Komorbiditäten lässt erkennen, dass die alleinige Diagnose einer depressiven Störung nicht weiterführend ist, wenn dabei das erhebliche Ausmaß an somatischen Begleiterkrankungen, Suchtstörungen und Suizidalität nicht hinreichend gewürdigt wird. Die Einschätzung des Schweregrades einer Störung bei den in einer Richtlinien-Psychotherapie befindlichen Patienten über den BSS bei gleichzeitiger Heranziehung der biografischen Risikobelastung lässt erkennen, dass wir bei etwa der Hälfte der Patienten mit stärkeren persönlichkeitsstrukturellen Einschränkungen zu rechnen haben, wobei bis zu 20 % als sehr schwer gestört einzuschätzen sind.

Die Ergebnisse lassen zudem erkennen, dass die Beschränkung auf das F-Kapitel der ICD für die Psychosomatik die Gefahr beinhaltet, dass nicht mehr in ausreichendem Maße »über den Tellerrand hinaus« gesehen und schließlich auch gedacht wird (Baving und Olbrich 1996, Bronisch und Wittchen 1994, Corruble et al. 1996, De Graaf et al. 2002, Glaesser et al. 2004, Hesslinger et al. 2002, Oldham et al. 1995, Soyka und Lieb 2004, Wiltink et al. 2007).

1.5 Fazit

Psychotherapeuten stellen immer Diagnosen. Diese sind in den Berichten im Rahmen der Richtlinien-Psychotherapie meist sehr differenziert. In über 80 % der Fälle geben die Therapeuten eine ICD-Diagnose, meist in Form einer F3- oder F4-Diagnose, an. Nicht festzustellen ist, dass die Psychotherapeuten die Neigung hätten, ihre Patienten im Rahmen des Gutachterverfahrens als besonders schwer krank darzustellen. Eher ist festzuhalten, dass komplizierende Patientenmerkmale wie Suchtzüge oder somatische Erkrankungen entweder nicht oder allenfalls als Nebendiagnosen angegeben werden. Die Schwere des Krankheitsbildes sowie die differenzialindikatorischen Entscheidungen sind auf der Grundlage dieses restriktiven Gebrauchs der ICD-Klassifikation nicht nachvollziehbar. Es sei dahingestellt, ob dies überhaupt auf Basis der ICD-Klassifikation möglich ist. Da diese aber trotz aller Vorbehalte nicht wieder »aus der Medizin verschwinden« wird, wäre es wünschenswert, wenn in Zukunft eine differenziertere Nutzung dieses Instrumentes in der Psychotherapie gelingen könnte. Auf jeden Fall erscheint es angesichts der Beschränkungen der ICD-Klassifikation notwendig, diese nicht zur Grundlage von gesundheitsplanerischen Handlungen zu machen, da, zumindest im psychotherapeutisch-psychosomatischen Bereich, ohne Berücksichtigung von Biografie und Entwicklung sowie interaktionell-prozessualer Geschehnisse keine ordentliche Diagnostik stattfinden kann und eine einseitige Ausrichtung in Diagnostik und Behandlung befördert wird.

2 Einflüsse auf differenzialindikatorische Entscheidungen bei den psychodynamischen Therapieverfahren in der Richtlinien-Psychotherapie

KLAUS LIEBERZ, LUCIE ADAMEK, BERTRAM KRUMM

2.1 Einleitung

Neben der Diagnostik stellt die Differenzialindikation in der Psychotherapie eine weitere Schwachstelle dar. Dies betrifft sowohl die Zuweisung des jeweils einzelnen Patienten zu einer spezifischen Verfahrensweise, hier also Verhaltenstherapie oder psychodynamisches Verfahren, wie auch die verfahrensinterne Weichenstellung, hier also bei den untersuchten psychodynamischen Verfahren, die Beantragung einer Tiefenpsychologisch fundierten Psychotherapie (TfP) oder einer Analytischen Psychotherapie (AP). In einer früheren Veröffentlichung auf Grundlage eines schmalen Samples des MARS-Projektes wurden ausführlich die Schwierigkeiten und Erwägungen hinsichtlich des differenzialindikatorischen Vorgehens dargelegt, weshalb darauf verwiesen werden soll (Lieberz et al. 2015). Die uns wesentlich erscheinenden Punkte werden deshalb hier nur kurz zusammenfassend dargestellt.

Grundsätzlich steht die Psychotherapie-Forschung vor der eigentlich unlösbaren Aufgabe, angesichts der zahllosen, auf die Therapieergebnisse Einfluss nehmenden Variablen, immer nur »Äpfel mit Birnen« zu vergleichen (Dührssen 1986). Diese Tatsache eröffnet sehr viel Spielraum für eine stark reduktionistische Vorgehensweise zumeist auf Basis hochselektiven Vorgehens und sehr kleiner Fallzahlen. Die propagandistische Wirkung derartiger Untersuchungen ist freilich nicht zu unterschätzen, da es, zumal unter naturalistischen Umständen, sehr mühsam und schwierig ist, wie auch immer zustande gekommene Ergebnisdarstellungen zu überprüfen. Es ist aber immer noch leichter, die jeweiligen Schwachstellen einzelner Studien darzulegen, als Studien mit größeren oder gar repräsentativen Stichproben zu erheben. Auch der Versuch, verschiedene Studienergebnisse mittels sog. Metaanalysen zusammenfassend aufzubereiten, ändert an dem grund-

Lieberz, Klaus, Adamek, Lucie und Krumm, Bertram: Einflüsse auf differenzialindikatorische Entscheidungen bei den psychodynamischen Therapieverfahren in der Richtlinien-Psychotherapie, in: Lieberz, Klaus, Adamek, Lucie und Krumm, Bertram (Hrsg.): Die Richtlinien-Psychotherapie: Expeditionen in einem dunklen Kontinent, Heidelberg: heiBOOKS, 2021, S. 90–100. https://doi.org/10.11588/heibooks.932.c12729

sätzlichen Dilemma nichts, zumal in aller Regel bei solchen Analysen die Ergebnisse kleinerer Studien »aus aller Herren Länder« (mit ganz unterschiedlichen Rahmenbedingungen) zusammengetragen werden. Wir haben diese Sachlage seinerzeit mit folgenden Worten zusammengefasst: »Die Ergebnisforschung steht auf wackligen Füßen, da die vorhergehenden Prozesse der Behandlerwahl durch den Patienten (Lieberz et al. 2013), der differenzialindikatorischen Entscheidung durch den Therapeuten und der nachfolgende Behandlungs- und Interaktionsprozess nur schwer zu erfassen sind (Rudolf et al. 1987). Reduktionistische Forschungsansätze täuschen von daher eine Klarheit vor, die in diesem komplexen und nur schwer zu mathematisierenden Bereich nicht zu erreichen sind.« (Lieberz et al. 2015). Die Probleme der Psychotherapieforschung werden ausführlich in Kapitel III.2 dieses Buches dargelegt.

Differenzialindikatorische Entscheidungen berühren sowohl Einflussfaktoren vonseiten des Patienten, wie z. B. seine soziodemografischen Gegebenheiten und sozialen Umstände, sein Krankheitsbild mit zugehöriger Krankheitsgeschichte, seine biografischen Vorerfahrungen und seine individuellen persönlichkeitsstrukturellen Voraussetzungen und Einstellungen. Daneben ist die insbesondere in der Psychotherapie-Forschung der letzten zwei bis drei Jahrzehnte eher stiefmütterlich behandelte Person des Therapeuten, ihre Qualifikation und Erfahrung, ihre persönliche Einstellung wie auch z. B. die Art und der Sitz der Praxis bedeutsam.

Da die hier vorgelegte Untersuchung allein den ambulanten Versorgungsbereich umfasst, sei an dieser Stelle auch nochmals hervorgehoben, dass die meisten Psychotherapiestudien aus klinischen Einrichtungen (oder allenfalls angehängten Ambulanzen) stammen und von daher die von Land zu Land sehr unterschiedlichen Rahmenbedingungen, wie hier die Bestimmungen der RLPT, überhaupt nicht berücksichtigen, dieses Faktum zumeist sogar nicht einmal für erwähnenswert halten. Tatsache ist, dass unter den Bedingungen des gut ausgebauten deutschen psychotherapeutischen Versorgungssystems drei Viertel aller Patienten im Bereich der sog. Kurzzeittherapien (bis zu 25 Stunden) Betreuung finden (Multmeier und Tenckhoff 2014). Wie sich die Patienten, die dann den Weg in die sog. RLPT (Langzeittherapie) finden, von der Mehrzahl der psychotherapeutisch betreuten Patienten unterscheidet, wissen wir nicht. Allerdings ist davon auszugehen, dass es sich bei dieser Patientengruppe eher um eine Positivselektion (z. B. höherer Bildungsgrad) handelt (Lieberz et al. 2017).

In der bereits oben erwähnten früheren Untersuchung zur Differenzialindikation im psychodynamischen Bereich der RLPT (Lieberz et al. 2015) ließ sich auf Basis eines noch recht schmalen Samples von 400 Patienten vorläufig postulieren, dass klinische Variable keinen wesentlichen Einfluss auf die Therapiewahl auszuüben scheinen. Stattdessen wiesen diese Ergebnisse darauf hin, dass Alter und Geschlecht des Patienten wie auch die Qualifikation des Therapeuten bedeutsame Einflussfaktoren darstellen könnten. An dieser Stelle soll deshalb versucht werden, die früheren Studienergebnisse nun auf der Grundlage des Gesamtsamples des MARS-Projektes zu überprüfen. Das Studiendesign und die Fragestellungen werden unverändert übernommen. Einbezogen in die Untersuchung werden soziodemografische und klinische Variablen des Patienten sowie die wenigen, im Rahmen des Antragsverfahrens zu einer RLPT zugänglichen Therapeutenvariablen hinsichtlich seines Grundberufes, seiner Qualifikation und des Praxisortes.

Folgende Null-Hypothesen wurden geprüft:

H1 Es besteht kein Unterschied hinsichtlich soziodemografischer Faktoren zwischen Patienten in tiefenpsychologisch fundierter Psychotherapie einerseits und Patienten in analytischer Psychotherapie andererseits.

H2 Es finden sich keine Unterschiede zwischen den beiden Patientengruppen auf der Seite klinischer Variablen.

H3 Es finden sich keine Unterschiede mit Bezug zum Therapeuten.

2.2 Methodik

Die methodischen Grundlagen der Untersuchung wurden im Eingangskapitel vorgestellt und beschrieben. Sie sollen hier deshalb nur kurz wiedergegeben werden. Die im Rahmen des GAV angefertigten Therapeutenberichte wurden vom Erstautor als Gutachter und Obergutachter gesichtet und die darin enthaltenen Informationen zur Datenverarbeitung in ein zuvor entwickeltes Dokumentationssystem übertragen. Dieses Dokumentationssystem beinhaltet einen Erhebungsteil und einen Beurteilungsteil mit folgenden Modulen: 1. soziodemografische Basisdaten des Patienten, 2. klinische Daten (psychische und funktionelle Symptomatik, Suchtverhalten, Suizidalität, somatische Erkrankungen, Vorbehandlungen, ICD-Diagnosen), 3. Angaben zum Therapeuten (Geschlecht, Grundberuf Arzt/Psychologe, Fachqualifikation Facharzt/Zusatzbezeichnung oder als psychologischer Psychotherapeut tiefenpsychologisch fundierte/analytische Psychotherapie, Praxisort). Die Therapeuten wurden nicht weiter gekennzeichnet, da es ausdrücklich nicht Ziel des Projektes ist, die einzelnen Therapeuten zu bewerten. 4. Familiengeschichte (Dührssen und Lieberz 1999), 5. Bewertung durch den Gutachter (Rudolf et al. 2002, Rudolf und Jakobsen 2002, Schepank 1995).

In Rahmen des MARS-Projektes wurden insgesamt 1 005 Berichte erfasst. Diese Berichte wurden im Zeitraum zwischen 2007 und 2012 zugesandt, ausgewertet und dokumentiert. Für die jetzige Untersuchung wurden alle 1 005 Berichte berücksichtigt. Da die Frage nach der Differenzialindikation von Beginn an einen wichtigen Schwerpunkt des Projektes bilden sollte, wurden Anträge auf eine AP gesondert berücksichtigt und diese Gruppe so weit aufgefüllt, dass eine statistisch sinnvolle Aussagekraft zu erwarten war. Folgen wir den Angaben der KBV

(Gutachterstatistik 2019), dann wurden in diesem Jahr insgesamt 70 932 Anträge für eine psychodynamische Behandlung (TfP und AP) im Erwachsenenbereich begutachtet, davon 13 844 AP (19,51 %). Die unten aufgeführten Zahlenverhältnisse entsprechen unter Berücksichtigung des Erhebungszeitraums zwischen 2007 und 2012 also ungefähr der zu erwartenden Relation zwischen TFP- und AP-Anträgen.

2.3 Ergebnisse

2.3.1 Soziodemografische Daten der Patienten

Untersucht wurden 1 005 Patienten, bei denen im Rahmen der RLPT Anträge auf Behandlung entweder für eine TfP oder AP (Einzel- oder Gruppentherapie) gestellt wurden. Die Patienten waren im Durchschnitt 47,9 Jahre alt (Range: 23–86 Jahre). Sie waren zu 73,8 % weiblichen und zu 26,1 % männlichen Geschlechtes. In der überwiegenden Zahl der Fälle wurde eine TfP im Einzelsetting beantragt (66,7 %), während Gruppenpsychotherapien seltener (15,4 %) vorgesehen waren (siehe Tabelle 11).

Tabelle 11 Art der beantragten Therapie

	Häufigkeit	Prozent
Tiefenpsychologisch (Einzel)	670	66,7 %
Tiefenpsychologisch (Gruppe)	94	9,4 %
Tiefenpsychologisch (Einzel und Gruppe)	6	0,6 %
Analytisch (Einzel)	171	17,0 %
Analytisch (Gruppe)	60	6,0 %
Analytisch (KJP)	2	0,2 %
k. A.	2	0,2 %
Gesamt	1 005	100,0

Die Altersspanne variiert in beiden Therapieformen beträchtlich. Während bei der AP eine Altersspanne zwischen 23 und 75 Jahren bei einem Mittelwert von 46,1 Jahren festzustellen ist, ist in der TfP eine größere Altersspanne zwischen 25 und 86 Jahren zu markieren. Bei einer Altersteilung zwischen jünger oder älter als 35 Jahre finden sich zwischen den beiden Therapiegruppen statistisch signifikante Unterschiede (Chi-Quadrat 6,998; df 1, p = 0,009). TfP-Patienten sind älter als AP-Patienten. Die Altersunterschiede zwischen beiden Therapiegruppen werden in Zehnjahresabständen verdeutlicht (siehe Abbildung 3). Dabei sind 4 Patienten hier

Abbildung 3 Jahrgang * TFP oder AP Behandlung

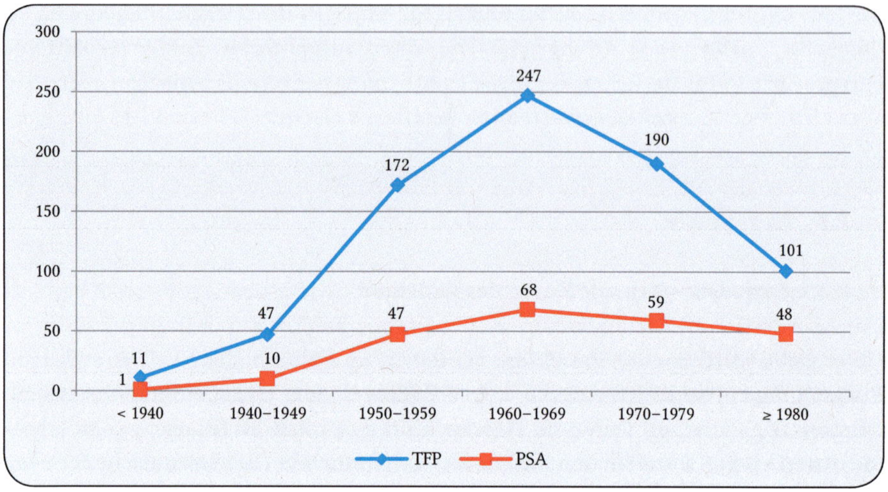

nicht erfasst, da bei n = 2 keine Angaben zum Alter und bei n = 2 keine Angaben zur Behandlung vorlagen.

Die Geschlechtsverteilung liegt in der TfP mit 576 Frauen (74,8 %) zu 194 Männern (25,2 %). In der AP finden wir eine Verteilung von 164 Frauen (70,7 %) zu 68 Männern (29,3 %). Der Unterschied zwischen den beiden Ansätzen ist nicht signifikant.

Die Bedeutung der Schulbildung des Patienten für die Auswahl des Therapieverfahrens ist sehr bedeutsam (siehe Tabelle 12). Bei einer Dichotomisierung zwischen Abitur/Fachabitur und kein Abitur finden wir zwischen den beiden Verfahren deutliche Unterschiede (p = .002). Patienten in AP haben eine wesentlich höhere Schulbildung als Patienten in TfP.

Tabelle 12 Bildungsstand und Therapieform

	TFP	PSA
(Fach-)Abitur	270 35,1 %	111 47,6 %
kein (Fach-)Abitur	377 49,0 %	95 40,8 %
nicht abklärbar	123 16,0 %	27 11,6 %

Chi-Quadrat = 12,295; df 1; p = 0,002

2.3.2 Das Symptombild des Patienten

Zunächst ist festzustellen, dass bei 18,9 % aller Fälle keine ICD-Diagnose seitens des Therapeuten gestellt wurde. Auffällig ist dabei besonders der Unterschied zwischen den beiden Therapieformen. Während bei TfP »nur« in 16,1 % der Fälle überhaupt keine ICD-Diagnose gestellt wurde, vergrößert sich diese Zahl bei den AP auf immerhin 27,9 %. Dieser Unterschied ist sehr signifikant (Chi-Quadrat 16,267, df 1, p = .001). Eine einzige ICD-Diagnose wurde von den Therapeuten in der TfP in 39,4 % der Fälle und in der AP in 30 % der Fälle angegeben; auch dieser Unterschied ist signifikant (Chi-Quadrat 6,634; df 1; p = 0,011)

Bei der angegebenen Hauptdiagnose in Beziehung zur gewählten Therapieform (siehe Abbildung 4) werden bedeutsame Unterschiede in den Angaben zu Diagnosen aus dem ICD-10 Kapitel F6 (Persönlichkeitsstörungen) deutlich. Diese werden in AP deutlich häufiger diagnostiziert als in TfP (p = .001). Unter Berücksichtigung aller Nebendiagnosen ist hinsichtlich der Diagnosen aus dem F3-Kapitel (p = .008) und dem F4-Kapitel (p = 0,022) der ICD 10 wie auch dem F6-Kapitel (p = 0.01) ein deutlicher Unterschied in der klassifikatorischen Zuordnung in beiden Therapieformen festzustellen. Bei zusätzlicher Betrachtung der im Therapeutenbericht aufgeführten Beschwerden und Krankheitsbilder lassen sich weder hinsichtlich vorhandener somatischer Erkrankungen, eventueller Suchttendenzen noch der Suizidalität der Patienten zwischen beiden Therapieformen Unterschiede ausmachen.

Abbildung 4 F-Hauptdiagnose nach beantragter Therapieform

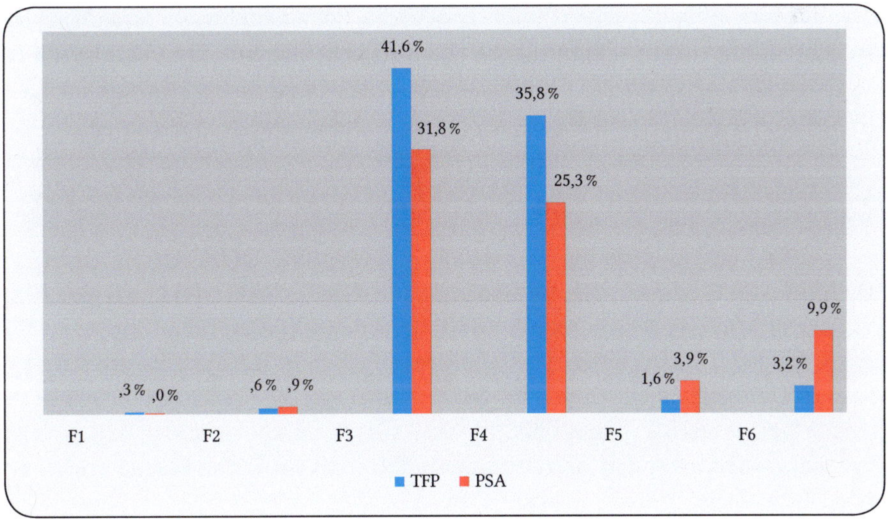

Abbildung 5 BSS Jahr Summe

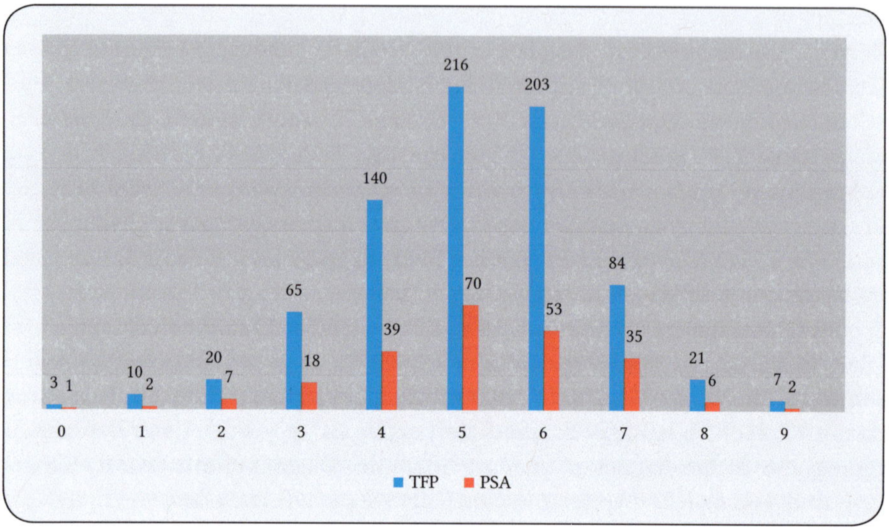

Hinsichtlich der Beeinträchtigungsschwere (BSS) zwischen den beiden Therapiegruppen ist kein wesentlicher Unterschied festzustellen (siehe Abbildung 5). Dies gilt im Übrigen auch bei Hinzuziehung der Einschätzungen mittels der GAF-Skala und der aktuellen Funktionsniveaus der Patienten (OPD). Allerdings finden sich hinsichtlich einer ambulanten psychotherapeutischen Vorbehandlung zwischen den beiden Behandlungsgruppen deutliche Unterschiede. Bei 446 (45,8 %) Patienten sind ambulante psychotherapeutische Vorbehandlungen auszumachen. Bei den vorbehandelten Patienten wurden in 322 Fällen eine TfP (72,2 %) und in 124 Fällen eine AP beantragt (27,8 %). Dieser Unterschied ist hochsignifikant (Chi-Quadrat 7,912; df 1; p = 0,005).

2.3.3 Therapeuten

Die Anträge wurden von 485 psychologischen Psychotherapeuten und 509 ärztlichen Psychotherapeuten gestellt. Eine ärztlich-psychologische Doppelqualifikation lag bei 8 Therapeuten vor, von denen haben 3 Therapeuten die ZB Psychoanalyse. Insgesamt 41 ärztliche oder psychologische Therapeuten waren in psychotherapeutischer Weiterbildung. Von den Psychologen waren 143 (29,5 %) Psychoanalytiker, von den Ärzten trugen 128 (25,1 %) die Zusatzbezeichnung Psychoanalyse. Zwei Drittel der psychologischen Psychotherapeuten sind weiblich, während wir bei den Ärzten immerhin 42,9 % Männer finden. Hinsichtlich Ge-

Tabelle 13 Geschlecht des Therapeuten und Therapeutengrundberuf

		Grundberuf Therapeut		
		Arzt	**Psychologe**	**Arzt und Psychologe**
Therapeut: Geschlecht	männlich	215 42,9 %	159 33,1 %	2 28,6 %
	weiblich	286 57,1 %	322 66,9 %	5 71,4 %
Gesamt		501 100,0 %	481 100,0 %	7 100,0 %

Bei n = 13 k. A. zum Therapeutengeschlecht, bei n = 3 zum Grundberuf des Therapeuten

schlechts und Grundberufs des Therapeuten kann folgende Zuteilung vorgenommen werden (siehe Tabelle 13).

Die therapeutischen Vorgehensweisen zwischen ärztlichen und psychologischen Psychotherapeuten variieren beträchtlich. Von den TfP-Therapeuten sind 410 Ärzte (53,2 %) und 356 Psychologen (46,2 %), bei der AP finden sich 99 Ärzte (42,5 %) und 129 Psychologen (55,4 %). Dieser Unterschied ist sehr bedeutsam (Chi-Quadrat 20,224, df 2, p = 0,001). Die Geschlechtsverteilung weist zwischen den beiden Berufsgruppen mit Bezug zur Therapieform ebenfalls deutliche Unterschiede auf. Während von den TfP-Therapeuten 268 (35,2 %) männlich und 494 (64,8 %) weiblich sind, finden sich unter den AP-Therapeuten 110 (48 %) Männer und 119 (52 %) Frauen. Der Unterschied in der Geschlechtsverteilung ist sehr signifikant (Chi-Quadrat 12,351; df 1; p = 0,001).

Fast 80 % der Patientinnen suchen einen weiblichen Therapeuten auf (siehe Tabelle 14), während bei den Männern etwas mehr als ein Drittel einen gleichgeschlechtlichen und zwei Drittel einen gegengeschlechtlichen Therapeuten wählt. Dieser Unterschied ist sehr signifikant.

Tabelle 14 Geschlecht des Patienten vs. Geschlecht des Therapeuten

		Therapeut: Geschlecht	
		männlich	**weiblich**
Geschlecht des Patienten/der Patientin	männlich	135 35,6 %	124 20,3 %
	weiblich	244 64,4 %	488 79,7 %
Gesamt		379 100,0 %	612 100,0 %

Bei n = 14 k. A.; Chi-Quadrat 28,599; df 1; p = 0,001

Erwartungsgemäß deutlich wird, dass die Tatsache, ob sich die Praxis des Therapeuten auf dem Lande (< 100 000 Ew.) oder in der Großstadt (> 100 000 Ew.) befindet, erheblichen Einfluss auf die Wahl des Verfahrens (p = 0.001) hat. AP kommen zu 70,4 % im großstädtischen Bereich zur Anwendung.

Wenn wir nun versuchen, die verschiedenen Variablen im Rahmen einer Regressionsanalyse in ihrer Bedeutung für die Wahl des Therapieverfahrens abzuschätzen, so zeigt sich in Tab. 15, dass der Praxisort des Therapeuten, das Alter des Patienten und auch seine Schulbildung von Bedeutung sind. Weitere logische Regressionen unter Einbeziehung klinischer Variablen zeigen, dass klinische Faktoren keinen wesentlichen Einfluss auf die Therapieentscheidung zu nehmen scheinen.

Tabelle 15 Logistische Regression

	B*	s	Wald	df	p	OR
Praxisort	–,624	,178	12,240	1	,000	,536
Therapeutenberuf	–,003	,007	,221	1	,638	,997
Schulabschluss	–,292	,168	3,024	1	,082	,747
Geschlecht Patient	–,166	,182	,826	1	,363	,847
Jahrgang	–,526	,202	6,771	1	,009	,591
Konstante	1,399	,562	6,199	1	,013	4,051

* B Regressionskoeffizient

2.4 Diskussion

Es handelt sich hier um eine erweitere Untersuchung auf der nunmehr vollständigen Datengrundlage im Rahmen des MARS-Projektes. Eine frühere Veröffentlichung erfolgte auf einer noch schmalen Datenbasis (Lieberz et al. 2015) und konnte von daher keine ausreichende Grundlage für die Einschätzung der Situation in der RLPT bieten. Bei der Konzeption der Studie wurde von vornherein nicht davon ausgegangen, dass eine Repräsentativität der Daten für die RLPT erreichbar sein würde, dennoch bleibt festzuhalten, dass es sich hier um den bisher größten Datenpool für die RLPT handelt. Aus verschiedenen Gründen müssen Vorbehalte hinsichtlich der Validität der Daten angebracht werden. (Lieberz et al. 2010) Dies gilt für die indirekte Datenerhebung ebenso wie für die Einschätzung der Schwere der Störungen mittels des BSS seitens des Gutachters.

Das wesentlichste Ergebnis der früheren Untersuchung kann mit der jetzigen Untersuchung bestätigt werden. Das klinische Bild des Patienten scheint keinen wesentlichen Einfluss auf die Therapiewahl auszuüben. Dies gilt jedenfalls für die

Berücksichtigung solcher Variablen wie Suizidalität, Suchtverhalten, Vorliegen somatischer Erkrankungen, oder der Einschätzung des Schweregrades der Störung über den BSS. Absolut gesehen werden Patienten mit Vorbehandlungen zwar wesentlich eher einer TfP zugeführt, relativ gesehen finden sich allerdings Patienten mit ambulanter psychotherapeutischer Vorbehandlung deutlich häufiger in AP (53,9 % vs 43,3 %). Dies könnte insofern einen Sinn ergeben, als bei weniger aufwendigen Vorbehandlungen mit begrenztem Therapieergebnis nun eine AP für notwendig gehalten wird.

Folgt man dem Kodierverhalten der Therapeuten, dann ist zunächst auf einige früher bereits gemachte Einschränkungen in dieser Hinsicht aufmerksam zu machen (s. Kapitel II.1). Es gibt deutliche Hinweise darauf, dass im Rahmen der RLPT bei den psychodynamischen Verfahren zwischen »wahrer Morbidität« und »kodierter Morbidität« erhebliche Unterschiede bestehen. Suchterkrankungen werden von den Therapeuten ebenso wenig festgehalten wie eine etwaige somatische Komorbidität. Die meisten Therapeuten beschränken sich trotz hinreichend belegter ausgedehnter Komorbidität zudem auf die Angabe einer einzigen ICD-Diagnose. Dabei lassen sich unterschiedliche Kodiergewohnheiten bei Psychoanalytikern und Tiefenpsychologen feststellen. Psychoanalytiker geben in hohem Prozentsatz keine ICD-Diagnose an. Dies mag damit zusammenhängen, dass in dieser Gruppe der Psychotherapeuten die Vorbehalte hinsichtlich der ICD-Diagnostik wegen der damit verbundenen Unzulänglichkeiten besonders ausgeprägt sind (Hohage 2001). Die vorliegenden Ergebnisse zur klassifikatorischen Einordnung der Störungsbilder müssen also mit einigen Vorbehalten betrachtet werden.

Die Diskrepanz zwischen Einschätzung des Schweregrades des Störungsbildes im BSS und der häufigeren Diagnose einer Persönlichkeitsstörung bei Patienten in analytischer Psychotherapie kann daher nicht als Beleg dafür angesehen werden, dass schwerer kranke Patienten eher in eine analytische Behandlung genommen werden. Dagegen könnte auch sprechen, dass eher gut gebildete männliche Patienten ein solches Therapieangebot bekommen. Denkbar wäre, dass weniger die Schwere des Krankheitsbildes oder die Tiefe der persönlichkeitsstrukturellen Verankerung der Symptomatik ausschlaggebend für die Wahl des Therapieangebotes ist, als dass hier vielmehr die Diagnose der Therapiewahl folgt und daher »strategischer« Natur ist. So könnten Therapeuten, die eine tiefenpsychologische Behandlung anbieten, eher dazu neigen, persönlichkeitsstrukturelle Einschränkungen des Patienten nicht zu sehr zu betonen, weil sie die Befürchtung haben, dass sie sonst im Rahmen des GAV Schwierigkeiten bekommen (ob zu Recht oder zu Unrecht soll hier nicht diskutiert werden) (Rudolf 2010). Umgekehrt könnten Psychoanalytiker zur Begründung ihres Behandlungsangebotes die Unterstreichung durch eine entsprechende F6-Diagnose nach ICD 10 heranziehen.

Die anderen hier vorgestellten Ergebnisse sind weniger überraschend. Die Wahl der Therapieform hängt in erster Linie davon ab, dass Patient und Therapeut eine wirkliche Wahl haben. Dies ist zum einen von regionalen Besonderheiten abhängig und wohl nur in Großstädten wirklich realisierbar. Zum anderen hängt es davon ab, dass auch der Therapeut hinsichtlich der ihm zur Verfügung stehenden Therapieoptionen alle psychodynamisch-psychotherapeutischen Möglichkeiten besitzt.

Da dies nur bei den psychoanalytisch ausgebildeten Psychotherapeuten der Fall ist, wollen wir die in dieser Hinsicht besonders interessante Gruppe der Psychoanalytiker bezüglich ihres differenzialindikatorischen Verhaltens im folgenden Abschnitt gesondert untersuchen. In Anbetracht der Voraussetzungen, die ein Patient für eine analytische Psychotherapie mitbringen muss, ist es auch nicht verwunderlich, dass der mehrfach belegte Einfluss des Bildungsgrades für die Behandlungsform mitbestimmend ist (Rudolf et al. 1987, Rüger et al. 1997, 1999). Da Bildung und persönlichkeitsstrukturelle Festigkeit aus verschiedenen Gründen eng zusammenhängen, kann dies als ein konsistenter Hinweis darauf angesehen werden, dass analytische Psychotherapie nach wie vor einer Gruppe mittelschwer beeinträchtigter Patienten vorbehalten ist. In Anbetracht der therapeutischen Fortentwicklungen könnte allerdings auch angenommen werden, dass schwer beeinträchtigte Patienten heute bevorzugt in eine modifizierte analytische Psychotherapie genommen werden, womit Unterschiede zwischen den beiden untersuchten Gruppen verwischt werden könnten.

Zusammenfassend lässt sich festhalten, dass die Ergebnisse darauf hinweisen, dass die klinischen Voraussetzungen des Patienten keinen entscheidenden Einfluss auf die gewählte Therapieform im Rahmen der RLPT zu haben scheinen. Nach Einschätzung des Gutachters werden zudem in etwa der Hälfte der Antragsberichte entweder keine differenzialindikatorischen Überlegungen angestellt oder es müssen erhebliche Zweifel an den differenzialindikatorischen Erwägungen angebracht werden. Es muss weiteren Untersuchungen vorbehalten bleiben zu klären, ob dieses bedenkliche Ergebnis darauf zurückzuführen ist, dass die hier zugrunde gelegten Therapeutenberichte die Feinheiten der Differenzialindikation nicht wiedergeben oder das Dokumentationssystem ein zu grobes Raster ist, um die Differenzialindikation zu erfassen. Ebenfalls denkbar wäre, dass hier die Mängel in der Erforschung differenzialindikatorischer Kriterien deutlich werden, und dass unter diesen Bedingungen mangelnder valider Abgrenzungskriterien letztlich die Rahmenbedingungen (Gesetzeslage, Finanzen) durchschlagen und das praktische Vorgehen bestimmen.

3 Die Indikationsentscheidung analytischer Psychotherapeuten: zwischen tiefenpsychologischer und analytischer Psychotherapie

KLAUS LIEBERZ, LUCIE ADAMEK,
BERTRAM KRUMM

3.1 Einführung

Wie im vorhergehenden Abschnitt bereits dargelegt, ist die Gruppe der psychoanalytisch weitergebildeten Therapeuten hinsichtlich der Indikationsentscheidung von besonderem Interesse, da nur diese Gruppe verschiedene Therapieoptionen besitzt und zwischen einem tiefenpsychologischen (TfP) oder einem Analytischen Ansatz (AP) entscheiden kann. Die Sinnhaftigkeit dieser Regelung soll hier nicht diskutiert werden, sie ist in erster Linie historisch gewachsen. Ob analytisch weitergebildete Psychotherapeuten tatsächlich für beide Vorgehensweisen (TfP und AP, in ET und GT) gut gerüstet sind, ist schwer auszumachen. Tatsache ist, dass die psychoanalytischen Weiterbildungsinstitute in den letzten zwei Jahrzehnten hier erhebliche Veränderungen in der Einstellung und im praktischen Unterricht und Training durchlaufen haben. Der Vorteil einer psychoanalytischen Grundausbildung besteht auf jeden Fall darin, dass auf dieser Basis eher die im Einzelfall günstigste Indikationsentscheidung erwogen und ermessen werden kann. Die gutachterliche Praxis weist darauf hin, dass »Psychoanalytiker« häufig psychodynamisch ausgefeiltere Berichte einreichen als die tiefenpsychologisch orientierten Therapeuten. Nicht so selten scheinen die Psychoanalytiker dafür Schwierigkeiten damit zu haben, sich »kurz zu fassen« und somit die Grundlage für eine erfolgversprechende TfP darzustellen. Andererseits scheint TfP-Therapeuten manchmal der Blick für die Notwendigkeit angemessenen regressionsfördernden Vorgehens zu fehlen, weshalb sie leicht Gefahr zu laufen scheinen, diesen Mangel mit einem bunten Mix an Techniken zu kompensieren. Dabei geht dann auch leicht einmal die notwendige Besinnung auf die durch derartige Techniken bedingte Einflussnahme auf das psychodynamische Geschehen in der Therapie verloren (Stichwort: EMDR, Lieberz 2014).

Von der Möglichkeit zur Auswahl zwischen verschiedenen psychodynamischen Behandlungsmöglichkeiten abgesehen, kann indes nicht ohne Weiteres davon aus-

Lieberz, Klaus, Adamek, Lucie und Krumm, Bertram: Die Indikationsentscheidung analytischer Psychotherapeuten: zwischen tiefenpsychologischer und analytischer Psychotherapie, in: Lieberz, Klaus, Adamek, Lucie und Krumm, Bertram (Hrsg.): Die Richtlinien-Psychotherapie: Expeditionen in einem dunklen Kontinent, Heidelberg: heiBOOKS, 2021, S. 101–110.
https://doi.org/10.11588/heibooks.932.c12730

gegangen werden, dass die Psychoanalytiker eine homogene Gruppe darstellen würden. Unabhängig vom Grundberuf betrachten sich einige als eigenständige Berufsgruppe, andere sehen in der Psychoanalyse eher ein zusätzliches Werkzeug für die Behandlung ihrer Patienten. Die meisten sehen die im Rahmen der RLPT realisierte analytische Psychotherapie pragmatisch als einen gangbaren und ausreichenden Weg, es gibt aber auch einige wenige, die der »tendenzlosen« und unbegrenzten »Psychoanalyse« anhängen und sich deshalb mit den vorgegebenen Begrenzungen in der RLPT schwertun. Die ärztlichen Psychoanalytiker besitzen zudem die Möglichkeit der Einbeziehung einer alleinigen oder auch unterstützenden medikamentösen Behandlung bei ihren Patienten, die Erfahrung zeigt aber, dass sie in dieser Hinsicht doch eher zurückhaltend sind. Nicht unwesentlich ist allerdings, dass auch der organisatorische Rahmen einer Praxis für ärztliche Psychoanalytiker deutlich anders gestaltet werden kann. Sie können sich als Fachärzte für Psychosomatische Medizin, Psychiatrie oder auch z.B. Innere Medizin niederlassen und haben damit ein erheblich breiteres Zugangsspektrum zu Patienten und Behandlungsmöglichkeiten. Die Indikationsstellung in einer solchen Arztpraxis sieht außerdem anders aus als in einer rein psychotherapeutischen Praxis mit Bestellsprechstunde. Jeder Patient der »reinschneit«, muss irgendwie versorgt werden, entweder in der eigenen Praxis oder per Überweisung an einen anderen ärztlichen oder psychologischen Therapeuten. In einer solchen Praxisform wird mit einiger Wahrscheinlichkeit ein breiteres Behandlungsangebot vorgehalten und durchgeführt als in einer sehr spezialisierten psychotherapeutischen oder gar psychoanalytischen Praxis.

Von daher ist zu bedenken, dass die Psychoanalytiker zwar im Rahmen der RLPT die gleichen aufgezeigten Behandlungsoptionen besitzen, sie aber, sofern sie eine rein psychotherapeutische Praxis führen, eher am Ende der Behandlungskette stehen. Dabei ist anzunehmen, dass die Therapeuten in einer rein psychotherapeutisch-psychoanalytisch ausgerichteten Praxis andere Patienten zu sehen bekommen oder auch aussuchen als die anderen Therapeutengruppen. Es müsste jedenfalls damit gerechnet werden, dass diese Therapeuten am ehesten auch AP durchführen möchten und sich dafür geeignete Patienten aussuchen. Jeder erfahrene Therapeut weiß, dass diese Patientenselektion vom Therapeuten bereits beim ersten Telefongespräch vorgenommen wird. Die kommunikativen Fähigkeiten oder Einschränkungen des Patienten werden hier zumeist schon sehr deutlich und lassen erkennen, ob dieser Patient für eine AP geeignet sein könnte. In Verbindung mit wenigen sozialen Kenndaten ist dann möglicherweise sehr schnell die Entscheidung gefallen, ob dieser Patient ein Gesprächsangebot in den nächsten Wochen oder Monaten bekommt. An diesen Sachverhalten werden auch die neuesten Veränderungen in der RLPT mit Sprechstunden und Akuttherapien wenig ändern.

So gesehen ist es auch nicht verwunderlich, dass von den zahlenmäßig eher in der Minderheit befindlichen Psychoanalytikern auch weniger Therapien beantragt werden. Gleichwohl ist das Verhalten der Psychoanalytiker hinsichtlich der Indikationsstellung trotz der ausgeführten Einschränkungen auch deshalb interessant, weil in den letzten Jahrzehnten das analytische Behandlungsspektrum deutlich ausgeweitet wurde, und infolgedessen wesentlich eher auch Patienten mit stärkeren Abhängigkeitspathologien in Behandlung genommen werden. Da diese ein modifiziertes analytisches Vorgehen notwendig machen, ist die Grenzziehung zwischen tiefenpsychologischen und modifizierten analytischen Psychotherapien weiter aufgeweicht worden. Dies bringt Vorteile für den Patienten wie auch für den Therapeuten. Der Patient profitiert davon, dass er bei einem entsprechend ausgebildeten Therapeuten in Behandlung ist, der sich der Pathologie des Patienten mit einem tieferen Verständnis widmen und dabei auch besser die übertragungsbedingten Behandlungsschwierigkeiten auffangen kann. Zudem steht den beiden ein größeres Behandlungskontingent zur Verfügung, das ggf. auch einen längerfristigen Behandlungsplan oder auch, im Bedarfsfall, höherfrequente Behandlungsabschnitte ermöglicht. Auf jeden Fall erschwert dieser Sachverhalt den Nachvollzug der Indikationsentscheidung, weil ein analytischer Psychotherapeut im Zweifelsfall sich eher für eine längerfristige und auch »bequemere« Vorgehensweise entscheiden wird.

Aus diesen Vorüberlegungen ergibt sich folgende Fragestellung: Welche Entscheidungskriterien hinsichtlich der Therapiewahl lassen sich bei den Psychoanalytikern ausmachen?

Damit sind folgende Null-Hypothesen verbunden: Bei den analytischen Psychotherapeuten besteht

H1 kein Unterschied hinsichtlich soziodemografischer Variablen bei den beiden Patientengruppen in TfP und AP,
H2 kein Unterschied hinsichtlich klinischer Variablen,
H3 kein Unterschied hinsichtlich des Beeinträchtigungsschweregrades und
H4 kein Unterschied hinsichtlich der biografischen Vorbelastung.

3.2 Methodik und Ergebnisse

Das methodische Vorgehen ist in den vorhergehenden Abschnitten ausführlich beschrieben worden; es kann deshalb hier ausgespart werden. Grundlage ist wiederum die Gruppe von n = 1005 Patienten, von denen Therapieanträge bei entsprechend vielen Therapeuten gestellt wurden. Von diesen Therapeuten waren 274 (27,3 %) als psychoanalytisch qualifiziert ausgewiesen. Männlichen Geschlechts waren 125 psychoanalytisch tätige Behandler, 143 waren Frauen (bei 6 Therapeuten waren die Angaben nicht zuzuordnen).

3.2.1 Soziodemografische Variable

Die Psychoanalytiker beantragten Behandlungen bei 82 männlichen (30,6 %) und 189 weiblichen (69,4 %) Patienten (bei einem Patienten konnte keine Geschlechtszuordnung vorgenommen werden, bei zwei weiteren ist die Behandlungsform unklar). Von diesen Patienten hatten 119 (50,2 %) eine Schulbildung auf dem Niveau des Abiturs (Fachabiturs), 118 (49,8 %) hatten eine schulische Qualifikation unterhalb dieses Abschlusses (bei 35 Patienten konnte der Schulabschluss nicht zugeordnet werden, bei 2 Patienten ist die Behandlungsform unklar). Die Patienten waren im Mittel 47,7 Jahre alt, mit einer Spanne zwischen 23 und 80 Jahren. Die Mehrzahl der Behandlungen (64,0 %) sollten im großstädtischen Bereich (>100 000 Einwohner) stattfinden; entsprechend geringer war der Anteil beantragter Therapien im ländlich-kleinstädtischen Umfeld (36 %).

Betrachten wir uns nun die beantragten Therapien bei den Patienten, die eine Behandlung bei einem psychoanalytisch ausgerichteten Behandler suchten. Von den insgesamt beantragten 274 Therapien wurden 208 (75,9 %) als analytische Psychotherapien konzipiert, lediglich 64 (23,4 %) Patienten wurden für eine TfP vorgesehen (bei 2 Patienten konnte keine Zuordnung erfolgen). Für eine AP waren 62 Männer (30 %) und 145 Frauen (70 %) zugeteilt; diese Zahlenverhältnisse unterscheiden sich nicht von denen bei den TfP-Patienten. Wird das Geschlecht des Therapeuten in die Betrachtung einbezogen, dann sehen wir, dass bei den männlichen Psychoanalytikern 104 Patienten (83,2 %) für eine AP vorgesehen wurden, lediglich 16,8 % für eine TfP. Bei den weiblichen analytischen Therapeuten finden wir dagegen »nur« 100 (69,9 %) der Patienten für eine AP reserviert, während 43 (30,1 %) eine TfP erhalten sollten. Dieser Unterschied ist sehr signifikant (siehe Tabelle 16).

Tabelle 16 Geschlecht des Therapeuten und Behandlungsform

		TfP/AP-Behandlung	
		TfP	**AP**
Therapeut*in: Geschlecht	**männlich**	21 16,8 %	104 83,2 %
	weiblich	43 30,1 %	100 69,9 %
Gesamt		64 76,1 %	204 23,9 %

bei n = 6 k. A.; Chi Quadrat 6,461; df 1; p = 0,014

Unter den soziodemografischen Variablen bedarf neben dem Geschlecht vor allem auch der Bildungsstand unserer besonderen Aufmerksamkeit. Von den für eine AP vorgesehenen Patienten weisen 103 einen Bildungsabschluss auf Abiturniveau auf (56,3 %), während bei den TfP-Patienten lediglich 16 Patienten oder 29,6 % einen solchen Abschluss besitzen (siehe Tabelle 17). Anders formuliert, über 70 % der für eine TfP vorgesehenen Patienten eines analytischen Psychotherapeuten besitzen einen eher niedrigen Schulbildungsabschluss. Dieser Unterschied ist sehr signifikant.

Tabelle 17 Bildungsabschluss

		TfP-/AP-Behandlung	
		TfP	**AP**
Bildung	**(Fach-)Abitur**	16 29,6 %	103 56,3 %
	kein (Fach-)Abitur	38 70,4 %	80 43,7 %
Gesamt		54 100,0 %	183 100,0 %

Bei n = 37 k. A.; Chi-Quadrat 11,850; df 1; p = 0,001

Patienten, die für eine AP vorgesehen werden, sind im Schnitt auch deutlich jünger als Patienten, bei denen eine TfP zur Anwendung kommen soll (MW 46,4 vs. 52,1). Der Altersunterschied erweist sich im T-Test mit einem T von 3,250 und df 95 mit einem p = 0,002 als sehr signifikant.

Die Mehrheit (71,2 %) der beantragten AP wird im großstädtischen Bereich beantragt, während knapp 60 % der vorgesehenen TfP-Behandlungen im ländlich-kleinstädtischen Raum stattfinden sollen. Auch dieser Unterschied ist mit p = 0,001 sehr signifikant.

3.2.2 Klinische Variablen

Ein erster Blick auf die beschriebene oder deutlich werdende psychische/psychosomatische Symptomatik lässt zwischen den beiden Patientengruppen keine wesentlichen Unterschiede erkennen. Weder im Bereich des Vorhandenseins etwaiger psychischer oder psychosomatisch-funktioneller Beschwerden einschließlich früherer Suizidalität und möglicher Suchttendenzen noch im Bereich einer etwaigen somatischen Komorbidität sind zwischen den beiden Gruppen entscheidende Unterschiede aufzufinden. Auch der Summenwert im BSS gibt keine Hinweise auf die differenzialindikatorischen Entscheidungsprozesse. Allerdings zeigen sich bei näherer Betrachtung der BSS-Beurteilung doch interessante Marker. So scheint die Gruppe der TfP-Patienten eine ausgeprägtere psychogen bedingte körperliche Symptomatik aufzuweisen. 38 von 64 Patienten (59,4 %) dieser Gruppe zeigen ein deutliches bis starkes (21,9 %) körperliches Beschwerdebild, während in der Untergruppe der AP-Patienten von insgesamt 208 Patienten 119 Patienten (57,2 %) zwar auch eine körperliche Symptomatik aufweisen, aber nur in 9,1 % der Fälle einen stark ausgeprägten Beeinträchtigungsgrad auf dieser Subskala des BSS. Dieser Unterschied erweist sich im Chi-Quadrat-Test mit Chi-Quadrat = 7,809 bei einer df von 3 mit einem p = 0,05 als signifikant.

Noch richtungsweisender sind die Ergebnisse auf der Subskala der sozialkommunikativen Beeinträchtigung des BSS. Hier treten bei 34 von 64 TfP-Patienten (53,1 %) deutliche bis extreme Beeinträchtigungen zutage, während das Ausmaß dieser Einschränkungen in der Gruppe der AP-Patienten wesentlich ausgeprägter und einschneidender zu sein scheint. Von den 208 für eine AP vorgesehenen Patienten weisen 129 (62 %) deutliche und starke Behinderungen auf. Wie sich zeigt, ist der Unterschied zwischen den beiden Gruppen sehr signifikant (siehe Tabelle 18).

Tabelle 18 Behandlungsgruppe und sozialkommunikative Beeinträchtigung im BSS

		TfP-/AP-Behandlung	
		TfP	**AP**
Prävalenz Jahr: sozialkommunikativer Beeinträchtigungsgrad	**gar nicht**	9 14,1 %	10 4,8 %
	geringfügig	21 32,8 %	69 33,2 %
	deutlich	20 31,3 %	82 39,4 %
	stark	10 15,6 %	45 21,6 %
	extrem	4 6,3 %	2 1,0 %
Gesamt		64 100,0 %	208 100,0 %

Bei n = 2 k. A.; Chi-Quadrat 13,954; df 3; p = 0,008

3.2.3 Biografische Variablen

Die Vergleichbarkeit zwischen beiden Gruppen hinsichtlich der biografischen Vorbelastung wurde hier auf die Erfassung der beschriebenen Items im eingeschränkten Risiko-Index begrenzt. Bei der Betrachtung des Ausmaßes der Risikobelastung ergeben sich bei den beiden Patientengruppen keine Unterschiede.

3.2.4 Zusammenfassende Betrachtung

Die hier aufgezeigten Variablen wurden abschließend im Rahmen einer Regressionsanalyse auf ihre Wertigkeit hinsichtlich der differenzialindikatorischen Entscheidungen dieser speziellen Therapeutengruppe der analytischen Psychotherapeuten untersucht. Vor allem regionale und soziodemografische Variablen sind für die Patientenzuweisung entscheidend (siehe Tabelle 19). Klinische Variablen und der hier grob erfasste biografische Hintergrund der Patienten scheint dagegen nur eine sehr untergeordnete Rolle in diesem Zuweisungsprozess zu spielen. Hier scheint vor allem der Schulabschluss von größerer Bedeutung zu sein.

Tabelle 19 Regressionsanalyse

Variablen in der Gleichung						
	B*	**s**	**Wald**	**df**	**p**	**OR**
Geschlecht Therapeut	–,428	,345	1,532	1	,216	,652
Schulabschluss	–,731	,365	4,014	1	,045	,481
Wohnort	-1,213	,350	12,015	1	,001	,297
Jahrgang	0,027	,015	3,346	1	,067	1,028
BSS Soko	0,110	,190	,338	1	,561	1,117
BSS Körperl.	-0,060	,194	,094	1	,759	,942
Konstante	2,892	1,448	3,988	1	,046	18,034

* B Regressionskoeffizient

3.3 Diskussion

Die Einbeziehung von 274 (27,3 %) analytisch ausgebildeten Therapeuten ärztlicher und psychologischer Herkunft ist im hier zugrunde liegenden Untersuchungszeitraum durch die vorgenommene Auswahl (jeder eingegangene AP-Antrag wurde berücksichtigt bis eine hinreichende Anzahl an Anträgen erreicht war) vielleicht nicht gänzlich repräsentativ, scheint aber unter Berücksichtigung der KBV-Daten aus 2019 auch nicht ungewöhnlich hoch ausgefallen zu sein. Die mit diesem Vorgehen gegebene Anzahl an Behandlungsanträgen durch eben diese Therapeutengruppe ermöglichte jedenfalls erst die jetzige Untersuchung. Es lässt sich zunächst feststellen, dass psychoanalytisch weitergebildete Psychotherapeuten in erster Linie analytische Psychotherapien durchführen. Dies ist an sich nicht überraschend und zudem natürlich auch erfreulich, kommen sie damit doch auch der ihnen zugewiesenen Aufgabe nach, das vorhandene Behandlungsspektrum an psychotherapeutischer, hier psychodynamischer Verfahrensmethodik auch in seiner ganzen Breite anzubieten und durchzuführen.

Die eingangs skizzierte Vielfalt in der hier untersuchten Therapeutengruppe der Psychoanalytiker kann mit dem genutzten Ansatz nicht abgebildet werden. Dies bedürfte nicht nur der Einbeziehung einer wesentlich größeren Zahl psychoanalytisch weitergebildeter Therapeuten, sondern auch der gesonderten Erfassung der jeweiligen Praxisorganisation. Im Moment kann auf Grundlage des hier vorliegenden Datensatzes sicher nicht die Versorgungsbreite dieser Therapeutengruppe dargestellt werden, zumal damit zu rechnen ist, dass sich je nach individueller Praxisgestaltung die Patientenauswahl auch bei diesen Therapeuten sehr unterschiedlich ausnehmen kann, und damit gegenläufige Trends die Ergebnisse verzerren.

Die hier dargelegten Ergebnisse verfestigen den Eindruck, dass die diagnostische Einordnung der Patienten und der sich daraus ableitende Behandlungsplan einer »strategischen« Ausrichtung im Rahmen des GAV folgt. Dafür spricht jedenfalls die Tatsache, dass letztlich weniger die klinischen Eindrücke als vielmehr soziodemografische Faktoren wie Alter, Bildung und Geschlecht sowie die regionale Zugänglichkeit entscheidend für die Wahl des Therapieverfahrens sind. In diese Richtung weisen auch die gutachterlichen Zweifel an der Stimmigkeit der Behandlungsplanung in knapp mehr als der Hälfte der Anträge. Insbesondere die beschriebene Psychodynamik scheint häufig nicht zum Therapieplan zu passen. Sie wird hier vom Gutachter in über 60 % der Berichte als wenig plausibel eingeschätzt. Dies stimmt mit den von Lieberz und Seiffge (2011) beschriebenen Ergebnissen im Rahmen des Obergutachterverfahrens überein, wobei zu berücksichtigen ist, dass nur ein kleiner Teil der beanstandeten Berichte zu einer Ober-/Zweitbegutachtung Anlass gibt.

Auf der anderen Seite lassen die Ergebnisse auf der körperlichen und sozialkommunikativen Skala des BSS erkennen, dass klinische Variablen bei der differenzialindikatorischen Entscheidung dieser Therapeuten nicht ohne Bedeutung sind. Patienten mit starker, psychogen bedingter körperlicher Symptomatik (Lieberz et al. 2013), insbesondere herzbezogener Symptomatik, werden im hier verfolgten Zusammenhang eher für eine TfP vorgesehen. Die oft hartnäckige körperliche Symptomfixierung dieser Patienten erscheint in diesem Rahmen wohl auch den psychoanalytisch ausgerichteten Therapeuten besser zugänglich.

Auf die besonderen Diagnostiziergewohnheiten dieser Behandlergruppe wurde bereits hingewiesen. Sie stehen den aktuellen Klassifikationsbemühungen wie sie sich z. B. in der ICD 10 niedergeschlagen haben, distanziert gegenüber und sind verfahrenskonform eher reserviert und skeptisch gegenüber einer »symptomspezifischen« Vorgehensweise (Hohage 2001, Rudolf 2001). Ihr Augenmerk ist biografisch angelegt und damit entwicklungsbezogen; es liegt eher auf den symptomgründenden persönlichkeitsstrukturellen Beeinträchtigungen der Patienten und dem damit verbundenen generellen Funktionsniveau als auf aktuellen Ausprägungen der einen oder anderen Symptomatik. Diese Sichtweise wird durch die Ergebnisse der epidemiologischen Langzeituntersuchungen der Mannheimer Kohortenstudie (MKS) gestützt (Schepank 1987, Franz et al. 2000, Lieberz et al. 2011). Danach bleibt bei wechselndem Symptombild über die Jahre die Beeinträchtigungsschwere der untersuchten Probanden weitgehend konstant.

Natürlich schließt eine solche Betrachtungs- und Herangehensweise nicht aus, dass im Einzelfall zunächst auch in einem psychodynamischen Ansatz symptomzentriert gearbeitet werden muss, z. B. bei einer Alkoholabhängigkeit, damit dann im Laufe der Zeit und mit zunehmender Stabilisierung andere Ansatzpunkte zunehmend in den Vordergrund rücken können. Es mag also dieser besonderen diagnostischen Herangehensweise geschuldet sein, dass wir bei den Patienten, die hier für eine AP vorgesehen worden sind, auch deutlich häufiger persönlichkeitsstrukturelle Beeinträchtigungen beschrieben sehen, wie sie sich dann auch in der Beurteilung des Gutachters auf der sozialkommunikativen Skala des BSS niederschlagen. Da die Einschätzungen des Gutachters gerade auch auf dieser Skala nicht allein auf die Beschreibungen des Therapeuten gründen, sondern sehr häufig auch auf externe Arzt- und Klinikberichte wie auch auf Unterlagen der Krankenkassen, spricht einiges dafür, dass diese Patientengruppe entsprechende Voraussetzungen für eine weiterreichende AP mitbringt. Dafür könnte auch sprechen, dass diese Patienten häufiger bereits Vorbehandlungen aufzuweisen haben, die offenbar kein ausreichendes Therapieergebnis erbracht haben, und es deshalb jetzt sinnvoll erscheinen lässt, diese Behandlungsoption einzusetzen. Ebenso denkbar wäre, dass wir es mit zwei verschiedenen Patientengruppen zu tun haben. Wir könnten also annehmen, dass eine eher bildungsstarke (und damit zumeist auch persönlichkeitsstrukturell gefestigte) Teilgruppe für eine analytische Psychotherapie unter Standardbedingungen vorgesehen wird, während eine eher andere, persönlichkeitsstrukturell stärker beeinträchtigte Gruppe (häufiger auch mit Vorbehandlungen) dann wohl zumeist für eine modifizierte AP reserviert werden könnte. Ob dieser Befund letztlich eher als Artefakt im Rahmen des GAV oder als differenzialindikatorisch richtungsweisend gelesen werden sollte, kann nur mit weiterführenden Untersuchungen bei gezielter Fragestellung beantwortet werden.

Abschließend ist also festzuhalten, dass Psychoanalytiker am ehesten AP durchführen. Die dafür vorgesehenen Patienten scheinen durchaus der besonderen Indikationsgruppe vornehmlich depressiv gestörter, eher mittelschwer beeinträchtigter, aber wenig kommunikationsscheuer Menschen zu entsprechen. Berücksichtigung finden sollten dabei allerdings auch die Ergebnisse zur geschlechtsabhängigen Therapeutenwahl. Auch für diese besondere Therapeutengruppe scheint bedeutsam zu sein, dass die Therapeuten- und damit auch die Verfahrenswahl vor allem entlang der Geschlechtsidentität verläuft. Männer suchen sich bevorzugt männliche Therapeuten (sofern sie welche finden können), weibliche Patienten suchen sich bevorzugt weibliche Therapeuten. Auf diese besondere Frage der Therapeutenwahl wird in einem späteren Kapitel noch genauer eingegangen werden (Kap. II.8).

4 Vorbehandlungen bei Patienten in der RLPT: psychodynamische Verfahren

KLAUS LIEBERZ, LUCIE ADAMEK,
BERTRAM KRUMM

4.1 Einleitung

Eine nicht zu unterschätzende Anzahl an Patienten neigt dazu, ärztliche bzw. therapeutische Dienste unangemessen oft zu nutzen. Patienten, die ärztliche bzw. therapeutische Dienste wesentlich häufiger oder länger in Anspruch nehmen als andere, werden häufig als High Utilizer bezeichnet. Im Fachgebiet der Psychiatrie existiert für diese Patienten mit inadäquater Inanspruchnahme therapeutischer Dienste kein einheitlicher Begriff. In der Literatur werden sie oft High Utilizer genannt (Bauer et al. 2002, Freyberger et al. 2008, Hiller und Fichter 2004, Pasic et al. 2005, Schmitz und Kruse 2002). Es finden sich jedoch auch die Begriffe Frequent Users oder Heavy Users, Repeat Users und Abwandlungen hiervon (Hiller u. Fichter 2004, Hiller et al. 2004, Hunt et al. 2005, Mandelberg et al. 2000, Pasic et al. 2005, Simon et al. 2001, Spießl et al. 2002, Sullivan et al. 1993, Roick et al. 2002). Auf eine einheitliche Einteilung der High Utilizer konnte man sich bislang nicht einigen. Im Bereich der Psychosomatik und Psychotherapie ist die Datenlage bezüglich der High Utilizer eher spärlich gesät. Untersuchungen aus dem Versorgungssektor der RLPT sind bisher nicht bekannt.

Seit langem bekannt ist, dass psychisch Kranke sehr lange brauchen, um in eine angemessene psychotherapeutische Behandlung zu kommen. Auch wenn in den letzten Jahrzehnten durch entsprechende Verbesserungen in der ärztlichen Aus- und Weiterbildung wie auch in der psychotherapeutischen Versorgung selbst mit ihren entsprechenden Rahmenbedingungen diese Anlaufphase beträchtlich verkürzt werden konnte, beträgt sie im Durchschnitt auch heute noch mehrere Jahre vom ersten Auftreten der Symptomatik bis zu einer adäquaten Behandlung (Mack 2014). Dazu gehört auch, dass auf diesem langen Wege mit immer wieder auftretenden Beschwerden nicht so selten falsche Pfade begangen werden, Behandlungen gesucht und gefunden werden, die eher zu einer Ausbreitung des Krankheitsbildes, häufig auch einer somatischen Verfestigung und Chronifizierung beitragen. Die Gründe für dieses Verhalten der Kranken sind bestimmt vielfältig, sicher ist aber auch, dass sich diese Vorphase auch unter den besten äuße-

Lieberz, Klaus, Adamek, Lucie und Krumm, Bertram: Vorbehandlungen bei Patienten in der RLPT: psychodynamische Verfahren, in: Lieberz, Klaus, Adamek, Lucie und Krumm, Bertram (Hrsg.): Die Richtlinien-Psychotherapie: Expeditionen in einem dunklen Kontinent, Heidelberg: heiBOOKS, 2021, S. 111–123. https://doi.org/10.11588/heibooks.932.c12731

ren Bedingungen nicht sehr viel weiter wird reduzieren lassen (heute etwa 5 bis 6 Jahre).

Hollingshead und Redlich (1958) machten bereits in den fünfziger Jahren des letzten Jahrhunderts darauf aufmerksam, dass der Zugang zur psychotherapeutischen Versorgung, allerdings unter den Bedingungen des amerikanischen Versorgungsalltags, in hohem Maße von der sozialen Schichtzugehörigkeit abhängig ist. Angehörige der Unterschicht und unteren Mittelschicht werden demnach (und dies gilt bis zum heutigen Tage, was die Bedeutung der Rahmenbedingungen widerspiegelt!) in erster Linie mit Psychopharmaka behandelt, während Angehörige der höheren Schichten sich eben eher eine psychotherapeutische Behandlung leisten konnten und können.

Wie eingangs dargestellt, hat die psychotherapeutische Versorgung in Deutschland einen ganz anderen geschichtlichen Hintergrund. Im Institut für psychogene Erkrankungen der AOK Berlin wurde bereits Anfang der fünfziger Jahre des letzten Jahrhunderts die Möglichkeit zur psychotherapeutischen Versorgung auch niedrigerer sozialer Schichtangehöriger geschaffen. Die Erfahrungen und Ergebnisse dieser Institution haben gezeigt, dass diese Menschen einer psychotherapeutischen Versorgung grundsätzlich durchaus aufgeschlossen gegenüberstehen, erreichbar sind und bei entsprechender Bereitschaft zur Modifikation des therapeutischen Vorgehens sehr gut von den Behandlungen profitieren. Die aus diesem Institut unter der Leitung von A. Dührssen hervorgegangenen großen Therapiestudien haben denn auch den Grundstein für die heute in Deutschland existierende Versorgungslandschaft, insbesondere auch die RLPT, gelegt und damit auch breiten Schichten der Bevölkerung den Zugang zu einer Psychotherapie ermöglicht (Dührssen 1962, Dührssen & Jorswieck 1965). Gleichwohl zeigen die bereits beschriebenen Ergebnisse aus unserer Studie, dass auch unter diesen günstigen Bedingungen mit einer sozialen Selektion gerechnet werden muss, und dass die Schwelle zu einer der heute angewandten psychotherapeutischen Verfahren für bestimmte Bevölkerungsgruppen nach wie vor recht hoch ist.

Allerdings hängt der Zugang zu einer psychosomatisch-psychotherapeutischen Behandlung nicht nur von den sozialpolitischen und psychotherapeutischen Rahmenbedingungen ab. Wie unsere Ergebnisse auch bereits deutlich gemacht haben, ist Psychotherapie (in ihrer heutigen Form) vornehmlich »Frauensache«. Dies gilt sowohl für die Patienten, aber auch für die Therapeuten. Wir müssen von daher feststellen, dass hier und heute nicht nur die soziale Schichtzugehörigkeit, sondern auch die Geschlechtszugehörigkeit eine entscheidende Bedeutung für den Zugang zu einer Psychotherapie, selbst unter den, international gesehen, hervorragenden Bedingungen in Deutschland, besitzt. Männer zeigen ein anderes Hilfesuchverhalten und sind in der Inanspruchnahme medizinischer und psychotherapeutischer Hilfestellungen zurückhaltender, was den Verlauf von Erkrankungen jeglicher Art natürlich nicht begünstigt. Demnach ist damit zu rechnen, dass jene Männer, die unter den aktuell geltenden Versorgungsbedingungen wegen einer psychischen/psychosomatischen Erkrankung den Weg zum Arzt oder Psychologen finden, eine besondere Auswahl darstellen. Hierzu gehört ebenso, dass wir auf Seiten der Therapeuten ein deutliches Übergewicht weiblicher Therapeuten vorfinden, und dies den Zugang für Männer zu einer psychosomatisch-psychotherapeutischen Versorgung nicht erleichtert. Wie wir in dieser Untersuchung (s. Kap. II.8) aufzeigen können, läuft die Therapeutenwahl in erster Linie entlang der Geschlechtsidentität, was die Zugangsschwelle für die Männer zusätzlich anhebt.

Zudem zeigt der Praxisalltag, dass es nicht so selten vorkommt, dass männliche Patienten eine Vorbehandlung bei einer Therapeutin hatten, bevor sie dann den Weg zu einem männlichen Therapeuten gesucht haben. Natürlich kann es auch umgekehrt vorkommen, dass erst ein therapeutischer Anlauf bei einem Mann gesucht (was rein statistisch seltener vorkommen dürfte) und dann, aus welchem Grund auch immer, ein weiterer Anlauf bei einer Therapeutin gewagt wird. Auf jeden Fall weisen diese praktischen Erfahrungen darauf hin, dass die Therapeutenwahl und die Passung zwischen Patient und Therapeut naturgemäß erheblichen Einfluss auf Verlauf und Ergebnis einer Behandlung nehmen und auch die Grenzen des Erreichbaren mitbestimmen.

Selbstverständlich spielen auch andere Patientenvariablen eine wichtige Rolle auf dem Weg in eine psychosomatisch-psychotherapeutische Behandlung. Hier ist in erster Linie an das Krankheitsbild (Lieberz et al. 2013) und vor allem die Krankheitsschwere zu denken, die der Patient mitbringt (und welche mit den oben erwähnten Chronifizierungsbedingungen zusammenhängen können). Da psychische Erkrankungen keinem kategorialen Schema folgen (vorhanden oder nicht vorhanden), sondern zumeist dimensional angelegt sind (mehr oder weniger), sind natürlich auch die Therapieergebnisse eher relativer Art. Sie hängen immer auch von den Ausgangsbedingungen ab, die der Patient in sozialer, psychologischer und somatischer Hinsicht mit in die Therapie einbringt. Nicht überraschend wäre daher, wenn viele Patienten nicht mit einer einzigen Behandlung wieder gesunden, sondern mehrere Therapieschritte notwendig werden können, um einen Patienten auf den Weg der Besserung zu bringen. Vorbehandlungen sind deshalb auch nicht einfach ein Hinweis auf einen nicht oder wenig erfolgreichen Therapieverlauf, sie können vielmehr auch Ausdruck einer schrittweise erfolgversprechenden Entwicklung des Patienten darstellen, eine Entwicklung, in deren Verlauf die Motivation und Zuversicht des Patienten zunehmend gestiegen sind, leichte Verbesserungen im Hinblick auf persönlichkeitsstrukturelle Funktionalität und soziale Lage auch den Symptomdruck verringert haben, ohne dass bereits von einer ausreichenden gesundheitlichen Ausbalancierung gesprochen werden könnte. Die Patienten sind sozusagen »auf den Geschmack gekommen«, und die Therapieziele werden im Laufe der Zeit höher gesetzt.

Doch natürlich können Therapien auch scheitern oder misslingen, weil z. B. die Veränderungsmotivation des Patienten (noch) nicht ausreichend ist, weil andere Motivationen den Gesundungswunsch überlagern und ein erheblicher sekundärer »Krankheitsgewinn« aktuell keine Fortschritte erwarten lässt. Auch ist daran zu denken, dass es Patienten gibt, die eher an Therapie als an Veränderung interessiert sind und für die die Beziehung zu ihrem Therapeuten Ersatzcharakter für real fehlende soziale Beziehungen annimmt. Hier ließe sich am ehesten die oben angeführte problematische Gruppe der High Utilizer verorten.

Nicht so selten kommt es gerade bei Frauen vor, dass die Therapie nicht unmittelbare Effekte erzeugt, die angestoßenen Veränderungsschritte von der Patientin aber aufgeschoben werden und ein günstigerer Zeitpunkt abgewartet wird, um z. B. die Trennung einer Partnerschaft zu vollziehen, eben erst dann, wenn die Kinder »aus dem Gröbsten raus sind«. Auch dann wird häufig zu einem späteren Zeitpunkt nochmals therapeutische Hilfestellung in Anspruch genommen, um nun auf der früher bereits hergestellten Basis den Änderungsprozess zu vollenden.

Natürlich ist es auch denkbar, dass die aktuelle Symptomatik, das aktuelle Beschwerdebild, die Wahl eines bestimmten Therapeuten mit einem entsprechenden methodischen Verfahren nahelegt. Bei Wiederauftreten einer Symptomatik zu einem späteren Zeitpunkt kann dann eine erneute Therapie notwendig werden und, ggf. damit verbunden, auch eine andere Therapeuten- und Verfahrenswahl.

Nicht zuletzt ist die hier im Mittelpunkt stehende Frage nach Vorbehandlungen bei unseren Patienten mit der Indikationsfrage verbunden. Welche Vorgehensweise wird vom Therapeuten präferiert bzw. auf welches Vorgehen haben sich Therapeut und Patient verständigt und von daher beantragt. Dabei ist die schwer nachvollziehbare Frage der Fehlindikation einzubeziehen, denn natürlich könnte der Therapeut aufgrund eigener begrenzter Therapiemöglichkeiten den Patienten in ein verfügbares Therapieangebot lotsen, obwohl bei objektiver Betrachtung möglicherweise z. B. das Krankheitsbild des Patienten oder der aktuelle Zeitpunkt eine andere Vorgehensweise angemessener und erfolgversprechender erscheinen lassen könnten. Solche Fehlindikationen könnten dann also einen Beitrag zu etwaigen Vorbehandlungen leisten, da mit dem früher angewandten Vorgehen kein hinreichendes Therapieergebnis zu erzielen war.

Hiermit seien nur einige der Möglichkeiten aufgezeigt, die eine psychosomatisch-psychotherapeutische Vorbehandlung plausibel erscheinen lassen. Von besonderem Interesse ist dabei auch die Frage, wie die Patienten, die in eine Langzeittherapie überführt werden, sich von denen unterscheiden, die im ambulanten Bereich unterhalb dieser Schwelle bleiben. Diese Patientengruppe umfasst nach den Informationen von Multmeier und Tenckhoff (2014) drei Viertel aller in Psychotherapie befindlicher Patienten; das heißt, nur ein kleinerer Teil der offenbar behandlungsbedürftigen Patienten wird in eine Langzeittherapie nach den Richtlinien überführt. Völlig unklar ist, welche Entscheidungsprozesse dieser Auswahl vorausgehen. Folgen wir den Angaben im Psychotherapie-Report (DPtV 2021) dann werden die meisten Richtlinien-Therapien innerhalb des ersten Stundenkontingents beendet. Nur in höchstens 30 % der Fälle wird das erste Stundenkontingent ausgeschöpft. Noch seltener wird offenbar das zweite Stundenkontingent ausgeschöpft, maximal bei 11 % in der TfP und bei 10 % in der VT. Offenbleiben muss dabei, ob diese Situation der Tatsache geschuldet ist, dass die Patienten damit ausreichend versorgt sind, oder ob diese Verhältnisse Ausdruck einer Fehlindikation oder »Fehlpassung« zwischen Patient und Therapeut zuzuschreiben sind.

Ebenso unklar ist jedoch, welche Verzahnung zwischen dem ambulanten und dem stationären Behandlungsbereich besteht, und in welchem Ausmaß die Patienten in Langzeittherapie bereits stationäre psychosomatisch-psychotherapeutische oder auch psychiatrische Unterstützung erfahren haben.

Vor diesem Hintergrund möchten wir in diesem Kapitel folgenden Fragestellungen nachgehen:

a. In welchem Ausmaß lassen sich bei den Patienten dieser Studie psychotherapeutische/psychiatrische Vorbehandlungen ambulanter oder stationärer Art feststellen?
b. Welcher Art sind diese Vorbehandlungen?
c. Hängt die Schwere der Erkrankung mit dem Ausmaß der Vorbehandlungen zusammen?
d. Haben Vorbehandlungen Einfluss auf die getroffene Therapiewahl?

Die zugehörigen Null-Hypothesen wären demnach wie folgt zu formulieren:

H1 Die hier untersuchten Patienten haben keine Vorbehandlungen erfahren.
H2 Bei etwaigen Vorbehandlungen bestehen keine Unterschiede hinsichtlich des jeweiligen Verfahrens.
H3 Die Schwere der Erkrankung hat keinen Einfluss auf das Vorhandensein von Vorbehandlungen.
H4 Vorbehandlungen haben keinen Einfluss auf die Wahl des therapeutischen Vorgehens (hier TfP vs. AP).

4.2 Methodik und Ergebnisse

Die hier angewandte Methodik wurde eingangs ausführlich beschrieben und soll deshalb hier nicht wiederholt werden. Untersuchungsgrundlage sind auch hier n = 1 005 Patienten, für die im Rahmen der RLPT ein Therapieantrag gestellt und ein Gutachterverfahren durchgeführt wurde.

Tabelle 20 Vorbehandlungen

	Gesamtgruppe		Keine Angaben
	Häufigkeit abs.	**Prozent**	
Vorbehandlung			
nein	387	38,5	
ja	606	60,3	
Gesamt	993	100	12 (1,2 %)
Vorbehandlung			
einmal	228	22,7	
mehrfach	359	35,7	
unklar	31	3,1	
nichtzutreffend	387	38,5	
Gesamt	1 005	100	
Vorbehandlung			
Ambulante PT			
nein	528	52,5	
Ja	447	44,5	
Gesamt	975		30 (3,0 %)
Vorbehandlung			
Ambulant psychiatrisch			
nein	628	62,5	
ja	175	17,4	
Gesamt	803	100	202 (20,1 %)
Vorbehandlung			
Stationär PSM			
nein	706	70,2	
ja	264	26,3	
Gesamt	970	100	35 (3,5 %)
Vorbehandlung			
Stationär Psychiatrie			
nein	817	81,3	
ja	150	14,9	
Gesamt	967	100	38 (3,8 %)

4.2.1 Häufigkeit und Art der Vorbehandlung

Wir wollen zunächst der Frage nachgehen, wie häufig sich überhaupt Vorbehandlungen bei dieser Patientengruppe ausmachen lassen. Wie sich zeigt, erfuhren 387 Patienten (39 %) keine Vorbehandlungen, während bei 605 Patienten (61 %) Vorbehandlungen festgestellt werden konnten. Bei 13 Patienten waren keine Angaben vorhanden. Fast zwei Drittel der hier zur Behandlung angemeldeten Patienten haben also psychotherapeutisch/psychiatrische Vorerfahrungen. Bei 228 (22,7 %) der Patienten bestand eine einmalige Vorbehandlung, bei 358 (35,7 %) der Patienten eine mehrfache Vorbehandlung. Bei 446 (45,8 %) der Patienten wurde bereits eine ambulante Psychotherapie durchgeführt, 174 (21,7 %) waren in ambulanter psychiatrischer Behandlung. 263 Patienten (27,2 %) befanden sich zuvor schon einmal in stationärer (auch Rehaklinik) psychosomatisch-psychotherapeutischer Behandlung, 150 Patienten (15,5 %) mussten früher schon einmal stationär psychiatrisch betreut werden (siehe Tabelle 20).

Versuchen wir nun in einem zweiten Schritt der Frage nach der Art der psychotherapeutischen Vorbehandlung, wenn gegeben, nachzugehen. Dabei ist zunächst festzustellen, dass nur bei einem Teil der 446 Patienten, bei denen eine psychotherapeutische Vorbehandlung angegeben wurde, auch die Art der Vorbehandlung spezifiziert werden konnte. Insgesamt finden wir Angaben zu 841 Patienten, wovon bei 309 Patienten eine Verfahrenszuordnung getroffen werden konnte. Bei 98 (11,65 %) Patienten wurde im Vorfeld der jetzigen Behandlung eine Verhaltenstherapie durchgeführt, bei 139 Patienten (16,5 %) eine TfP und bei 53 (6,3 %) Patienten auch schon eine AP.

4.2.2 Krankheitsschwere und Vorbehandlung

Zur Erfassung der Krankheitsschwere dient hier die BSS-Einschätzung mit der Zweiteilung in eine eher leicht beeinträchtigte Gruppe 1 mit einem BSS von 0 bis 4 und einer stärker beeinträchtigten Gruppe 2 mit einem BSS ≥ 7. Zu diesem Vorgehen sei auch auf eine frühere Veröffentlichung aus diesem Projekt (Lieberz et al. 2017) und Kapitel II.6 verwiesen.

Diese beiden Gruppen unterscheiden sich hinsichtlich der Vorbehandlung sehr signifikant (siehe Tabelle 21). Während in der Gruppe 1 knapp 47 % der Patienten eine Vorbehandlung erhalten hatten, erreicht dieser Wert mit 82 % in Gruppe 2 beachtliche Ausmaße. Natürlich ist nicht auszuschließen, dass Vorbehandlungen seitens des die Krankheitsschwere beurteilenden Gutachters auch in den BSS mit eingeflossen sind, so dass eine gewisse Konfundierung einzurechnen ist.

Ähnliche Ergebnisse finden wir, wenn wir einmalige und mehrfache Vorbehandlungen gegenüberstellen. Einmalige Vorbehandlungen sind mit 26,7 % in

Tabelle 21 Vorbehandlung der Extremgruppen

	Gruppe 1	Gruppe 2
keine Vorbehandlung	155 52,4 %	28 18,1 %
Vorbehandlung	138 46,6 %	127 81,9 %
nicht abklärbar	3 1,0 %	0 0 %
Gesamt	296 100,0 %	155 100,0 %

Chi-Quadrat = 50,915; df 1; p = 0,001

der Gruppe 1 häufiger als in der Gruppe 2 mit 12,9 %, während mehrmalige Vorbehandlungen in der Gruppe 1 zu 19,3 % gegeben sind, in der Gruppe 2 hingegen zu 65,2 % (!). Dieser Unterschied ist hochsignifikant (p = 0,001). Auch wenn wir nur die ambulanten psychotherapeutischen Vorbehandlungen in den Blick nehmen, zeigen sich zwischen den beiden Gruppen deutliche Unterschiede (p = 0,006). In Gruppe 1 wurden 116 Patienten (40,1 %) ambulant psychotherapeutisch vorbehandelt, während in Gruppe 2 mehr als die Hälfte der Patienten (80, 51,6 %) entsprechende psychotherapeutische Vorbehandlungen aufwiesen. Ähnliche Verhältnisse finden wir auch bei Betrachtung allein der ambulanten bzw. stationären psychiatrischen Vorbehandlungen. In Gruppe 2 haben 59 Patienten (38,1 %) eine ambulante psychiatrische und 53 Patienten (34,2 %) auch eine stationäre psychiatrische Vorbehandlung aufzuweisen (p = 0,001 in beiden Fällen). Unterschiede hinsichtlich der Dauer etwaiger Vorbehandlungen finden sich nicht; in beiden Gruppen waren psychotherapeutische Langzeittherapien vorherrschend (75,6 % vs. 82,1 %). Auch

Tabelle 22 Art der ambulanten psychotherapeutischen Vorbehandlung

	Gruppe 1	Gruppe 2
Verhaltenstherapie	23 28,8 %	20 37,7 %
Tiefenpsychologisch fundierte Psychotherapie	41 51,3 %	19 35,8 %
Analytische Psychotherapie	16 20,0 %	14 26,4 %
Gesamt	80 100,0 %	53 100,0 %

Chi-Quadrat = 3,054; df 2; p = 0,224

die Art der Vorbehandlung weist zwischen den beiden Gruppen keine Unterschiede auf (siehe Tabelle 22).

Gewiss lässt sich dieser Tabelle auch eine gewisse Verfahrenstreue entnehmen. In beiden Gruppen überwiegen deutlich psychodynamische Vorbehandlungen, und freilich lässt sich in Gruppe 2 auch bei über einem Drittel der Patienten ein Verfahrenswechsel konstatieren.

4.2.3 Vorbehandlungen und Therapiewahl

Werfen wir nun einen Blick auf das beantragte therapeutische Vorgehen (TfP vs. AP) und das Ausmaß an Vorbehandlungen, so lässt sich zunächst feststellen, dass zwischen diesen beiden Therapiegruppen keine Unterschiede hinsichtlich des Vorhandenseins einer Vorbehandlung oder hinsichtlich des Umstands einer einmaligen oder einer mehrfachen Vorbehandlung bestehen. Wenn wir aber allein die Tatsache einer ambulanten psychotherapeutischen Vorbehandlung in den Fokus rücken, dann registrieren wir, dass zwischen den beiden Therapiegruppen deutliche Unterschiede bestehen. In der Therapiegruppe TfP wurden 322 Patienten (43,3 %) bereits psychotherapeutisch vorbehandelt, in der Therapiegruppe AP mit 124 Patienten aber fast 54 %. Wie sich zeigt, ist dieser Unterschied sehr signifikant (siehe Tabelle 23).

Tabelle 23 Behandlungsgruppe und ambulante Vorbehandlungen

		TfP/AP-Behandlung	
		TfP	**AP**
Vorbehandlungen: Ambulant psychotherapeutisch	nein	421	106
	ja	322	124
Gesamt		743	230

Bei n = 32 k. A.; chi-Quadrat 7,912; df 1; p = 0,005

Hinsichtlich einer stationären psychosomatisch-psychotherapeutischen Vorbehandlung oder Vorbehandlungen im ambulanten und stationären psychiatrischen Bereich ergeben sich zwischen beiden Gruppen keine Unterschiede. Beziehen wir nun noch die Art der psychotherapeutischen Vorbehandlung in unsere Darstellung ein, dann ergeben sich die niedergelegten Ergebnisse (siehe Tabelle 24).

Am augenscheinlichsten ist der Unterschied hinsichtlich etwaiger Vorbehandlungen mit einer AP. Knapp 15 % der Patienten mit beantragter AP waren bereits in

Tabelle 24 Behandlungsgruppe und Art der ambulanten Vorbehandlung

		TfP-/AP-Behandlung	
		TfP	**AP**
Art der ambulanten psychotherapeutischen Vorbehandlung	**Nicht zutreffend**	427 66,9 %	105 51,7 %
	Verhaltens-therapie	70 11,0 %	28 13,8 %
	Tiefenpsychologisch fundierte Psychotherapie	105 16,5 %	34 16,7 %
	Analytische Psychotherapie	23 3,6 %	30 14,8 %
	Sonstiges	13 2,0 %	6 3,0 %
Gesamt		638 100,0 %	203 100,0 %

Bei n = 164 k. A.; chi-Quadrat 37,769; df 4; p = 0,001

einer entsprechenden Vorbehandlung, wobei hier unklar bleiben muss, ob dieses Ergebnis eher einer Verfahrenstreue oder einer Behandlertreue entspringt.

4.3 Diskussion

Bis heute liegen keine Daten über etwaige Vorbehandlungen bei Patienten, die sich in psychotherapeutischer Versorgung befinden, vor. Dies gilt auf jeden Fall für die in Deutschland mit der RLPT anzutreffenden Rahmenbedingungen. Dreiviertel aller psychotherapeutisch betreuten Patienten werden nach Multmeier und Tenckhoff (2014) im Bereich der Kurzzeittherapie behandelt. Wir wissen bis heute nicht, wodurch sich diese Patienten von denen unterscheiden, die schließlich in eine psychotherapeutische Langzeitbehandlung übernommen werden. Denkbar wäre also, dass die meisten behandlungssuchenden Patienten nur wenig beeinträchtigt sind und mit geringem Aufwand wieder stabilisiert werden können. Auch denkbar wäre allerdings, dass die Lebensumstände der Patienten, ihre jeweils aktuelle Motivation und Abwehrlage eine an sich angezeigte Langzeitbehandlung nicht zulassen. Möglich ist außerdem, dass die Patienten die KZT nutzen, um auszuloten, ob mit dem jeweiligen Therapeuten eine zufriedenstellende Passung erreicht werden kann. Die relativ niedrige Ausschöpfung auch des zweiten Behandlungskontingentes lässt jedenfalls daran denken, dass es wohl auch etliche Patienten gibt, deren Behandlung nicht wegen ausreichender Besserung beendet wird, sondern dass, jedenfalls aus psychodynamischer Sicht, auch damit gerechnet werden muss, dass die Patienten zwischenzeitliche Zweifel an der Passung mit ihrem Therapeuten entwickeln, und dass erste, ernsthafte Übertragungswiderstände dann einen Behandlungsabbruch oder auch eine irgendwie begründete Beendigung begünstigen. Nicht zuletzt wäre daran zu denken, dass auch die Therapeuten manchmal ein Interesse daran haben könnten, die Patienten nicht in eine Langzeittherapie zu überführen und sie eher in einer Art fraktionierter KZT zu halten, sei es, weil sie auf diesem Wege am ehesten einen Zugang zum Patienten herstellen können, sei es, weil sie sich den mit der Berichterstattung im Rahmen des GAV gegebenen Aufwand ersparen möchten. Hier und heute lässt sich also nicht feststellen, ob diese Verhältnisse dem aus gesundheitlicher Sicht notwendigen Aufwand entsprechen oder aber eher die Chronifizierung der zumeist ohnehin bereits chronisch beeinträchtigten Patienten begünstigen.

Unter den gegebenen Rahmenbedingungen der hier untersuchten Behandlungen bleibt jedenfalls festzuhalten, dass ein außerordentlich hoher Anteil der Patienten bereits Vorbehandlungen im psychosomatisch-psychotherapeutischen und psychiatrischen Versorgungsfeld erfahren hat. Damit kann die erste von uns aufgestellte Hypothese abgewiesen werden. Dies weist sicherlich auch darauf hin, dass wir in Deutschland ein gutes und eng geknüpftes Netz an Versorgungsmöglichkeiten besitzen und die Patienten eben häufig schon länger auf der Suche nach einer weiterführenden psychotherapeutischen Hilfestellung sind. Das Ausmaß an Patienten mit ambulanten psychotherapeutischen Vorbehandlungen, in aller Regel eben auch einer Langzeitbehandlung, wirft allerdings auch ein Licht auf die anzunehmenden Selektionsmechanismen. Gerade wenn wir davon ausgehen, dass die in eine Langzeitbehandlung überführten Patienten eher eine Positivselektion hinsichtlich Bildungsgrads, sozialer Schichtzugehörigkeit und Behandlungsmotivation darstellen, dann ergeben sich daraus zwei wichtige Schlussfolgerungen. Zum einen scheinen die Patienten, die eher in allgemeinmedizinischer oder psychotherapeutischer Kurzzeitbehandlung verbleiben, eher eine besondere Auswahl an Patienten zu sein, denen der Zugang zur Psychotherapie in ihrer heutigen Form schwerer fällt (z. B. Männer mit geringem Bildungsgrad). Zum anderen sind die in eine Langzeitbehandlung überführten Patienten zwar aufgeschlossener gegenüber psychotherapeutischen Maßnahmen, sie können aber nicht ohne Weiteres als stabiler oder gesünder angesehen werden. Jedenfalls sind in hohem Maße chronische Krankheitsverläufe mit anhaltendem Symptomdruck anzunehmen.

Hinsichtlich der Art einer psychotherapeutischen Vorbehandlung weisen unsere Ergebnisse vor allem darauf hin, dass ein Verfahrenswechsel von den Patienten eher seltener angestrebt wird. Festzustellen ist eher eine ausgeprägte Verfahrenstreue, wobei unklar bleiben muss, ob dies darauf zurückzuführen ist, ob der Patient mit seiner Vorbehandlung eigentlich zufrieden war und auf dieser Grundlage weitere Unterstützung derselben Art sucht. Ebenfalls denkbar ist jedoch, dass es sich eher um eine Behandlertreue handelt, und wir annehmen können, dass der Patient mit der Vorbehandlung eine tragfähige Bindung zum Therapeuten hergestellt hat. Er möchte deshalb nicht noch mal »von vorne anfangen«, sondern die Behandlung eben »wieder aufnehmen« oder auch »fortführen«, vielleicht auch, weil in der Vorbehandlung keine ausreichende Linderung der Beschwerden oder strukturelle Festigkeit entwickelt werden konnte. Der eher seltene Fall eines Verfahrenswechsels lässt andererseits wohl erkennen, dass Patienten, die hier mit einer Verhaltenstherapie keine ausreichende Erleichterung erfahren konnten, oder, wie es oft formuliert wird, »nicht mehr weitergekommen« sind, ihr eigenes Behandlungsziel dennoch weiterverfolgen und die systemgegebenen Möglichkeiten eines Verfahrenswechsels auch nutzen. Anzunehmen ist, dass dies auch für den umgekehrten Fall eines Wechsels von einem psychodynamischen Verfahren in eine Verhaltenstherapie gilt. Interessant wäre jedenfalls zu wissen, ob die hier ausgewiesene Quote von 12 % der vorbehandelten Patienten auch für einen Wechsel von einem psychodynamischen Verfahren hin in eine Verhaltenstherapie gilt.

Plausibel und nachvollziehbar ist, dass die Schwere der Erkrankung, wie sie hier mittels des BSS eingeschätzt wurde, mit etwaigen Vorbehandlungen verbunden ist. Die entsprechende eingangs formulierte Null-Hypothese kann also abgewiesen werden. Eine gewisse Konfundierung der Variablen ist dabei anzunehmen. Naheliegend ist jedenfalls, dass der Beurteiler die Häufigkeit von Vorbehandlungen auch in seine Einschätzung der Krankheitsschwere hat einfließen lassen. Auf jeden Fall ist sehr bemerkenswert, dass zwei Drittel der schwer Erkrankten bereits mehrfach vorbehandelt worden sind und die Hälfte bereits eine ambulante psychotherapeutische Vorbehandlung erfahren hat. Auch die Häufigkeit und Notwendigkeit ambulanter wie auch stationärer psychiatrischer Vorbehandlungen lassen erkennen, dass wir in dieser Patientengruppe eine »High Risk«-Population wiederfinden.

Art und Ausmaß von Vorbehandlungen haben einen nachweislichen Einfluss auch die aktuelle Therapieplanung. Die eingangs aufgestellte Null-Hypothese kann also ebenfalls abgewiesen werden. Die Schwere der Erkrankung scheint nicht in einem nachweisbaren Zusammenhang mit der Art der Vorbehandlung zu stehen. Umgekehrt lässt sich feststellen, dass Häufigkeit und Art der psychotherapeutischen Vorbehandlung deutlichen Einfluss auf die jetzige Therapieplanung nehmen. Weniger die Schwere der Erkrankung als vielmehr die Art der Vorbehandlung ist für die weitere Therapieplanung also bedeutsam und ausschlaggebend. Dies gilt insbesondere für die Beantragung einer AP, wobei ein knappes Drittel der für eine AP vorgesehenen Patienten entweder eine vorherige Verhaltenstherapie oder eine TfP aufweisen. Diese Indikationsstellung wäre insofern nachvollziehbar, als demnach nun mit einem aufwendigeren und vermutlich tiefergreifenden therapeutischen Ansatz versucht werden soll, die Gesundheit des Patienten wieder herzustellen oder jedenfalls deutlich zu verbessern.

Allerdings hat auch ein beträchtlicher Teil (knapp 15 %) der für eine AP vorgesehenen Patienten im Vorfeld schon eine AP durchgeführt. Ob dies im Einzelfall sinnvoll und weiterführend ist, kann hier nicht entschieden werden. Diese Therapiepläne dürften im Rahmen des GAV kritisch diskutiert werden. Jedenfalls eröffnet sich hier die bereits oben aufgeworfene Frage nach möglichen Fehlindikationen auch im Vorfeld der jetzigen Behandlungsplanung, Fehlindikationen, die dann natürlich auch zur weiteren Chronifizierung und auch entsprechenden Vorbehandlungen beitragen können. Diese Frage ist freilich mit den hier vorliegenden Daten nicht abschließend zu beantworten, zumal angesichts des fließenden Übergangs zwischen verschiedenen Graden der Krankheitsschwere oder auch den verschiedenen psychodynamisch orientierten Vorgehensweisen (KZT, TfP vs. AP, Einzeltherapie vs. Gruppentherapie) klare Indikationsentscheidungen nur mit einiger Mühe zu vertreten sein werden. Die Ergebnisse hinsichtlich der gutachterlichen Einschätzung von Therapieanträgen zeigen allerdings, dass gerade die Frage der Therapieplanung von den Gutachtern eher kritisch gesehen wird; das heißt, auf Basis der Therapeutenberichte stimmen die Gutachter mit der beantragten Therapieplanung in hohem Maße nicht überein (Lieberz und Seiffge 2011). Auch die hier dargelegten Ergebnisse hinsichtlich der Differenzialindikation lassen erkennen, dass klinische Variablen eher in geringem Maße zur jeweiligen Therapieplanung beitragen und hier eher soziale Kennzeichen der Patienten und auch die Therapiemöglichkeiten des Therapeuten von entscheidender Bedeutung zu sein scheinen.

Zusammenfassend bleibt also festzuhalten, dass ein außerordentlich hoher Anteil der für eine Langzeittherapie im der RLPT vorgesehenen Patienten bereits Vorbehandlungen, auch psychotherapeutische Vorbehandlungen, erfahren hat. Die Häufigkeit dieser Vorbehandlungen steht in einem Zusammenhang mit der Schwere der Erkrankung. Die weitere Therapieplanung wird von der Art und Häufigkeit der Vorbehandlungen beeinflusst.

5 Biografische Risikobelastung bei den für eine psychodynamische Behandlung im Rahmen der RLPT vorgesehenen Patienten

KLAUS LIEBERZ, LUCIE ADAMEK,
BERTRAM KRUMM

5.1 Einleitung

In Deutschland haben wir ein sehr gut ausgebautes und differenziertes psychotherapeutisches Versorgungssystem implementiert. Dies reicht von psychotherapeutischen Interventionen in der Hausarztpraxis über Bemühungen in der psychosomatischen Grundversorgung bis zu den längerfristig angelegten Therapieverfahren im Rahmen der Richtlinien-Psychotherapie (RLPT) (Heuft et al. 2014, Janssen 2017, Kruse und Herzog 2012, Lieberz 1996, Tress et al. 1997). Dabei kann nur darauf vertraut werden, dass die Patienten wie auch die Psychotherapeuten im Rahmen der dafür ja auch vorgesehenen probatorischen Sitzungen zu einer für beide Seiten vorteilhaften Regelung finden. Allerdings ist dies keineswegs selbstverständlich, da auf Seiten des Patienten vielfältige Einflüsse die Therapeutenwahl und das Adhärenzverhalten beeinflussen. Über Therapieabbrüche im ambulanten Bereich unter den Bedingungen der RLPT wissen wir nichts (Baekeland und Lundwall 1975). Die Psychotherapeuten ihrerseits besitzen nur in geringer Zahl unter den heutigen Bedingungen die Option für verschiedene Behandlungsansätze, z. B. Medikamente, VT, TfP oder AP. So wird unter dem herrschenden Konkurrenzdruck sicher nicht so selten der Patient an das jeweilige Behandlungsangebot »angepasst« und zudem auch sicher mitunter aus abrechnungstechnischen Gründen in den Bereich der gutachterpflichtigen RLPT ausgewichen.

Wodurch der Weg des hilfesuchenden Patienten in unserem gestuften Versorgungsmodell bestimmt wird, entzieht sich bis heute weitgehend der Kenntnis. Welche Patienten aus welchen Gründen auf der Suche in eine längerfristige Behandlung zu diesem oder jenem Therapeuten finden, bleibt bisher unklar. Welche Rolle dabei Empfehlungen aus dem sog. Laiensystem oder von hausärztlicher Seite spielen, ist schwer abschätzbar, insbesondere auch, in welchem Maße die Patienten diesen Ratschlägen und Empfehlungen folgen. Bei einem relativ hohen Bildungsniveau unserer Patienten (etwa die Hälfte hat einen Bildungsabschluss auf Fach-/

Lieberz, Klaus, Adamek, Lucie und Krumm, Bertram: Biografische Risikobelastung bei den für eine psychodynamische Behandlung im Rahmen der RLPT vorgesehenen Patienten, in: Lieberz, Klaus, Adamek, Lucie und Krumm, Bertram (Hrsg.): Die Richtlinien-Psychotherapie: Expeditionen in einem dunklen Kontinent, Heidelberg: heiBOOKS, 2021, S. 124–132.
https://doi.org/10.11588/heibooks.932.c12732

Abiturniveau) kann im Zeitalter des Internets und entsprechender Informationsmöglichkeiten zu den jeweiligen Therapieverfahren wie auch den Psychotherapeuten nicht ohne Weiteres davon ausgegangen werden, dass die Patienten autoritätsgläubig einfach der Empfehlung ihres Hausarztes folgen. Wenn sie es tun, ist dies zweifellos in sich schon eine wertvolle Information von diagnostischem Gehalt.

Es kann also angenommen werden, dass der Patient auf seiner Suche auch von weiteren Motivationen bewusster oder unbewusster Art geleitet wird. Dazu dürften Einflussfaktoren biologischer Art, wie zum Beispiel Alter und Geschlecht des Patienten (und des Psychotherapeuten), etwaige somatische Erkrankungen und/oder Behinderungen/Einschränkungen usw. ebenso zählen wie soziale Determinanten. Diese reichen von den sozialen Rahmenbedingungen wie Finanzierung der Behandlung und der regionalen Zugänglichkeit von Psychotherapeuten bis zum Bildungsstand, der sozioökonomischen Schichtzugehörigkeit, dem Familienstand und der sozialen Einbindung. Damit verbunden ist sicher auch das Informationsverhalten des Patienten über Krankheiten und Therapiemöglichkeiten. Selbstverständlich bestimmen auch psychologische Faktoren das Suchverhalten des Patienten mit, wie etwa persönlichkeitsstrukturelle Beeinträchtigungen/Haltungen oder biografisch bedingte (zumeist unbewusste) Motivatoren des Suchverhaltens z. B. in Richtung einer väterlichen/mütterlichen Schutzfigur. Nicht zuletzt dürfte das psychische Störungsbild selbst, die Art seiner Ausprägung, die Dauer der Symptomatik und die bisher gemachten Behandlungserfahrungen von bedeutsamem Einfluss sein. Wie all diese Faktoren zusammenwirken und welche Bedeutung einzelne Determinanten dabei gewinnen, ist unbekannt. Aus dem Zusammenspiel dieser vielfältigen Einflussmöglichkeiten ergeben sich jedenfalls erst die therapeutischen Allianzen, die in erheblichem Maße den späteren Therapieerfolg bestimmen (Tschuschke und Freyberger 2015).

Angesichts der besonderen prägenden Bedeutung biografischer Erfahrungen möchten wir an dieser Stelle zunächst der biografischen Risikobelastung unserer Patienten nachgehen und dann im nächsten Kapitel in einem zweiten Schritt die Zusammenhänge zwischen biografischen Risikofaktoren, dem Beeinträchtigungs-Schwere-Grad (BSS) und der späteren Therapeutenwahl sowie der davon abhängigen Auswahl des zur Anwendung kommenden Therapieverfahrens nachgehen. Dabei möchten wir Bezug nehmen auf frühere Untersuchungen und Studien, insbesondere zum sog. Risikoindex (Dührssen 1984, Dührssen und Lieberz 1999, Leibing et al. 1999, Lieberz und Schwarz 1987, Rudolf und Motzkau 1997, Rüger und Leibing 1999). Mittels des Risiko-Indexes zur Erfassung psychosozialer Belastungen in Kindheit und Jugend wurde der Zusammenhang zwischen dem Ausmaß dieser Belastung und der späteren Neurosenschwere verdeutlicht und belegt. Dieser Zusammenhang ist mittlerweile auch durch retrospektiv und prospektiv angelegte Längsschnittuntersuchungen gesichert (Esser et al. 1993, Franz et al. 2000, Felitti 2002, Laucht et al. 1997, Lieberz et al. 2011, Schepank 1987, 1990, Werner

1977, Werner und Smith 1982, 1992). Die Beziehung zwischen Risikofaktoren und der späteren Erkrankungsschwere ist allerdings keineswegs deterministisch angelegt. Vielmehr münden die verschiedenen Belastungsrisiken und Protektionsfaktoren in ein vielschichtiges Bündel entwicklungshemmender wie auch entwicklungsförderlicher Bedingungen und tragen damit zur Ausformung der jeweiligen Bewältigungs- und Persönlichkeitsstruktur des Betroffenen bei. Die sich dabei ergebenden Dispositionen bestimmen in späteren Lebenssituationen dann über die Bewältigungskapazität einer Person, und sie bedingen sodann ggf. auch unter ungünstigen Umständen eine entsprechende Symptomproduktion (Dührssen und Lieberz 1999). Sicher gibt es neben dieser indirekten Vermittlung der Therapeutenwahl auch personenassoziierte direktere Einflüsse auf das Suchverhalten der Patienten. Diese sollen hier aber zunächst ausgenommen werden.

In der jetzigen Untersuchung wird also davon ausgegangen, dass auf dem Hintergrund einer jeweils spezifischen Risikobelastung in Kindheit und Jugend die Persönlichkeitsentwicklung des Betreffenden nachhaltig geprägt wird und davon unter bestimmten Umständen in späteren Lebensabschnitten Art, Umfang und Dauer der Symptombelastung sowie Beeinträchtigungsschwere abhängig sind. Folgen wir den Ergebnissen unserer epidemiologischen Langzeituntersuchungen (Mannheimer Kohortenstudie MKS) dann sind die biografische Risikobelastung und der Beeinträchtigungsschwergrad des Probanden/Patienten die entscheidenden Prädiktoren für den Spontanverlauf psychogener Erkrankungen. Unter den gegebenen sozialen Rahmenbedingungen der RLPT in Deutschland treffen die Patienten auf einen Psychotherapeuten ihrer Wahl.

In dieser Untersuchung soll der Frage nachgegangen werden, wie die aufgeführten Variablen der biografischen Risikobelastung, des Beeinträchtigungsschweregrades und die, von der Therapeutenwahl abhängige, zur Anwendung kommende Behandlungsform psychodynamischer Art, hier TfP oder AP, zusammenhängen. Wir wollen hier unser Interesse also auf den Zusammenhang zwischen biografischer Risikobelastung und Beeinträchtigungsschweregrad des Patienten bei Aufnahme der Behandlung richten. Wir wollen zudem ausloten, wieweit diese beiden Variablen Hinweise auf die differenzialindikatorischen Entscheidungen der Therapeuten unter den besonderen Bedingungen der RLPT geben. Angesichts des anzunehmenden Zusammenhangs zwischen Risikobelastung und Beeinträchtigungsschwere stellt sich die Frage nach möglichen Diskrepanzen zwischen diesen beiden Faktoren und des damit verbundenen Einflusses auf die therapeutischen Entscheidungsprozesse. Zunächst soll das Augenmerk aber auf die feststellbare psychosoziale Risikobelastung in Kindheit und Jugend unserer Patienten gerichtet und dabei der Frage nachgegangen werden, welche Belastungsrisiken für die kindliche Entwicklung in den Therapeutenberichten Erwähnung finden. Angesichts der im Rahmen des MARS-Projektes bereits gemachten Erfahrungen findet dabei neben der Erfassung atmosphärischer Bedingungen in den jeweiligen Patientenfamilien eine eingeschränkte Form des Risiko-Indexes Anwendung. Dabei wird den bisher gemachten Erfahrungen Rechnung getragen (Lieberz et al. 2011), und es werden nur solche Variablen in den »kondensierten« Risiko-Index aufgenommen, die in ausreichender Form erfassbar waren.

Die Ausgangshypothesen wären wie folgt zu formulieren:

H1 Es werden keine erkennbaren Störungen der Familienatmosphäre beschrieben.

H2 Es wird keine besondere Risikobelastung für die Patienten im Risiko-Index erkennbar.

5.2 Methodik

Die Untersuchung basiert wieder auf Grundlage der Auswertung von 1 005 Therapeutenberichten zu Patienten, die im Rahmen der RLPT einen Antrag auf eine psychodynamisch angelegte Psychotherapie gestellt haben. Einbezogen wurden hier nur Erst- und Umwandlungsberichte. Da die Methodik eingangs ausführlich beschrieben wurde, soll an dieser Stelle nur kursorisch darauf eingegangen werden.

Wie oben ausgeführt, wurden im Rahmen des MARS-Projektes die im Risiko-Index enthaltenen psychosozialen Belastungsfaktoren in Kindheit und Jugend berücksichtigt und in das Dokumentationssystem eingeführt. Allerdings zeigten frühere Untersuchungen, dass die Angaben zur Biografie in den Antragsberichten der Therapeuten doch sehr lückenhaft sind, so dass nicht in jedem Fall eine vollständige Erhebung der biografischen Belastungsfaktoren in diesem Rahmen gelingen kann (Rüger et al. 1996,1997, Lieberz et al. 2011). Deshalb soll für die jetzige Untersuchung eine stark reduzierte Variante zur Anwendung kommen. Berücksichtigt wurden Verluste (160 Punkte) und Erkrankungen eines Elternteils (130 Punkte). Außerdem wurden Heimaufenthalte (80 Punkte) wie auch Belastungen aus der Geschwisterreihe (25 Punkte) in den Risikoscore einbezogen. Andere Belastungsfaktoren wurden wegen eines zu hohen Anteils an Missing Data nicht berücksichtigt.

Von den insgesamt im Rahmen des MARS-Projektes erfassten 1 005 Patientenberichten, die zwischen 2007 und 2012 zugesandt, ausgewertet und dokumentiert wurden, sind 742 (73,8 %) von weiblichen und 262 (26,1 %) von männlichen Patienten. Bei einer Person wurden keine Angaben zum Geschlecht gemacht. Sie bewegen sich in einer Altersrange von 23 und 86 Jahren und waren im Mittel 47,9 Jahre alt. Mit einem BSS-Mittelwert von 5,12 befinden sich die behandelten Patienten im Bereich bedeutsamer klinischer Beeinträchtigung und Behandlungsbedürftigkeit. Die Streuung hinsichtlich des BSS-Gesamtbeeinträchtigungsgrades bewegt sich dabei zwischen 0 und 9 Punkten.

5.3 Ergebnisse

5.3.1 Familienatmosphäre Gesamtgruppe

Die Beschreibung der Familienatmosphäre samt dazugehöriger Belastungsfaktoren, in der unsere Patienten in Kindheit und Jugend groß geworden sind, ergibt folgendes Bild (siehe Tabelle 25).

Tabelle 25 Familiäre Atmosphäre (0–15 J.) belastet durch:

	ja	nein	nicht abklärbar	gesamt
Armut (dauerhaft)	202 (20,1 %)	305 (30,3 %)	498 (49,6)	1 005 (100 %)
Streit (dauerhaft)	281 (28 %)	590 (58,7 %)	134 (13,3 %)	1 005 (100 %)
Gewalt/Missbrauch	260 (25,9 %)	680 (67,7 %)	65 (6,5 %)	1 005 (100 %)
Vernachlässigung/Verwahrlosung	302 (30 %)	257 (25,6 %)	446 (44,4 %)	1 005 (100 %)
Verwöhnung	61 (6,1 %)	735 (73,1 %)	209 (20,8 %)	1 005 (100 %)
Krankheit (dauerhaft)	300 (29,9 %)	666 (66,3 %)	39 (3,9 %)	1 005 (100 %)
Sonstiges	544 (54,1 %)	103 (10,2 %)	338 (33,6 %)	1 005 (100 %)
Belastet insgesamt	700 (69,7 %)	44 (4,4 %)	261 (26 %)	1 005 (100 %)

Zunächst ist festzuhalten, dass wir den Berichten in sehr hohem Maße keine Informationen zu einzelnen Teilbereichen des Familienklimas entnehmen konnten, die Missing Cases schwanken zwischen 3,9 % (dauerhafte Belastung durch Erkrankung eines Familienmitgliedes) und bis zu 49,6 % (Belastung durch Armut!).

5.3.2 Risiko-Index und Gesamtgruppe

Versuchen wir nun, diesen eher »weichen Daten« und Eindrücken aus den Berichten die Hinweise auf handfestere »harte Daten« bezüglich etwaiger Risiko- und Belastungsfaktoren in Kindheit und Jugend der Patienten an die Seite zu stellen, dann können wir dies in Form des sog. Risiko-Indexes zusammenfassen. Wie oben dargelegt, mussten wir allerdings bei der Erstellung des hier benutzten Risiko-Indexes der Tatsache Rechnung zollen, dass infolge der geringen Informationsdichte der Berichte eine Beschränkung auf die wesentlichsten Risiken in den ersten 15 Lebensjahren vorgenommen werden musste. Wenn wir unter Berücksichtigung dieser Einschränkung die biografische Risikoverteilung unter den Patienten betrachten, dann ergibt sich der folgende Eindruck (siehe Tabelle 26).

Tabelle 26 Risiko-Index

	Häufigkeit	Prozent
0 bis 80	352	35,0
130 bis 240	396	39,4
265 bis 395	257	25,6
Gesamt	1 005	100,0

Demnach können wir bei etwa einem Drittel eine eher geringe, bei knapp 40 % eine mittelgradige und bei etwa einem Viertel der Patienten eine hochgradige Risikobelastung feststellen.

5.4 Diskussion

Angeregt durch eine frühere Untersuchung an einem schmalen Sample (Lieberz et al. 2011) kam in der jetzigen Untersuchung ein der Datengrundlage angemessener und reduzierter Risiko-Index zum Einsatz. Auf die seinerzeit vorgenommene vorwiegend formale Untersuchung wurde hier deshalb verzichtet. Hinsichtlich des im Risiko-Index dargestellten reduzierten Belastungsscores lässt sich grob gesagt eine Drittelung festhalten, d. h., knapp ein Drittel der Berichte lassen Hinweise auf eine hohe Risikobelastung bei diesen Patienten erkennen, ein Drittel eine mittelschwere und immerhin auch ein Drittel eine geringe Belastung. Da im MARS-Projekt ausgewählte Patientenpopulationen aufgenommen und untersucht wurden, wäre durch diese Vorauswahl mit einer Anreicherung risikobelasteter und pathologieträchtiger Patienten zu rechnen. Diese finden sich z. B. in der Gruppe der zu einem Obergutachten führenden Patienten wie auch in der Gruppe der sog. »High Utilizer« (Lieberz und Seiffge 2010).

Aufgrund dieser besonderen Auswahl wäre eher damit zu rechnen, dass die biografische Risikobelastung in der Gesamtgruppe der MARS-Patienten höher ausfällt, oder mit anderen Worten: trotz der Anreicherung eher »schwieriger« Patienten ist die biografische Risikobelastung, wie sie hier erfasst wurde, recht moderat. Dies könnte darauf hinweisen, dass mit dem hier eingesetzten Instrument die pathologieträchtigen biografischen Einflüsse nicht ausreichend erfasst werden können. Dies gilt natürlich für den Risiko-Index generell. Mit der Konzentration auf eher sicher zu erfassende, objektive Belastungsfaktoren geht ein erheblicher Informationsverlust einher, der die Gesamtvarianz in der Aufklärung der Neurosenschwere verringert. Wie Lieberz und Schwarz (1987) zeigen konnten, ist mit dem vollständigen Datensatz des Risiko-Indexes aber immerhin fast ein Fünftel der Gesamtvarianz in der Neurosenschwere aufklärbar. Von daher ist auch nicht zu erwarten, dass auf der hier gegebenen Informationsgrundlage und der Erfassung mittels des erheblich »abgespeckten« Risiko-Indexes ein hinreichend genaues Abbild neurotisierender Einflüsse geliefert werden könnte. Auf die eher dürftige Informationsbereitschaft der Therapeuten soll etwas später weiter eingegangen werden.

Die darüber hinaus erhobenen Daten zur Familienatmosphäre lassen, wie zu erwarten war, weitreichende Störungen in verschiedener Hinsicht erkennen. Die oben formulierte Ausgangshypothese kann hinsichtlich atmosphärischer Störungen in den Primärfamilien der Patienten nicht bestätigt werden. Allerdings lassen auch diese Ergebnisse nochmals deutlich werden, dass die in den Therapeutenberichten beschriebene biografische Vorerfahrung in hohem Maße lückenhaft ist. Nach der vorgenommenen gutachterlichen Einschätzung sind bei knapp der Hälfte der Berichte die Darstellungen zur Biografie wenig oder gar nicht nachvollziehbar. Zudem ist die beschriebene biografische Ausgangslage nach der gutachterlichen Erfahrung auch nicht immer gut auf die aktuell zur Behandlung anstehende Symptomatik und Psychodynamik zugeschnitten (Rüger 1996, Lieberz et al. 2011).

Wenn diese Ergebnisse dennoch den anamnestischen Erhebungen auch nur annähernd entsprechen, dann zeigen sich hier schon interessante Hinweise auf Interessensschwerpunkte und »blinde Flecken« bei den Therapeuten. Es ließe sich aus den vorliegenden Daten schließen, dass Gewalt- und Missbrauchserfahrungen besonderes Augenmerk erfahren, während z.B. einer entscheidenden Hintergrundvariablen wie der Armut nur begrenzte Aufmerksamkeit geschenkt wird. Bemerkenswert ist auch, dass Verwöhnung und Verwöhnungseffekte eher selten Erwähnung finden (obwohl wir in einer in der Geschichte der Menschheit beispiellosen Verwöhnkultur leben).

Insgesamt sind diese Ergebnisse, bei allen Einschränkungen, doch bedenklich. Dies gilt insbesondere mit Blick auf die im Jahr 2017 vorgenommenen Änderungen der RLPT und der Psychotherapievereinbarung mit den dort enthaltenen Änderungen hinsichtlich des Leitfadens zur Abfassung der Berichte. Diese ausgerechnet an einem zentralen Gegenstand wie der biografischen Vorerfahrung des Patienten ansetzenden Veränderungen machen deutlich, dass sich die politischen Interessen zwecks Verkürzung und Erleichterung des Therapeutenberichtes im Rahmen des GAV unabhängig von den vorliegenden, nicht unbedingt optimistisch stimmenden wissenschaftlichen Ergebnissen durchgesetzt haben. Jedenfalls ist es auf einer solchen verkürzten Basis nicht leichter geworden, sich selbst und einem Außenstehenden, wie dem Gutachter, die entscheidenden biografischen und psychodynamischen Linien für die jeweilige Psychopathologie des Patienten aufzuzeichnen (Rüger 2018).

Im günstigen Falle regen solche Kürzungsvorschläge dazu an, dass der Therapeut sich auf die wichtigsten und entscheidenden psychodynamischen Konstellationen und Hintergründe der aktuellen Symptombildung und des aktuellen Behandlungsanliegens beschränkt. Im leider häufiger zu beobachtenden Fall führt diese Empfehlung eher dazu, dass die biografischen Informationen so weit reduziert werden, dass keine individuelle Entwicklungsgrundlage des Patienten mehr erkennbar ist. Dabei werden dann im Extremfall schematische Versatzstücke angeboten oder die »Flucht in die Theorie« angetreten. Dann wird die Biografie des Patienten häufig zu einer nicht mehr nachvollziehbaren Konstruktion, oft sogar unabhängig von irgendwelchen realen Fakten und Geschehnissen (Küchenhoff 1996, Lieberz 2016.)

Damit stellt sich die Frage, warum die aus den Therapeutenberichten ableitbaren Informationen zur Biografie der Patienten im Großen und Ganzen so wenig gehaltvoll sind. Wir können sicher davon ausgehen, dass den Psychotherapeuten im Allgemeinen, den psychodynamisch tätigen Therapeuten im Besonderen, die wesentliche Bedeutung der biografischen Hintergrunderfahrungen und ihrer Folgen bewusst ist. So wäre im günstigsten Falle anzunehmen, dass die Therapeuten angesichts der schlecht bezahlten, aber aufwändigen Mühe des Berichteschreibens, versuchen, sich dabei auf »das Notwendigste« zu beschränken. Dies gelingt nicht immer gut, insbesondere dann, wenn entweder an den biografischen Entwicklungslinien »gespart« wird oder aber die anamnestischen Erhebungen »ungefiltert« in den Bericht einfließen. Die an sich notwendige Bemühung, dass der Therapeut versucht, sich und anderen einen ableitbaren und verständlichen Zugang zu den Hintergründen der aktuell im Vordergrund stehenden Symptomproduktion mit zugehöriger struktureller Beeinträchtigung zu verschaffen, wird dann nicht spürbar. Denkbar wäre also, dass die festzustellende Datenlücke einen methodischen, den Richtlinien und dem GAV geschuldeten Artefakt reflektiert. Die von einigen deshalb sicher vorgenommene Schlussfolgerung, dass dieser Missstand mit der Abschaffung des GAV dann ja behoben sein wird, erscheint uns allerdings sehr hoffnungsfroh. Das GAV als Überträger schlechter Botschaften legt in einem solchen Fall nur Überforderungen und Bequemlichkeiten des Therapeuten frei, ohne dass diese Haltungen mit der Abschaffung dieser Art der Qualitätssicherung beseitigt wären.

Die eingeschränkte Datenqualität könnte auch Hinweise darauf geben, dass nur das gesehen, erhoben und beschrieben wird, was gelernt worden ist. So wäre es also, wie schon von Rüger et al. (1996) angemerkt, denkbar, dass hier Weiterbildungsschwerpunkte und Einseitigkeiten durchschlagen, die zum einen eine gewisse Fakten- und Realitätsferne in psychodynamischen Weiterbildungsgängen abbilden, weil es ja letztlich nicht, schon gar nicht retrospektiv, um die Erhebung des »objektiven Wahrheitsgehalts« geht, sondern immer um subjektiv Erlebtes und damit um »subjektive Wahrheiten«. Freilich lässt sich zumeist das eine vom anderen nur schwer trennen (Rüger 1981), und man kann, gerade retrospektiv, versuchen, sich der Erlebniswelt des Patienten mithilfe einigermaßen gesicherter Lebensdaten zu nähern. Jedenfalls würde dies den häufig in den Berichten vorgenommenen Versuch einer Konstruktion subjektiver Lebenswelten auf Basis von Vermutungen des Therapeuten entgegenwirken.

Eine andere Möglichkeit der Interpretation der vorliegenden Daten könnte dahin gehen, dass persönliche und ideologische Einseitigkeiten die Wahrnehmung des Therapeuten lenken. Es wird nur das gesehen, erhoben und beschrieben, was gesehen werden will, soll oder darf. Dies wäre viel bedenklicher, weil es nur schwer zu beeinflussen ist. Hinweise darauf liefern die in den letzten Jahren inflationsartig in den Berichten auftretenden »Traumatisierungen«, hier in Verbindung mit den oben aufscheinenden Gewalt- und Missbrauchserfahrungen, die unsere Patienten unzweifelhaft ja auch nicht selten erleben mussten. Wenn dann eine solche Sichtweise mit »kurzschlüssigen« Folgerungen verbunden wird (weil er/sie das früher erlebt hat, ist es ja kein Wunder, dass er/sie heute diese Symptomatik zeigt), dann sind psychodynamische Behandlungspläne kaum noch zu erwarten. Zudem besteht in einem solchen Falle auch die Gefahr, dass die ohnehin gegebene berufsbedingte Bereitschaft zur »Opferidentifikation« den auch notwendigen, distanzierteren Blick auf den Patienten leicht verstellt und dessen Opferhaltungen eher noch verstärkt.

6 Biografische Risikobelastung und Beeinträchtigungsschweregrad als Prädiktoren der Behandlungsplanung in der Richtlinien-Psychotherapie: psychodynamische Verfahren

KLAUS LIEBERZ, LUCIE ADAMEK, KLARA A. MATHES, BERTRAM KRUMM

6.1 Einleitung

Die Erfassung der biografischen Vorerfahrungen des Patienten gilt für jeden Psychotherapeuten, insbesondere aber auch für die psychodynamisch ausgerichteten, als essenzieller Zugang zum Patienten und als Grundlage seiner Tätigkeit. Allerdings ist bis heute unklar, wie weit das biografisch fundierte Verständnis für den Patienten in der alltäglichen psychotherapeutischen Praxis unter den Rahmenbedingungen der in Deutschland geltenden Richtlinien-Psychotherapie (RLPT) reicht. Rüger et al. (1996, 1997) haben als Erste versucht, mit der Entwicklung des Göttinger-Biografie-Inventars und seiner Anwendung auf die Therapeutenberichte in der RLPT auszuloten, mit welchem Biografieverständnis die Psychotherapeuten in die beantragte tiefenpsychologisch fundierte oder analytische Psychotherapie starten. Das Ergebnis war einigermaßen ernüchternd. Einige Jahre später haben Lieberz et al. (2011) nach zwischenzeitlichen einschneidenden Veränderungen der Rahmenbedingungen (sog. Psychotherapeutengesetz) mit der MARS-Studie einen weiteren Anlauf genommen, um die Informationsdichte in den Therapeutenberichten zu den biografischen Vorerfahrungen der Patienten zu erfassen. Es ließ sich feststellen, dass der bereits von Rüger et al. konstatierte Befund einer sehr eingeschränkten Berichterstattung hinsichtlich der Biografie der Patienten unverändert fortbestand. Weitere Befunde, die diesen Eindruck verdichten, wurden im vorhergehenden Kapitel vorgestellt. Auch wenn zu hoffen bleibt, dass sich in der Praxis die Biografieerfassung und das Verständnis für die Entwicklungsgeschichte des Patienten plastischer und differenzierter gestaltet als in der Berichterstattung, so sind aus wissenschaftlicher Sicht die Hinweise auf wesentliche Mängel in der Rezeption der Patientenbiografie nicht ausgeräumt und die diesbezüglich beste-

Lieberz, Klaus, Adamek, Lucie, Mathes, Klara A. und Krumm, Bertram: Biografische Risikobelastung und Beeinträchtigungsschweregrad als Prädiktoren der Behandlungsplanung in der Richtlinien-Psychotherapie: psychodynamische Verfahren, in: Lieberz, Klaus, Adamek, Lucie und Krumm, Bertram (Hrsg.): Die Richtlinien-Psychotherapie: Expeditionen in einem dunklen Kontinent, Heidelberg: heiBOOKS, 2021, S. 133–148. https://doi.org/10.11588/heibooks.932.c12733

henden Sorgen durch weitere Entwicklungen (Veränderungen des Leitfadens PTV) eher verstärkt worden.

Hier ist zunächst auf die in den letzten dreißig Jahren verstärkte Hinwendung des Interesses auf frühe Abhängigkeitspathologien und die damit verbundene Ausweitung des Indikationsspektrums für psychodynamische Psychotherapien hinzuweisen. So wertvoll die dabei gewonnenen Erkenntnisse und Erfahrungen im Umgang mit diesen Patientengruppen sind, so bedenklich sind doch die nach wie vor bestehenden diagnostischen Probleme und konzeptionellen Verwirrungen. Geht man von der Rezeption der Berichte zu den Therapieanträgen aus, so entsteht der Eindruck, dass mittlerweile mindestens jeder zweite Patient an einer »frühen Störung« leidet. Dies führt zu dem aus unserer Sicht bis heute bestehenden erheblichen Mangel an einer empirisch angelegten psychodynamisch orientierten Biografieforschung. Aus den Psychotherapie-Berichten ergibt sich deshalb das eher bedenkliche Bild, dass die Therapeuten viele, meist vage und wenig gut fundierte Annahmen über schädliche frühkindliche Entwicklungsbedingungen machen. Gleichzeitig besteht aber ein erheblicher Mangel an der Berücksichtigung auch nur einigermaßen gesicherter harter Daten in Kindheit und Jugend. Lebensabschnitte jenseits der (stets als schädigend angenommenen) frühen Mutter-Kind-Interaktion (Schulzeit, Pubertät und frühes Erwachsenenalter, elterliche und nachelterliche Phasen, höheres Alter) mit ihren jeweils eigenen Herausforderungen und Eigentümlichkeiten werden kaum wirklich erfasst und in die psychodynamische Betrachtung aufgenommen.

Diese eher brüchigen und empirisch wenig gesicherten theoretischen Annahmen unterliegen zudem Einflüssen konkurrierender (oft aber viel stärker empirisch ausgerichteter) Strömungen mit ganz andersartigen Krankheitsmodellen. So ist insbesondere in Deutschland mit seiner hohen Dichte stationärer Behandlungseinrichtungen festzustellen, dass die jungen psychodynamisch ausgerichteten Psychotherapeuten dort mit einem »bunten Mix« von Vorstellungen groß werden, der sicher anregend, aber nicht immer gut mit psychodynamischen Modellvorstellungen vereinbar ist. So stehen insbesondere völlig vereinfachte Modellvorstellungen von der Langfristwirkung einzelner (angenommener oder auch verifizierter) früher Traumata auf die spätere Entwicklung und Psychopathologie des Patienten aktuell hoch im Kurs. Leider stehen diese doch sehr vereinfachten Vorstellungen nicht immer im Einklang mit der empirisch nur schwer zu erfassenden Komplexität menschlicher Entwicklungsbedingungen, was diesen Vorstellungen dann wieder sehr entgegenkommt (Dührssen und Lieberz 1999, Küchenhoff 1996, Lieberz 2016).

Insgesamt hat sich aus der Erfahrung jahrelanger Begutachtung psychodynamisch angelegter Therapeutenberichte im Rahmen der RLPT der Eindruck herauskristallisiert, dass hinsichtlich der Biografie oftmals wenig gesicherte Annahmen das Patientenverständnis leiten und dann auch zu nicht immer wirklich kompatiblen Behandlungsplänen führen. Die Rahmenbedingungen begünstigen sicher die festzustellende »Flucht in die Theorie« und wenig konkrete Darstellung der Entwicklungsbedingungen und vor allem auch der aktuell zur Hilfesuche führenden Umstände (s. Kap. III.1).

Dieses kurze Resümee mag genügen, um zu verdeutlichen, warum es notwendig erscheint, die psychotherapeutische Praxis in ihrem hier (noch) geltenden Rahmen wissenschaftlich zu begleiten. Gerade die aktuellen Veränderungen des »Leitfadens« zur Berichterstellung weisen darauf hin, dass mit der Biografie eher »lästiges« Beiwerk beseitigt und Raum für jedwede Vereinfachung (der Vorstellungen wie auch der Praxis) gegeben werden soll. Wir möchten deshalb an dieser Stelle den sich aus den Therapeutenberichten ergebenden Informationen zur Biografie der Patienten weiter nachgehen und im Anschluss an die Fragen des vorangegangenen Kapitels dabei folgende Fragen beleuchten:

1. Besteht ein Zusammenhang zwischen der erfassten biografischen Belastungsschwere und der nachfolgenden Beeinträchtigungsschwere des Krankheitsbildes?
2. In welchem Zusammenhang steht die biografische Risikobelastung mit der nachfolgenden Therapieplanung?
3. Gibt es einen Zusammenhang zwischen Risikobelastung und Beeinträchtigungsschweregrad und der aktuellen Therapieplanung?

Die zugehörigen Null-Hypothesen wären wie folgt zu formulieren:

H1 Zwischen biografischer Risikobelastung und erfasster Beeinträchtigungsschwere besteht kein Zusammenhang.

H2 Zwischen biografischer Risikobelastung und der nachfolgenden Therapieplanung besteht kein Zusammenhang.

H3 Zwischen der Beeinträchtigungsschwere und der Therapiewahl besteht kein Zusammenhang.

H4 Zwischen der biografischen Risikobelastung sowie dem Beeinträchtigungsschweregrad und der Therapiewahl besteht kein Zusammenhang.

6.2 Material und Methodik

Grundlage der hier vorgelegten Ergebnisse sind die im Rahmen psychodynamischer Therapien erforderlichen Berichte zur Beantragung einer Richtlinientherapie seitens der Psychotherapeuten. Berichte zu Anträgen auf Kurzzeittherapie und Fortführungsbehandlung wurden ausgeschlossen. Das hier verfolgte methodische Vorgehen wurde eingangs ausführlich beschrieben und soll deshalb hier nicht wiederholt werden.

Der Beeinträchtigungsschweregrad des jeweiligen Patienten wurde mit dem Beeinträchtigungs-Schwere-Score (Schepank 1995) erfasst. Dabei wurde so vorgegangen, dass die im Bericht beschriebene Symptomatik aufgenommen und auf der jeweiligen Achse des BSS geratet wurde. Zusätzlich wurden zur Einschätzung alle enthaltenen Informationen aus dem Gutachter vorliegenden Arztberichten und Krankenkassenunterlagen herangezogen. Dies geschah in der Vorstellung, dass diese Informationen von den Therapeuten aus »strategischen Gründen« leicht ausgelassen oder heruntergespielt werden könnten, um die Antragstellung für das gewählte Verfahren nicht zu gefährden. Eine somatische Komorbidität wurde unabhängig vom BSS festgehalten und vom Gutachter nach ICD 10 kodiert.

Zugang zur RLPT haben nur entsprechend weitergebildete Ärzte und Psychologen. Zugelassen sind aktuell zwei Behandlungsverfahren, nämlich die psychodynamischen Verfahren und die sog. Verhaltenstherapie. An dieser Stelle beschränken wir uns auf den psychodynamischen Zweig der RLPT. Hier haben die Therapeuten die Möglichkeit, zwischen einer tiefenpsychologisch fundierten Psychotherapie (TfP) im Einzel- oder Gruppensetting oder einer Analytischen Psychotherapie (AP) zu wählen, sofern sie überhaupt beide Behandlungsoptionen besitzen. Ein Großteil der Therapeuten hat nur eine Behandlungsoption, nämlich die einer TfP, ggf. zusätzlich noch die einer medikamentösen Behandlung (sofern sie ärztliche Psychotherapeuten sind). Deshalb ist die Behandlungsplanung nie unabhängig vom jeweils gewählten Psychotherapeuten (Arzt oder Psychologe, tiefenpsychologisch und/oder analytisch qualifiziert).

6.3 Ergebnisse

6.3.1 Beeinträchtigungs-Schwere-Grad (BSS) in der Gesamtgruppe

Die Erfassung des Beeinträchtigungsschweregrades mittels des BSS wird, einschließlich der mit dem Vorgehen verbundenen Limitationen, ausführlich in Lieberz et al. (2017) und im einführenden Methodik-Kapitel erörtert. An dieser Stelle soll deshalb für den Leser das Ergebnis der BSS-Beurteilung in der jetzigen MARS-Studie im Vergleich zur epidemiologischen Erfassung des Schweregrades der Beeinträchtigung mit psychogenen Störungen in der Allgemeinbevölkerung (MKS-Studie) lediglich als Hilfestellung dargestellt werden. Mit einem Mittelwert von 5,12 Punkten liegt die Beeinträchtigungsschwere erwartungsgemäß deutlich über dem Vergleichswert in der Allgemeinbevölkerung.

Zur weiteren Veranschaulichung wurde im Folgenden der Versuch unternommen, die Patienten anhand der Einschätzung im Beeinträchtigungs-Schwere-Score (BSS) in zwei unterschiedliche Gruppen einzuteilen, nämlich eine Gruppe mit eher

Abbildung 6 BSS-Summe MKS (A-Studie) und MARS-Studie im Vergleich

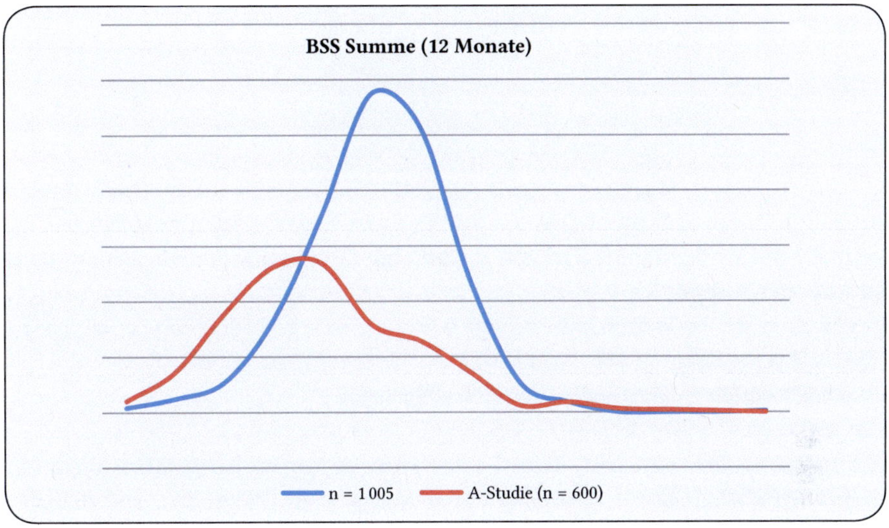

Tabelle 27 Beeinträchtigungsschwere im Vergleich einer klinischen Population (MARS) und der Allgemeinbevölkerung (MKS)

Prävalenz Jahr Summe	MARS-Studie (n = 1005)		MKS A-Studie (n = 600)	
	Häufigkeit	%	Häufigkeit	%
0	4	0,4 %	10	1,7 %
1	12	1,2 %	36	6,0 %
2	27	2,7 %	89	14,8 %
3	83	8,3 %	131	21,8 %
4	179	17,8 %	134	22,3 %
5	287	28,6 %	79	13,2 %
6	257	25,6 %	64	10,7 %
7	119	11,8 %	36	6,0 %
8	27	2,7 %	6	1,0 %
9	9	0,9 %	9	1,5 %
10	0	0,0 %	3	0,5 %
11	0	0,0 %	2	0,3 %
12	0	0,0 %	1	0,2 %
k. A.	1	0,1 %	0	0,0 %
Gesamt	1 005	100,0 %	600	100,0 %

Tabelle 28 BSS – Extremgruppeneinteilung

Gruppe	BSS	Häufigkeit	Prozent
1	BSS ≤ 4 (– Soko 3+)	296	65,6
2	BSS ≥ 7	155	34,4
Gesamt		451	100,0

geringer Beeinträchtigung (Gruppe 1) und eine Gruppe mit hohem Beeinträchtigungsgrad (Gruppe 2).

6.3.2 Familiäre Belastung in den Extremgruppen

Wir haben sodann versucht, diese beiden Extremgruppen hinsichtlich ihrer biografischen Risikobelastung miteinander zu vergleichen. Betrachten wir zunächst die Ergebnisse hinsichtlich der erfassten Familienatmosphäre, so sehen wir deutliche Unterschiede zwischen den beiden Gruppen mit einer zu erwartenden wesentlich höheren Risikobelastung in der stark beeinträchtigten Gruppe im Vergleich mit der weniger stark beeinträchtigten Gruppe. Geringere bis keine Unterschiede ergeben sich dabei hinsichtlich der Belastung durch Erkrankung eines Familienmitgliedes wie auch hinsichtlich etwaiger Verwöhnungseinflüsse (siehe Tabelle 29).

Tabelle 29 Extremgruppen und belastete Familienatmosphäre

	Gruppe 1	Gruppe 2	Test	df	Signifikanz
Armut	40 (26,1 %)	57 (65,5 %)	Chi-Q 35,704	1	.001
Streit	50 (19,1 %)	61 (50 %)	Chi-Q 38,715	1	.001
Gewalt/Missbrauch	39 (13,7 %)	70 (50,4 %)	Chi-Q 65,453	1	.001
Vernachlässigung/ Verwahrlosung	48 (32,2 %)	90 (85,7 %)	Chi-Q 71,051	1	.001
Verwöhnung	18 (7,8 %)	8 (6,1 %)	Chi-Q		n. s.
Krankheit	76 (26,7 %)	55 (37,4 %)	Chi-Q 5,303	1	.027
Insgesamt belastet	175 (87,9 %)	142 (100 %)	Chi-Q 18,422	1	.001

Diesen Eindrücken sollen die Ergebnisse in Bezug auf die härteren Risikobelastungen beiseitegestellt werden. Auch hier zeigt sich ein sehr bedeutsamer Unterschied zwischen den beiden Extremgruppen. Erwartungsgemäß lässt sich bei der schwer beeinträchtigten Patientengruppe 2 eine deutlich höhere Risikobelastung als in der Vergleichsgruppe feststellen. Interessant ist allerdings, dass es auch in der Gruppe 2 einen hohen Anteil an Patienten gibt, die trotz ihrer schweren klinischen Beeinträchtigung keine entsprechende biografische Risikobelastung erkennen lassen, so wie es auch in Gruppe 1 einen immerhin über 10-prozentigen Anteil an Patienten gibt, der, jedenfalls nach den Beschreibungen des Therapeutenberichtes, keine schwerere Psychopathologie erkennen lässt.

Abbildung 7 Risikoindex und Extremgruppen-Belastungsschwere im Überblick und Mittelwertvergleich

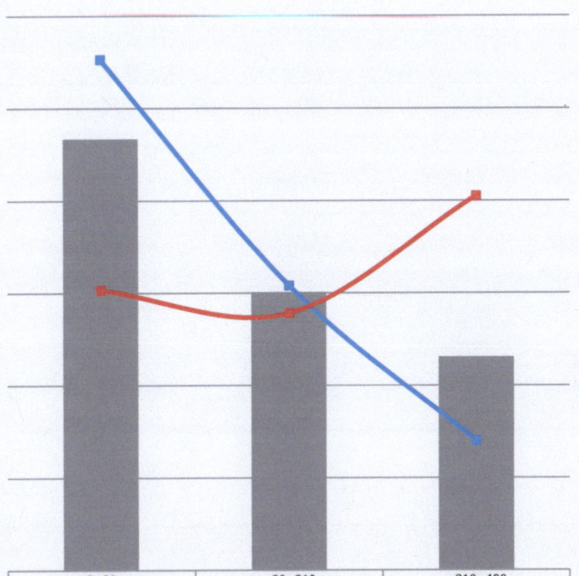

	0–80	>80–210	>210–400
Gesamt	46,7 %	30,1 %	23,1 %
Gruppe 1	55,3 %	30,8 %	14,0 %
Gruppe 2	30,3 %	27,8 %	40,5 %

Mann-Whitney-Test T = 6,389; df = 261,899; p = 0,001

Die einzelnen Belastungsfaktoren sollen nun noch im Gruppenvergleich zur Darstellung kommen (siehe Tabelle 30).

Tabelle 30 Erfasste Risikofaktoren in den Extremgruppen

	Gruppe 1	Gruppe 2	Test	df	sign
Altersabstand < 1,5 njG	27 (9,2 %)	19 (12,3 %)	Chi-Q	2	n. s.
Altersabstand < 1,5 näG	19 (6,4 %)	11 (7,1 %)	Chi-Q	2	n. s.
Anzahl Geschwister 0	52 (17,7 %)	41 (26,5 %)			
Anzahl G mx			t-Test		n.s
Anzahl StG mx			t-Test		.003
Verlust Vater	77 (26,1 %)	75 (48,4 %)	Chi-Q	1	.001
Chron. Krankheit Vater	17 (5,8 %)	6 (3,9 %)	Chi-Q	1	n. s.
Seelische Erkrankung Vater	45 (15,3 %)	53 (34,2 %)	Chi-Q	1	.001
SV/Suizid Vater	4 (1,4 %)	0	Chi-Q	1	n. s.
Verlust Mutter	34 (11,5 %)	46 (29,7 %)	Chi-Q	1	.001
Kurze Trennung Mutter	15 (5,1 %)	19 (12,2 %)	Chi-Q	2	.006
Chron. Krankheit Mutter	12 (4,1 %)	7 (4,5 %)	Chi-Q	1	n. s.
Seelische Krankheit Mutter	42 (14,3 %)	59 (38,1 %)	Chi-Q	1	.001
SV/Suizid Mutter	10 (3,4 %)	5 (3,2 %)	Chi-Q	1	n. s.
Ersatzpersonen	50 (16,9 %)	55 (35,5 %)	Chi-Q	1	.001
Heimaufenthalt/ Internat	16 (5,4 %)	22 (14,2 %)	Chi-Q	1	.002

6.3.3 Therapiepläne

Werfen wir zunächst einen Blick auf die insgesamt beantragten Therapiepläne. Erwartungsgemäß zu erkennen ist, dass ganz bevorzugt Einzeltherapien beantragt werden, ein Befund, der sicher noch deutlicher würde, wenn wir die gesonderte Auswahl im MARS-Projekt im Auge behalten. Zur Untersuchung der Gruppentherapien wurden seinerzeit bewusst gruppentherapeutische Therapieanträge angereichert (n = 100) und in die Studie aufgenommen, um die zu diesem Therapiesetting beitragenden Einflüsse untersuchen zu können.

Tabelle 31 Beantragte Therapie: TfP/AP-Behandlung

	TfP	**AP**
Einzel	670 (87 %)	171 (73,4 %)
Gruppe	94 (12,2 %)	60 (25,7 %)
Einzel und Gruppe	6	0
KJP	0	2
Gesamt	770	233

k. A. bei 2 Personen; Chi-Quadrat = 33,752; df 3; p = 0,001

6.3.3.1 Grundberuf, BSS und Therapieplan

Versuchen wir auf dieser Grundlage nun die Therapiepläne nachzuvollziehen, dann soll das Augenmerk zunächst auf die Wahl des jeweiligen Therapeuten gerichtet werden, da anzunehmen ist, dass Therapeuten- und Therapiewahl nicht unabhängig voneinander sind. Wie in den früheren Kapiteln bereits dargelegt wurde, wird bei der überwiegenden Anzahl von Patienten eine TfP beantragt, nur bei einem knappen Viertel ist eine AP vorgesehen.

Wie sich zeigt, ist die Wahl eines ärztlichen Psychotherapeuten mehrheitlich mit einer TfP verbunden, während psychologische Therapeuten häufiger auch eine AP beantragen. Dieser Eindruck verstärkt sich insbesondere auch bei Einbeziehung der klinischen Beeinträchtigung (BSS). Wie sich auch zeigt, ist die klinische Beeinträchtigung nicht entscheidend für die Wahl des therapeutischen Vorgehens. Bei den beiden hier einbezogenen psychodynamischen Vorgehensweisen sind hinsichtlich des Beeinträchtigungsschweregrades keine Unterschiede festzustellen.

Tabelle 32 Grundberuf des Therapeuten und gewählte Therapieform

	TfP	**AP**	**Gesamt**
Arzt	410 53,5 %	99 42,5 %	509 50,9 %
Psychologe	356 46,4 %	129 55,4 %	485 48,5 %
Arzt und Psychologe	1 0,1 %	5 2,1 %	6 ,6 %
Gesamt	767 100,0 %	233 100,0 %	1 000 100,0 %

Bei n = 5 k. A.; Chi-Quadrat = 19,274; df 2; p = 0,001

Abbildung 8 Beeinträchtigungsschweregrad und Therapieplan (BSS Jahr Summe)

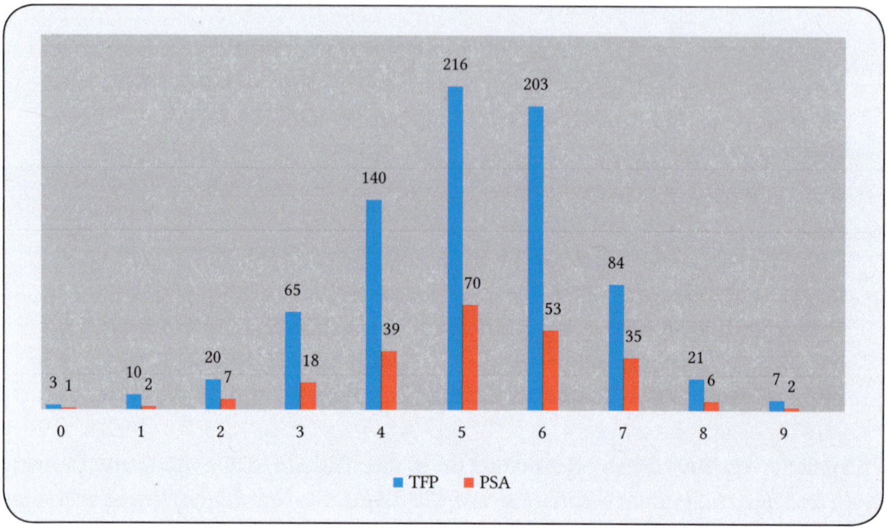

T-Test: p = 0.516; T = −0,650

6.3.3.2 Biografische Risikobelastung (RI: gering/hoch) und Therapieplan

Wenn wir weiter betrachten möchten, wie die biografische Risikobelastung mit der Therapieplanung zusammenhängen könnte, dann zeigt sich, dass unabhängig von der Risikobelastung ganz bevorzugt Einzeltherapien beantragt werden (siehe Tabelle 33). Allerdings wird bei geringerer Risikobelastung offenbar eher auch eine Gruppentherapie ins Auge gefasst und bei hoher Risikobelastung noch häufiger eine AP für notwendig gehalten wird.

Tabelle 33 Risikobelastung und Therapieplan

	geringer RI	**hoher RI**
Einzel	276 78,8 %)	240 (86,3 %)
Gruppe	72 (20,6 %)	34 (12,2 %)
Einzel und Gruppe	2	2
KJP	0	2
Gesamt	350	278

RI kleiner/gleich 80 (geringer RI) n = 352
RI größer/gleich 210 (hoher RI) n = 278
Chi-Quadrat = 10,011; df 3; p = 0,018

6.3.3.3 BSS-Extremgruppen, RI, Grundberuf und Therapieplan

Wenn wir versuchen, die bisherigen Variablen des Beeinträchtigungsschweregrades (Extremgruppen), der biografischen Risikobelastung und des Grundberufes des Therapeuten mit dem Therapieplan zu verbinden, dann ergibt sich zunächst folgendes Bild: Unabhängig von der Beeinträchtigungsschwere wird bevorzugt eine TfP beantragt. Die biografische Risikobelastung scheint allerdings Einfluss auf die Therapieentscheidung zu nehmen. In der geringer beeinträchtigten Gruppe 1 werden Patienten mit höherer Risikobelastung wesentlich häufiger als die Patienten dieser Gruppe mit geringer Risikobelastung für eine AP vorgesehen.

Tabelle 34 Therapiewahl und Risikobelastung bei geringer Beeinträchtigungsschwere

	Gruppe 1/geringer RI	**Gruppe 1/hoher RI**
TfP	138 84,1 %	24 58,5 %
AP	26 15,9 %	17 41,5 %
Gesamt	164 100,0 %	41 100,0 %

Chi-Quadrat = 12,978; df 1; p = 0,001

In der Gruppe 2 der stark beeinträchtigten Patienten (BSS) scheint die Therapiewahl weitgehend unabhängig von der jeweiligen Risikobelastung zu sein, auch wenn sich hier andeuten könnte, dass eine AP in dieser schwerer beeinträchtigten Patientengruppe bei geringerer Risikobelastung bevorzugt wird, während bei hoher Risikobelastung eine TfP das Mittel der Wahl ist. Damit lässt sich schluss-

Tabelle 35 Therapiewahl und Risikobelastung bei hoher Beeinträchtigungsschwere (Gruppe 2)

	Gruppe 2/geringer RI	**Gruppe 2/hoher RI**
TfP	32 68,1 %	49 77,8 %
AP	15 31,9 %	14 22,2 %
Gesamt	47 100,0 %	63 100,0 %

Chi-Quadrat = 1,303; df 1; p = 0,280

folgern, dass die Beeinträchtigungsschwere für sich zwar keinen nennenswerten Einfluss auf die Therapiewahl zu haben scheint, dass sie aber in Verbindung mit der biografischen Risikobelastung das therapeutische Vorgehen doch mitbestimmt.

Die Patienten mit einem starken Beeinträchtigungsgrad (BSS-Gruppe 2) und geringer biografischer Risikobelastung (RI) befinden sich eher in ärztlich-psychotherapeutischer Behandlung, während Patienten mit höherem RI häufiger in Therapie bei einem psychologischen Therapeuten sind. Zu berücksichtigen sind dieser Zusammenstellung natürlich die insgesamt geringen Fallzahlen.

Tabelle 36 Beeinträchtigungsschweregrad, Risikobelastung und Grundberuf des Therapeuten

	Gruppe 2/geringer RI	**Gruppe 2/hoher RI**
Arzt	32 68,1 %	29 46,0 %
Psychologe	15 31,9 %	32 50,8 %
Arzt und Psychologe	0 ,0 %	2 3,2 %
Gesamt	47 100,0 %	63 100,0 %

Chi-Quadrat = 6,098; df 2; p = 0,030

6.3.3.4 Einflüsse auf den Therapieplan (TfP vs. AP)

Versuchen wir nun, die verschiedenen bisher betrachteten Variablen in ihrer Bedeutung für die Therapieplanung im Sinne einer Regressionsanalyse zusammenzufassen, dann ergibt sich folgendes Bild (siehe Tabelle 37).

Wie sich zeigt, sind der Grundberuf des Therapeuten wie auch der Praxisort entscheidende Variablen für die Therapieentscheidung. Des Weiteren sind aber auch das Alter des Patienten, der Bildungsgrad und eine geringere biografische Risikobelastung für die Wahl des therapeutischen Vorgehens von Bedeutung. Andere Faktoren, insbesondere solche klinischer Art, wie sie hier mit dem BSS zu erfassen versucht wurden, zeigen sich für die Wahl des therapeutischen Vorgehens nicht von wesentlicher Bedeutung.

Tabelle 37 Regressionsanalyse – Einflüsse auf die Therapieplanung: TfP vs. AP

	B	s	Wald	df	p	OR
Geschlecht	–,211	,187	1,267	1	,260	,810
Alter	–,491	,210	5,460	1	,019	,612
Praxisort	–,562	,180	9,710	1	,002	,570
Abitur	–,314	,175	3,239	1	,072	,730
RI < 80	–,377	,196	3,705	1	,054	,686
RI > 240	–,279	,215	1,683	1	,195	,756
BSS Soko	,141	,125	1,284	1	,257	1,152
BSS Summe	–,020	,077	,068	1	,794	,980
Grundberuf Therapeut	,566	,164	11,935	1	,001	1,761
Konstante	,535	,731	,537	1	,464	1,708

6.4 Diskussion

Das Ziel der jetzigen Untersuchung bestand darin zu prüfen, ob den jeweils beantragten Therapieplänen eine nachvollziehbare Rationale hinsichtlich psychosozialer biografischer Risikobelastung und aktueller Beeinträchtigungsschwere zu entnehmen ist. Da die Validität der Daten angesichts des methodischen Vorgehens unsicher ist, sollte die Untersuchung nicht nur der Darlegung der entsprechenden Datenlage dienen, sondern auch einen Ansatz zur Aufstellung von Therapieplänen nach überprüfbaren Kriterien aufzeigen. Die im hier eingesetzten methodischen Vorgehen liegenden Limitierungen wurden schon ausreichend beschrieben und verdeutlicht, müssen deshalb an dieser Stelle nicht noch einmal wiederholt werden.

Im Vordergrund steht somit die Frage nach einer Nachvollziehbarkeit der Entscheidung der Therapeuten hinsichtlich des vorgelegten Therapieplans. Diese Frage setzt vor allem erst einmal voraus, dass der jeweilige Therapeut eine Entscheidungsmöglichkeit, hier im Sinne der Entscheidung zwischen einer TfP und einer AP hat. Da nur die Untergruppe der psychoanalytisch qualifizierten Therapeuten diese Wahlmöglichkeit hat, wurde diese Gruppe gesondert untersucht. Der größte Teil der Therapeuten hat diese Möglichkeit nicht, so dass die vorhandenen Daten von vornherein mit Einschränkungen versehen sind. Insofern führt die Frage über die der Differenzialindikation durch den Therapeuten hinaus und wirft Fragen nach der Therapeutenwahl auf. Der Therapeut ist sozusagen der begrenzende Faktor, mit der Wahl des Therapeuten ist zumeist auch die Wahl des Verfahrens oder des methodischen Vorgehens vorgegeben. Der Patient schränkt wissentlich oder unwissentlich mit der Therapeutenwahl die Behandlungsoptionen von vornherein ein, sei es dadurch, dass er entweder einen verhaltenstherapeutisch orientierten Therapeuten wählt oder einen psychodynamisch orientierten, oder dadurch, dass er in dieser Gruppe wiederum einen »Tiefenpsychologen« oder einen »Psychoanalytiker« wählt. Zudem besteht die Wahl zwischen einem Arzt und einem Psychologen. Auch darin liegt eine Einschränkung der Behandlungsmöglichkeiten, da nur der Arzt die zusätzliche Möglichkeit einer medikamentösen Behandlung (ausschließlich oder begleitend zur Psychotherapie) aus einer Hand realisieren kann.

Insofern geht der Frage nach der Differenzialindikation immer die Frage nach der Therapeutenwahl voraus. Diese Frage ist mit der vorliegenden Studie nicht abschließend zu beantworten; es können lediglich einige Annäherungen vorgenommen werden. Außerhalb der Reichweite dieser Studie liegt z.B. die Frage, inwieweit die Entscheidung des Patienten einer Empfehlung, sei es aus dem Verwandten-/Bekanntenkreis oder seitens eines behandelnden Arztes, folgt. Unklar muss auch bleiben, wieweit die verwirrende Vielfalt unterschiedlich etikettierter Leistungsanbieter dem Patienten eine vernünftige Entscheidung erschwert.

Zunächst stellt sich die Frage nach der Zugänglichkeit eines Therapeuten. Dabei sind z.B. regionale Besonderheiten zu beachten. So wird Psychotherapie im Allgemeinen in ländlichen Gebieten nicht nur in relativ geringem Umfang angeboten, sie ist im Wesentlichen städtischen Regionen, insbesondere großstädtischen Regionen vorbehalten. Hier ist demnach nicht nur die Therapeutendichte höher, hier besteht für die Patienten dank der eher vorhandenen Anonymität auch ein höherer sozialer Schutz. Auch von daher wird die Forderung nach einer verbesserten psychotherapeutischen Versorgung im ländlichen Bereich immer seine Grenzen finden. Da die Erfahrung zeigt, dass die Entfernung zur Praxis und der damit verbundene Zeitaufwand eine wichtige Rolle in der Therapeutenwahl spielen dürfte, wäre bereits an dieser Stelle mit entsprechenden Wegweisungen zu rechnen.

Regionale Besonderheiten im Therapeutenzugang sind allerdings auch im großstädtischen Bereich auszumachen und von den Krankenkassen schon frühzeitig angemerkt worden. So gibt es Regionen, in denen sich ganz bevorzugt nur verhaltenstherapeutische Psychotherapeuten finden lassen, oder es gibt andere Regionen, in denen vor allem psychodynamisch orientierte Psychotherapeuten »das Feld beherrschen«. Dies hängt zumeist mit gewachsenen Strukturen in der psychotherapeutischen Weiterbildung zusammen, wie beispielsweise etwa, dass sich in einer Stadt eine Universität mit der Möglichkeit zu einer psychologischen Ausbildung (oft mit angeschlossenem Institut zur Weiterbildung) befindet. Nach aktuellem Stand sind diese Aus- und Weiterbildungseinrichtungen aus verschiedenen Gründen vornehmlich verhaltenstherapeutisch ausgerichtet und bieten so gut wie nie die Möglichkeit zur Qualifikation im psychodynamischen Bereich. Diese oft wissenschaftspolitisch begründete Ausrichtung ist vornehmlich berufspolitisch motiviert, versorgungspolitisch fragwürdig und nachteilig für den Patienten. Wer kann schon wollen, dass wir nur ein einziges »Antibiotikum« zur Verfügung haben! In anderen Fällen gibt es aber auch städtische Regionen, in denen eine Vielfalt psychodynamischer Weiterbildungsstätten existiert. Da die weitergebildeten Psychotherapeuten eher wenig mobil sind und dazu neigen, sich am Ort ihrer Weiterbildung auch niederzulassen, lassen sich in einem solchen Fall also auch Orte ausmachen, an denen ganz bevorzugt psychodynamische Psychotherapien »im Angebot« sind. Diese Einschränkungen betreffen somit die Frage nach der Verfügbarkeit eines Therapeuten.

Auch unsere Daten bestätigen den Einfluss regionaler Gegebenheiten bei der Therapeuten- und damit der Therapiewahl. Dies ist aufgrund der oben angedeuteten Gegebenheiten auch nicht verwunderlich. Wenn Psychotherapie im Allgemeinen eher in städtischen Regionen angeboten wird, dann gilt dies auch für psychodynamische Therapien, und hierbei insbesondere auch für psychoanalytische Psychotherapie. Ein tiefenpsychologisches Therapieangebot wird in ländlichen Regionen öfter mal von einem Arzt mit Zusatztitel »Psychotherapie« gemacht (eher seltener von einem Psychologen). Analytische Psychotherapien sind nicht nur bevorzugt im großstädtischen Bereich erreichbar, sie werden eher von psychologischen Psychotherapeuten angeboten, was in Zukunft noch mehr der Fall sein dürfte. Die in dieser Studie erfassten ärztlichen Psychoanalytiker sind wahrscheinlich eher älter, haben zumeist einen Facharzt für Psychosomatische Medizin, Psychiatrie oder auch Innere Medizin, Gynäkologie etc. Ihre Praxisorganisation dürfte sich in vielen Fällen von der Praxisform psychologischer Psychoanalytiker unterscheiden, welche deshalb auch andere Patienten sehen und aussuchen.

Zugänglichkeit und Verfügbarkeit umfassen aber nicht nur regionale und berufsabhängige Besonderheiten (Arzt/Psychologe/ganztags/halbtags/stundenweise), sondern beziehen sich z. B. auch auf die Frage des Geschlechts des Therapeuten. Sowohl auf der Seite der Patienten wie auch aufseiten der Therapeuten finden sich ganz bevorzugt Frauen; Männer bilden hier eine Minderheit (s. Kap. II.8). Damit ist die Möglichkeit, einen männlichen Psychotherapeuten zu finden, deutlich eingeschränkt. Denkbar wäre, dass dieser Sachverhalt die Behandlungsschwelle für männliche Patienten deutlich erhöht und mit dafür verantwortlich ist, dass relativ wenige Männer psychotherapeutische Leistungen in Anspruch nehmen.

Bezüglich des Alters der männlichen Patienten lassen sich aus dieser Studie zwei Trends ablesen, die der weiteren Beobachtung und Untersuchung bedürfen. Jungen und gut gebildeten Männern wird häufiger eine AP angeboten, während bei den älteren, sozial eher schlechter gestellten Männern wohl häufiger eine Gruppentherapie erwogen wird (Knoblich 2014, Lieberz und Knoblich 2014). Da wir über das Alter der Therapeuten keine näheren Angaben haben, lässt sich auf der hier gegebenen Grundlage keine Aussage darüber machen, welchen Einfluss das Alter des Therapeuten auf die Entscheidung des Patienten hinsichtlich der Therapeutenwahl hat. Somit lässt sich auch nicht ermessen, welchen Einfluss das Alter des Therapeuten, und damit verbunden auch seine Berufserfahrung, auf die differenzialindikatorischen Entscheidungen nimmt.

Nach den hier vorgelegten Daten sind jedenfalls regionale und soziodemografische Einflüsse für die Therapeuten- und Therapiewahl bedeutsamer als das klinische Bild und die Beeinträchtigungsschwere des Patienten. Weder der psychopathologische Befund noch das Vorhandensein etwaiger komorbider Störungen in Form von Suizidalität, Suchttendenzen oder somatischen Erkrankungen ist für die Behandlungsform wegweisend. Freilich lässt sich doch erkennen, dass die klinischen Eindrücke für die Therapeuten mitbestimmend sind. Dies gilt, wie von Lieberz et al. (2015) beschrieben, mit einiger Wahrscheinlichkeit für das Vorhandensein psychogen bedingter körperlicher Störungen, insbesondere herzbezogener Ängste. Diese Symptomatik scheint die Patienten dazu zu bewegen, sich zumindest in der Anfangsphase solcher Beschwerdebilder bevorzugt auf die Suche nach einem Arzt zu begeben. Ein weiterer Einfluss scheint sich aus dem Vorhandensein ausgeprägterer sozialkommunikativer Störungen für die Therapiewahl zu ergeben, auch wenn dieser Befund nicht gradlinig und ohne Widersprüche zu bestehen scheint. Zum einen lässt sich mit den hier vorliegenden Daten jedenfalls nicht ausschließen, dass die relativ häufigere Entscheidung für eine AP strategischer Natur ist und zur Begründung des Therapieplans dem Gutachter gegenüber eingesetzt wird. Zudem scheint es nicht ausgeschlossen, dass innerhalb der Gruppe, für die eine AP beantragt wurde, Untergruppen auszumachen sind. So scheinen jüngere und gut gebildete Patienten mit nicht zu hoher biografischer Vorbelastung und einer mittelschweren Beeinträchtigung eher das Angebot zu einer AP zu bekommen, womit das alte, den analytischen Psychotherapien gegenüber geäußerte Vorurteil bezüglich der Indikation Bestätigung finden könnte (YAVIS-Debatte). Zum anderen aber finden wohl auch häufiger biografisch höher belastete und symptomatisch wie auch persönlichkeitsstrukturell stärker beeinträchtigte Patienten Zugang zu einer AP, wobei die hier (leider) nicht untersuchte Möglichkeit bestände, dass bei dieser Patientengruppe Modifizierungen im Vorgehen notwendig und auch vorgesehen sind.

Insgesamt geben die hier vorgelegten Daten viele Anregungen für weitere Untersuchungen mit gezielteren Fragestellungen. Die MARS-Studie war eher auf eine breitere Erfassung und Bestandsaufnahme bezüglich der zu diesem Zeitpunkt aktuellen Verhältnisse im Rahmen der RLPT ausgerichtet, für die Verfolgung der auch in diesem Abschnitt aufgeworfenen Fragen bedarf es einer vertiefteren Herangehensweise mit zugeschnittenem methodischem Inventar.

7 Der Prognose-Score: differenzialindikatorische »Tastversuche«

KLAUS LIEBERZ, LUCIE ADAMEK, BERTRAM KRUMM

7.1 Einleitung

Die Frage nach den prognostischen Aussichten ist in die Zukunft gerichtet, und diese ist bekanntermaßen ungewiss. Dennoch ist diese Frage auch im Rahmen der RLPT von entscheidender Bedeutung. Sie berührt zum einen das Problem der Indikationsstellung (Kap I.1 und 2) und hierbei die Entscheidung, ob im jeweiligen Fall eine Langzeittherapie im Rahmen der Richtlinien notwendig und wirtschaftlich ist, oder ob nicht mit einem geringeren Aufwand auch außerhalb der Richtlinien-Psychotherapie ein ausreichendes Therapieergebnis erzielt werden könnte (z. B. im Rahmen einer hausärztlichen/fachärztlichen medikamentösen Behandlung oder im Rahmen der psychosomatischen Grundversorgung usw.). Damit sind also auch differenzialindikatorische Überlegungen verbunden, gilt es doch zu entscheiden, welche Behandlung zu diesem Zeitpunkt für diesen Patienten das beste Ergebnis verspricht. Insofern ist die Einschätzung der prognostischen Aussichten natürlich auf das Engste auch mit dem Ergebnis und der Ergebnisforschung verknüpft. Dabei gilt es, die international sehr unterschiedlichen Rahmenbedingungen zu berücksichtigen, denn es ist natürlich auch hinsichtlich der Erwägung der prognostischen Aussichten von wesentlicher Bedeutung, dass diese Rahmenbedingungen in die Überlegung einbezogen werden (s. Kap II.9). So macht es einen entscheidenden Unterschied, ob die Behandlung z. B. vom Patienten selbst finanziert wird/werden kann, ob ein Elternteil oder der Partner die Kosten der Behandlung übernimmt oder ob, wie in Deutschland, die gesetzliche oder private Krankenversicherung für die Behandlung aufkommt. Die damit verbundenen unterschiedlichen Abhängigkeiten des Patienten berühren selbstverständlich auch die Frage nach seinem Bewegungsspielraum und seinen Entscheidungsmöglichkeiten. Abgesehen davon spielen die unterschiedlichsten Variablen bei der Abschätzung der prognostischen Aussichten eine mehr oder weniger gewichtige Rolle, was es so schwer machen kann, hier zu einem einigermaßen verlässlichen Urteil zu kommen.

Von entscheidendem Einfluss ist der engere Rahmen, in dem die Behandlung des Patienten stattfindet. Hiermit sind die Praxisbedingungen des Therapeuten ge-

Lieberz, Klaus, Adamek, Lucie und Krumm, Bertram: Der Prognose-Score: differenzialindikatorische »Tastversuche«, in: Lieberz, Klaus, Adamek, Lucie und Krumm, Bertram (Hrsg.): Die Richtlinien-Psychotherapie: Expeditionen in einem dunklen Kontinent, Heidelberg: heiBOOKS, 2021, S. 149–156. https://doi.org/10.11588/heibooks.932.c12734

meint (Lieberz et al. 2013, Luborsky et al. 1971, Orlinsky und Rönnestad 2005, Messer und Palmowski 2014, Pompecki 2021). Es macht einen großen Unterschied, ob der Therapeut in eigener psychotherapeutischer Praxis tätig ist, ob er als ärztlicher oder psychologischer Psychotherapeut eine Einzel- und Gemeinschaftspraxis führt, ob er gesetzlich versicherte oder privat versicherte Patienten behandelt. Wenn er stattdessen in einem Ambulatorium oder einer Klinik tätig ist, wird er ganz andere Patienten zu sehen bekommen und ganz andere Erfahrungen machen. Von daher ist nicht verwunderlich, dass es in erster Linie Therapeuten und Behandler in größeren ambulanten oder klinischen Einrichtungen gewesen sind, die sich sehr frühzeitig mit einem breiten Spektrum sehr unterschiedlicher Patienten konfrontiert und sich deshalb auch gezwungen sahen, ihr therapeutisches Vorgehen auf die unterschiedlichen Patienten und deren Voraussetzungen einzustellen. In Deutschland wurden insofern erste Erfahrungen dieser Art am Berliner psychoanalytischen Ambulatorium gewonnen (Dührssen 1994), und es begannen schon bald erste Bemühungen, auch die prognostischen Aussichten abzuschätzen und die Vorgehensweise zu modifizieren. Nach dem zweiten Weltkrieg wurde diese Tradition am Institut für psychogene Erkrankungen der AOK Berlin aufgenommen und weitergeführt; es wurden Dokumentationen erstellt und Daten gesammelt, um die Beobachtungen einzuordnen und zu systematisieren (Dührssen 1986, 1994). Auch die Klinik in Tiefenbrunn/Göttingen sah in der Erhebung entsprechender Daten entscheidende Vorteile, und auf dieser Grundlage konnte dann F. Heigl (1972) schon früh sein bahnbrechendes Werk zur prognostischen Einschätzung in der analytischen/tiefenpsychologischen Therapie vorlegen. Diese Ergebnisse wurden in der Folgezeit bestätigt und weiter ausgebaut und spielten auch eine bedeutsame Rolle in der Modifizierung analytischer Behandlungsansätze. So wurden die Voraussetzungen für eine eigentliche Kurzzeittherapie beschrieben, also für Patienten, die mit einer sehr begrenzten und kurzfristigen therapeutischen Hilfestellung schnell wieder in Balance zu bringen waren und eigenständig bei guter Gesundheit ihren Weg fortsetzen konnten (Balint et al. 1973, Beck 1974, Dührssen 1988, Malan 1963, 1976, Sifneos 1992). Es wurde versucht herauszuarbeiten, welche Patienten ohne weitreichende regressive Bewegungen gesunden konnten oder welche eher eine stärkere regressive Auslenkung zur Heilung benötigten. Patientengruppen wurden identifiziert, bei denen tiefere regressive Erfahrungen eher vermieden werden sollten, oder auch solche, die in einer Gruppentherapie eine förderliche Entwicklung nehmen konnten (Clarkin et al. 2001, Doehring et al. 2007, Dührssen 1986, 1988, Ermann 2004, Heigl-Evers 1982, 1983, Fürstenau 2005, Kernberg 1988, 1993, Lieberz 1998, Richter et al. 2002, Rudolf 1974, 2002, 2004, 2010, Rudolf und Rüger 2001, Rüger 1981, 2002). Im Rahmen der Ergebnisforschung spielt die Erfassung der jeweiligen Indikatoren und Prädiktoren eine bis heute ungebrochen große Rolle. Wie in Kap III.2 noch näher ausgeführt werden wird, sind dabei die Voraussetzungen des Patienten zu Recht von ganz entscheidendem Belang. Welche Bedeutung hinsichtlich des erreichbaren Ergebnisses einer Therapie dem Therapeuten und der Patient-Therapeuten-Konstellation zukommt, wird bis heute allerdings aus verschiedenen Gründen kaum hinreichend erfasst (Diamond et al. 2003, Dunkle und Friedländer 1996, Garfield 1994, Hentschel et al. 1997, Hilliard et al. 2000, Lambert et al. 1983, Lambert 2013, Lambert und Barley 2002, Luborsky et al. 1971, Muran und Barber 2010, Norcross 2011, Norcross et al. 2005, Norcross und Lambert 2005, Norcross und Wampold 2011, Roth und Fonagy 2005a).

Auf Grundlage der im Rahmen des MARS-Projektes gesammelten Informationen soll im Folgenden der Versuch gemacht werden, die Patienten hinsichtlich ihrer voraussichtlichen prognostischen Aussichten einzuschätzen. Dies erschien uns auch deswegen bedeutsam, weil die Einschätzung der prognostischen Aussichten nach den Erfahrungen in der Begutachtung zum Nachdenken anregen müssen. Bei den im MARS-Projekt untersuchten Berichten wurden seitens des Gutachters in fast der Hälfte der Fälle Zweifel an den prognostischen Aussichten angebracht, und in etwa 23 % der Fälle hatte der Gutachter den Eindruck, dass das gewählte Behandlungskonzept zu viel verspricht. Zur Erfassung der prognostischen Einschätzung wurden jetzt aus den in den Berichten niedergelegten Informationen die Variablen zusammengelegt, die nach den bisher vorliegenden Erfahrungen und Erkenntnissen einen wesentlichen Aufklärungsbeitrag zur Entwicklungsfähigkeit eines Patienten liefern können. Nach den vorliegenden epidemiologischen Langzeituntersuchungen ist davon auszugehen, dass sowohl die biografischen Ausgangsbedingungen wie auch die zum Untersuchungszeitpunkt festzustellende Beeinträchtigungsschwere im Zusammenhang mit der sozialen Situation (schulische und berufliche Entwicklung) verlässliche Prädiktoren für die weitere Entwicklung eines Menschen sein werden und auch weitgehend den Bewegungsrahmen bestimmen, in dem sich mit und ohne Therapie die Erfolgsaussichten bewegen (Franz et al. 2000, Hentschel et al 1997, Lieberz et al. 1998, Lieberz et al. 2011, Rudolf und Motzkau 1997, Schepank 1987, 1990). Im Vordergrund soll dabei vor allem die Frage stehen, ob sich mit den wenigen verlässlichen Angaben, die den Therapeutenberichten entnommen werden können, ein geeignetes Instrument entwickeln lässt, das einen Beitrag zur Differenzierung unterschiedlicher Patientengruppen hinsichtlich ihrer prognostischen Aussichten geben könnte.

7.2 Methodik

Für die Entwicklung eines solchen Instruments wurden folgende Informationen herangezogen. Zum einen wurde der Bildungsstand des Patienten berücksichtigt (Abitur/Fachabitur vs. kein Abitur). Weiters wurde die biografische Risikobelastung mit Hilfe des schon früher beschriebenen modifizierten Risiko-Indexes einbezogen. Der bei Behandlungsbeginn vorliegende Schweregrad der Störung wurde mittels der BSS-Einschätzung des Gutachters einbezogen (BSS niedrig bis 5 Punkte vs. BSS hoch ≥7). Außerdem wurde die Zahl der Vorbehandlungen erfasst (0–1 vs. mehrfach). Für die ins Auge gefasste Einschätzung der prognostischen Aussichten erschien uns das Vorliegen einer Suchterkrankung ebenfalls notwendig (nein/ja). Wir entschlossen uns, jeden einzelnen Punkt gleich zu bewerten, und zwar mit 0 Punkten (nicht vorhanden) oder 5 Punkten (vorhanden). Der Gesamtscore des auf diese Weise konstruierten Prognose-Scores rangiert damit zwischen 0 und 25 Punkten.

In einem zweiten Schritt bestimmten wir eine Gruppe mit voraussichtlich günstigen prognostischen Aussichten und eine Gruppe mit voraussichtlich eher ungünstigen prognostischen Aussichten. Als erste Gruppe (günstige Aussichten/niedriger Score) wählten wir die beihilfeberechtigten/privat versicherten Patienten aus (Ullrich 2021). Die Gruppe von Patienten, die in ein Obergutachterverfahren gekommen waren, erschien uns andererseits dazu geeignet, als Referenzgruppe für Patienten mit eher ungünstigen prognostischen Aussichten zu dienen (Lieberz und Seiffge 2011). Alle anderen Patienten wollten wir sodann mit diesen beiden Referenzgruppen vergleichen und sehen, ob wir mit Hilfe des hier entwickelten einfachen Prognose-Scores eine hinreichende Differenzierung erzielen könnten. Die Frage war demnach, ob wir auf dem gewählten Weg die »guten« von den »schlechten« Fällen würden trennen können, und wie die Verteilung in der Restgruppe sich darstellt. Damit gab es also drei Untersuchungsgruppen:

Gruppe 1: Obergutachten (Negativgruppe)
Gruppe 2: Beihilfe (Positivgruppe)
Gruppe 3: Restgruppe

7.3 Ergebnisse

Zunächst gilt es zu betrachten, wie viele Patienten in der jeweiligen Untergruppe aufzufinden sind (siehe Tabelle 38).

Wie sich zeigt, findet sich in beiden Referenzgruppen eine hinreichend große Anzahl an Patienten, um mit dem gewählten Vorgehen fortfahren zu können.

Tabelle 38 Gruppenverteilung Prognose-Score

	Häufigkeit	Prozent
Obergutachten	217	18,0
Beihilfe	203	16,8
Rest	788	65,2
Gesamt	1 208	100,0

Die Ergebnisse zwischen den drei Gruppen im Prognose-Score lassen sich mit Hilfe einer univariaten Varianzanalyse gut voneinander abheben (siehe Tabelle 39). Eher geringe Punktwerte zwischen 0 und 5 Punkten weisen 636 Patienten (52,6 %) auf, während sich eine mittelgradige Belastung mit 10 bis 15 Punkten bei 469 Patienten (38,8 %) zeigt. Hohe Belastungswerte zwischen 20 und 25 Punkten weisen nur wenige Patienten (103/8,5 %) auf.

Tabelle 39 Prognose-Score und Vergleichsgruppen

		Gruppe			Gesamt
		Obergutachten	Beihilfe	Rest	
Prognose Gesamtscore	0	39 18,0 %	74 36,5 %	152 19,3 %	265 21,9 %
	5	64 29,5 %	74 36,5 %	233 29,6 %	371 30,7 %
	10	73 33,6 %	42 20,7 %	194 24,6 %	309 25,6 %
	15	25 11,5 %	9 4,4 %	126 16,0 %	160 13,2 %
	20	14 6,5 %	4 2,0 %	61 7,7 %	79 6,5 %
	25	2 ,9 %	0 ,0 %	22 2,8 %	24 2,0 %
Gesamt		217 100,0 %	203 100,0 %	788 100,0 %	1 208 100,0 %

Univariate Varianzanalyse: F = 28,358; p = 0,001; df 2

Einige statistische Kennwerte seien hier kurz zusammengefasst (siehe Tabelle 40).

Tabelle 40 Statistische Kennwerte: Prognose-Score in den Vergleichsgruppen

	Gruppe 1 (B)	Gruppe 2 (OG)	Gruppe 3 Rest	Gesamt
Mittelwert	4,95	8,09	8,59	7,88
Median	5,00	10,00	10,00	5,00
Modus	0	10	5	5
SD	4,823	5,766	6,539	6,285
Min	0	0	0	0
Max	20	25	25	25

Über alle drei Gruppen ergibt sich ein Mittelwert von 7,88 Punkten, ein Median von 5,00 Punkten und eine Standardabweichung von 6,285 Punkten bei einer vollen Ausspreizung der Punktwerte zwischen 0 und 25 Punkten.

Die Ergebnisse sollen zur besseren Veranschaulichung dargestellt werden (siehe Abbildung 9).

Abbildung 9 Prognose-Score in den Untergruppen

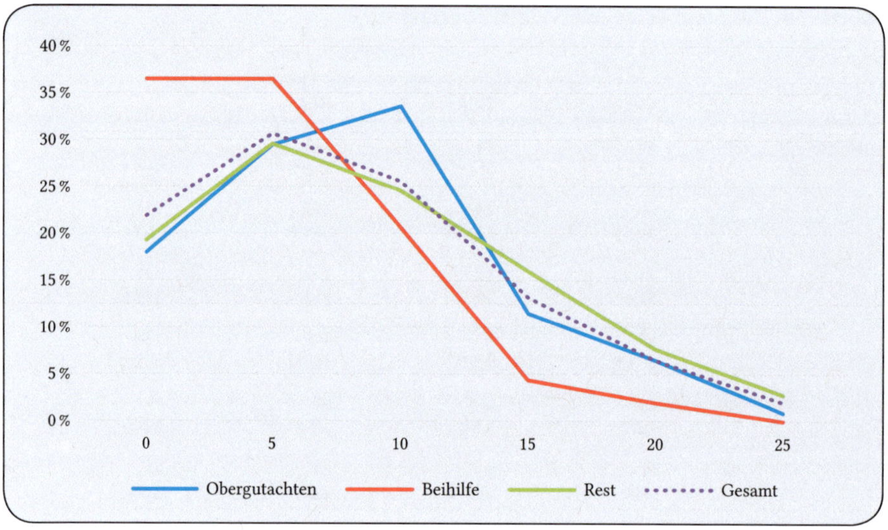

Die Kurvenverläufe lassen insbesondere erkennen, dass die beiden Referenzgruppen in der Tat deutliche Unterschiede in der prognostischen Einschätzung aufweisen. Die Patienten der Obergutachtengruppe (die angenommenen »ungünstigen«) lassen mit ihrer Kurve einen deutlich niedrigeren Anteil an geringer/günstiger Prognosebelastung und eine Verschiebung in den mittelgeradigen bis schweren Belastungsbereich erkennen im Vergleich mit der Referenzgruppe der Beihilfepatienten (der angenommenen »günstigen«). Freilich ist auch bei dieser Gruppe ein kleiner Anteil an schwer beeinträchtigten und prognostisch ungünstig einzuschätzenden Patienten zu erkennen. Interessanterweise lässt sich mit dem flacheren Kurvenverlauf in der Restgruppe der doch deutlich höhere Anteil prognostisch ungünstiger einzuschätzender Verläufe im Vergleich mit der Obergutachtengruppe darstellen. Dies könnte als Hinweis darauf gedeutet werden, dass die Ablehnung von Behandlungsanträgen durch die Gutachter nicht allein von den prognostischen Aussichten abhängt, sondern vor allem die Kongruenz zwischen Psychodynamik, Behandlungsplan und voraussichtlicher Prognose umfasst.

7.4 Diskussion

Die vorliegende Untersuchung diente vornehmlich dem Versuch, mittels einiger weniger prognostisch erfahrungsgemäß besonders aussagekräftiger Daten einen Score zu konstruieren und auszuloten, ob es mittels eines solchen einfach zu erstellenden Instrumentes möglich sein würde, verschiedene Gruppen von Patienten hinsichtlich ihrer Prognosebelastung zu unterscheiden. Angesichts der nicht immer gegebenen ausreichenden Datenbasis wurden von vornherein nur solche Informationen in den Score eingespeist, die eine relativ sichere Erhebung erwarten ließen (Bildungsstand, Zahl der Vorbehandlungen, Vorliegen einer Suchterkrankung).

Andere in den Score eingegangene Items sind sicher nur vorsichtig und zurückhaltend zu werten. Bei der Erhebung des Risiko-Indexes wurde bereits früher beschrieben, dass angesichts eines erheblichen Mangels harter biografischer Daten in den Therapieberichten nur eine gegenüber der ursprünglichen Version des Risiko-Indexes stark modifizierte Form eingesetzt werden konnte, um die Ausfälle zu berücksichtigen. Unter anderen Untersuchungsbedingungen mit vorgegebenen Datensätzen wäre die biografische Risikobelastung breiter zu erfassen und von daher auch angemessener zu berücksichtigen. Ähnliche Vorbehalte sind gegenüber der hier vorgenommenen Einschätzung der Schwere einer Störung über den Beeinträchtigungs-Schwere-Score (Schepank 1995) anzubringen. Unter anderen Studienbedingungen wäre es sicher möglich, die Beeinträchtigungsschwere, wie vorgesehen, über ein ausführliches tiefenpsychologisches Interview zu erheben und die Einschätzung durch ein Expertenteam vornehmen zu lassen. Die hier vorgenommene Einschätzung durch den Gutachter ist eine Hilfskonstruktion, die dem gegebenen Datenzugang Rechnung trägt.

Zu prüfen wäre also, ob ein solcher Score, wie er hier angedacht wurde, bei besseren methodischen Voraussetzungen in der Tat dazu geeignet sein könnte, verschiedene Patienten nach den zu erwartenden prognostischen Aussichten zu trennen. Natürlich wäre ein solcher Score auch zu verändern und durch andere prognostisch relevante Informationen zu erweitern. Wir möchten allerdings mit unserem Vorschlag dafür plädieren, ein solches Instrument nicht unnötig aufzublähen und alle möglichen Daten in den Score aufzunehmen, sondern zu versuchen, auf Basis einiger weniger, aber aussagekräftiger Items die prognostische Einschätzung anzugehen. Nur so wäre unter den immer begrenzten Forschungsbedingungen damit zu rechnen, dass ein solches Instrument, wenn es sich denn als brauchbar erwiese, auch in größeren Studien zum Einsatz kommen könnte. Natürlich müsste dann in einem weiteren Schritt die Vorhersagekraft der so gewonnenen prognostischen Einschätzung hinsichtlich des Verlaufes und des Ergebnisses von Therapien getestet werden. Wenn es gelingen würde, auf diesem hier skizzierten Wege zu einem einfachen und robusten Instrument mit guter Vorhersagekraft zu kommen, dann ließen sich damit auch die Weichen für die bis heute ausstehenden differenzialindikatorischen Untersuchungen stellen, und man könnte gezielter der Frage nachgehen, welche Patienten in welche Behandlung gehören und unter welchen therapeutischen Bedingungen am besten gedeihen.

8 Einflüsse auf die Therapeutenwahl: Die Bedeutung des Geschlechts – explorierende Untersuchungen

KLAUS LIEBERZ, MARIE-LUISE RIEPING, BERTRAM KRUMM

8.1 Einleitung

Sofern die Rahmenbedingungen, wie in Deutschland, eine freie Arzt- und Psychotherapeutenwahl ermöglichen, ist davon auszugehen, dass Verlauf und Ergebnis einer Psychotherapie in hohem Maße bereits mit der Wahl des Therapeuten entschieden werden. Dennoch spielt die Therapeutenwahl in der psychotherapeutischen Forschung so gut wie keine Rolle. Man könnte gar von einer Art Tabu reden. Obwohl seit Jahrzehnten bekannt ist, dass Psychotherapie »Frauensache« ist, wird den Hintergründen dieser Tatsache wenig Aufmerksamkeit geschenkt, sie wird als »gottgegeben« hingenommen. Anzunehmen ist, dass dies auf verschiedene Gründe zurückzuführen ist. Außer Existenzfragen und sehr unterschiedlichen Rahmenbedingungen in den verschiedenen Ländern dieser Erde spielt auch die Tatsache eine Rolle, dass in den letzten zwei Jahrzehnten der Therapeut zunehmend in den Hintergrund getreten ist zugunsten einer eher methodischen und technischen Herangehensweise. Dieser Zeitgeist verleugnet die offensichtlichsten Tatbestände in der Psychotherapie, nämlich dass der Therapeut ganz entscheidend verantwortlich für den Verlauf und das Ergebnis einer Therapie ist, und auch die Frage, warum wir eigentlich mit den heute ausgeübten Vorgehensweisen vornehmlich Frauen behandeln, obwohl die Männer nachweislich nicht weniger psychisch krank sind, auch wenn sie ein anderes Hilfesuchverhalten und Morbiditätsspektrum aufweisen.

Der geschichtliche Grundstein für die freie Arztwahl in Deutschland liegt in der Einführung des Krankenversicherungsgesetzes vom 15. Juni 1883, das Arbeiter in der Industrie und im gewerblichen Bereich verpflichtete, einer Krankenversicherung beizutreten. Die Versicherten erhielten hierdurch einen Anspruch auf kostenlose ärztliche Behandlung und medikamentöse Versorgung. Der behandelnde Arzt konnte seinerzeit allerdings noch nicht frei ausgewählt werden. Eine erste landesweite Regelung für die kassenärztliche Versorgung wurde mit der durch die

Lieberz, Klaus, Rieping, Marie-Luise und Krumm, Bertram: Einflüsse auf die Therapeutenwahl: Die Bedeutung des Geschlechts – explorierende Untersuchungen, in: Lieberz, Klaus, Adamek, Lucie und Krumm, Bertram (Hrsg.): Die Richtlinien-Psychotherapie: Expeditionen in einem dunklen Kontinent, Heidelberg: heiBOOKS, 2021, S. 157–175. https://doi.org/10.11588/heibooks.932.c12735

Wirtschaftskrise bedingten Notverordnung von 1931 durchgesetzt, wonach alle in der Krankenkasse Versicherten erstmals frei zwischen den Kassenärzten wählen konnten. Mit der Machtergreifung der Nationalsozialisten 1933 wurde diese Notverordnung allerdings wieder außer Kraft gesetzt. Erst nach dem zweiten Weltkrieg wurde 1955 den Versicherten durch die Verabschiedung des Kassenarztrechtes die freie Arztwahl erneut eingeräumt (Kunstmann et al. 2002).

Anders als in Deutschland, wo das Privileg freier Arztwahl besteht, ist die Entscheidungsfreiheit des einzelnen Patienten hinsichtlich der Wahl des Arztes schon im europäischen Ausland häufig eingeschränkt. So haben Finnland oder Großbritannien beispielsweise ein staatliches Gesundheitswesen, in dem die Wahl eines Hausarztes zwar grundsätzlich frei, jedoch insoweit stark regional begrenzt ist, als nur das Gesundheitszentrum der jeweiligen Gemeinde oder Vertragsärzte der jeweiligen Region aufgesucht werden dürfen. Die Hausärzte wiederum haben eine strikte Zuweisungsfunktion zu den jeweiligen Fachärzten (Butzlaff et al. 2001).

Befasst man sich nun mit der Frage, nach welchen Kriterien ein Geschlecht bei der Wahl des Therapeuten präferiert wird, muss man sich zunächst mit der historischen Entwicklung der Medizin- und Heilberufe auseinandersetzen. Erst hieraus ergibt sich, seit wann es neben männlichen Ärzten auch weibliche Ärzte und damit überhaupt erst eine Möglichkeit der Wahl zwischen Mann und Frau gegeben hat.

Frauen konnten erst ab etwa 1900 an deutschen Universitäten Medizin studieren und promovieren (Brinkschulte 2006). Betrachtet man die zeitliche Zulassung zu medizinischen Fakultäten im internationalen Vergleich, so war Deutschland deutliches Schlusslicht (Burchardt 1997). In den Vereinigten Staaten war das Studium der Medizin Frauen bereits ab 1830 möglich, in Frankreich in den 1860er Jahren, in Großbritannien ab 1869. Ebenso war ein Studium für Frauen in der Schweiz möglich, so dass es ab 1876 in Deutschland niedergelassene Ärztinnen gab, die in der Schweiz studiert hatten. Sie erlangten allerdings nicht die deutsche Approbation. Erst durch einen Beschluss des Bundesrates im Jahre 1899 waren Frauen zum ärztlichen und zahnärztlichen Studium zugelassen.

Eine Untersuchung von Bleker aus dem Jahr 2000 zeigt, wie die Anzahl approbierter Ärztinnen sich in den Jahren 1901 bis 1918 entwickelte. Von anfänglich 6 approbierten Ärztinnen 1901, stieg die Zahl bis ins Jahr 1913 auf 45 approbierte an. Der Anstieg bis 1914 auf 165 approbierte Ärztinnen ist mit dem ersten Weltkrieg zu erklären, durch dessen Beginn das Studium verkürzt wurde und das praktische Jahr entfiel, mit dem Ziel, in Kriegszeiten schneller mehr Ärzte zur Verfügung zu haben. Neben dem Immatrikulationsrecht und der Möglichkeit zur Promotion erlangten Ärztinnen im Jahr 1920 auch das Recht der Habilitation. Im Jahr 1932 waren 3 391 Ärztinnen in Deutschland berufstätig, und der Anteil der Medizinstudentinnen betrug 20 %. Durch die Diffamierung der berufstätigen Frau zu Zeiten des Nationalsozialismus kam es zu einer drastischen Verschlechterung der Chancen für weibliche Ärzte. 1933 wurde eine Quote von 10 % für weibliche Studienanfängerinnen eingeführt. Erst in der Nachkriegszeit stieg der Anteil der berufstätigen Ärztinnen wieder deutlich an (Neises 1997)

Betrachtet man nun gesondert die Geschichte der Akademisierung der Psychologie, so ist vor allem zunächst Wilhelm Wundt zu nennen. Im Jahre 1875 erhielt dieser als erster einen Lehrstuhl für Psychologie, umgewandelt aus einem Philosophielehrstuhl an der Universität Leipzig. Ab 1883 gibt es Belege für Lehrveranstaltungen in Psychologie. Als erster Professor der Psychologie sei Moritz Lazarus genannt, welcher 1860 die erste Honorarprofessur für Psychologie an der Universität in Bern innehatte. Bis 1941 gab es in Deutschland allerdings keine standardisierte Ausbildung, was sich erst mit der Normierung des Psychologiestudiums durch die Diplomprüfungsordnung änderte. Seitdem konnten sich erstmals Studenten für das Fach Psychologie in Deutschland immatrikulieren (Krampen 1992).

Die Entwicklung der Zahl der Studenten an den deutschen Universitäten der letzten Jahrzehnte zeigt einen deutlichen Trend. Von den im Jahr 1975 43 368 immatrikulierten Studenten der Medizin waren 71 % männliche und 29 % weibliche. Demgegenüber waren von den im Jahr 2018 immatrikulierten 96 115 Medizinstudenten in Deutschland nur noch 38 % männlich und 62 % weiblich (statistisches Bundesamt 2018). Im Fach Psychologie gab es im Jahr 1992 26 970 immatrikulierte Studenten, von denen 34 % männlichen und 66 % weiblichen Geschlechts waren. Im Jahr 2018 war die Zahl der Psychologie Studierenden bundesweit auf 85 190 angewachsen, davon waren 26 % Studenten und 74 % Studentinnen (statistisches Bundesamt 2020).

Rein statistisch standen den seelisch Kranken im Jahr 2018 in Deutschland insgesamt 27 103 Psychotherapeuten zur Verfügung. Unter diesen befanden sich 20 801 psychologische Psychotherapeuten, von denen 15 264 weiblich waren. Daneben gab es 6 302 Psychotherapeuten mit ärztlichem Hintergrund, von denen wiederum 4 121 weiblich waren (DGPPN 2019, Kassenärztliche Bundesvereinigung 2018). Damit standen Ende 2018 insgesamt 19 385 Psychotherapeutinnen für die Versorgung seelisch Kranker in Deutschland zu Verfügung; dies entspricht 72 % der insgesamt gelisteten Psychotherapeuten. Eine andere Studie aus dem Jahr 2019 besagt, dass im Jahr 2018 insgesamt 392 402 berufstätige Ärzte gelistet waren; davon waren 185 310 weiblich. Mit der Berufsbezeichnung Psychiatrie und Psychotherapie waren insgesamt 11 346 Ärzte geführt, davon 5 919 Frauen. Die Berufsbezeichnung Psychosomatische Medizin und Psychotherapie führten 4 155 Ärzte, unter ihnen 2 281 Ärztinnen (Bundesärztekammer 2019).

Die Statistik der letzten Jahre zeigt, dass sich die psychotherapeutische Versorgung in Deutschland prozentual immer deutlicher zugunsten weiblicher Psychotherapeuten entwickelt. Auf Patientenseite liegt die geschlechterspezifische Prävalenz psychogener Erkrankungen bei einem Verhältnis von 2:1 von erwachsenen weiblichen zu erwachsenen männlichen Patienten. Erwachsene Männer sind zudem unterrepräsentiert in der Inanspruchnahme psychotherapeutischer Behandlung, erwachsene Frauen nehmen statistisch weitaus häufiger Psychotherapie in Anspruch (Strauß et al. 2002).

Angesichts der Überrepräsentation sowohl weiblicher Psychotherapeuten als auch weiblicher Patienten stellt sich die Frage, nach welchen Kriterien sich ein seelisch kranker Patient seinen Therapeuten aussucht und welche Rolle dabei das Geschlecht des Therapeuten spielt.

Zunächst fällt auf, dass die meisten Studien zu Präferenzen von Patienten hinsichtlich des Geschlechts des zu wählenden Arztes in englischer Sprache verfasst sind und aus den Vereinigten Staaten oder Großbritannien stammen. Es finden sich nahezu keine Studien aus dem deutschsprachigen Raum. Studien, die sich mit den Kriterien befassen, nach denen ein seelisch kranker Patient das Geschlecht seines Psychotherapeuten wählt, sind nur spärlich zu finden. Die hierzu existierenden Studien, beziehen sich fast ausschließlich auf Ärzte. In einer Studie von Engleman aus dem Jahr 1974 wurden Patienten zu männlichen und weiblichen Ärzten befragt. 96 % der Befragten aus dieser Studie gaben an, dass der für sie typische Arzt männlichen Geschlechts sei. 78 % präferierten einen männlichen Arzt, wenn die Befragten zwischen beiden Geschlechtern frei wählen konnten. Immerhin 51 % dieser Stichprobe gaben das Geschlecht des Arztes als wichtigstes Attribut in einer langen Liste biosozialer Eigenschaften an. Ärztinnen wurden als unerfahrener und weniger kompetent als ihre männlichen Kollegen aufgefasst, allerdings auch als vertrauenswürdiger und umsorgender. Aus dieser Studie ging zudem hervor, dass weibliche Patienten Ärztinnen eher zugeneigt waren als männliche Patienten. Auch das Alter schien eine Rolle zu spielen; so zeigten die unter 30-Jährigen eine höhere Präferenz zu Ärztinnen.

In einer anderen Studie wurde untersucht, ob sich die Beziehung zwischen Patienten und Ärztinnen von der Beziehung zwischen Patienten und einem männlichen Arzt unterscheiden lässt. Ärztinnen werden als sozial engagierter, fürsorglicher, sanfter und emotionaler beschrieben, wohingegen männliche Ärzte oft als distanziert, arrogant und bevormundend wahrgenommen werden (Gray 1982). Aus diversen Untersuchungen geht hervor, dass Ärztinnen patientenfokussierter arbeiten als Ärzte. Zudem haben Ärztinnen ein anderes Gesprächsverhalten mit dem Patienten. Sie fragen gezielter nach, geben häufiger positives Feedback, wirken beruhigend ein und lassen ein Gespräch entstehen, das beide Gesprächspartner gleichberechtigt zu Wort kommen lässt. Männliche Kollegen hingegen steuern das Patientengespräch aktiver in eine vom Arzt gewünschte Richtung. Zudem gibt es Arbeiten, die besagen, dass die Konstellation der Geschlechter von Arzt und Patient die Interaktion zwischen beiden Parteien beeinflusst. Demnach sollen sich Patienten als stärkere, durchsetzungsfähigere Individuen fühlen, wenn sie von einem weiblichen Arzt betreut werden. Der vermeintliche Respekt vor einem männlichen Arzt lässt Patienten weniger nachfragen oder unterbrechen, sollte etwas im Beratungsgespräch nicht verstanden worden sein. Die Arzt-Patienten-Beziehung wird weniger partnerschaftlich beschrieben (Zemp Stutz und Ceschi 2007).

Auf dem Gebiet der Gynäkologie wurde die Präferenz von Patientinnen bezüglich der Wahl zwischen Arzt und Ärztin bereits von diversen Autoren untersucht. Ivins und Kent ließen in ihrer Arbeit aus dem Jahr 1993 Frauen zwischen zwei völlig identisch ausgebildeten Gynäkologen wählen, die sich lediglich hinsichtlich des Geschlechts unterschieden. 7 % der an dieser Umfrage beteiligten Frauen wählten einen Gynäkologen, wohingegen 59 % eine Ärztin bevorzugten; 34 % zeigten sich in ihrer Wahl indifferent bezüglich des Geschlechts. Die Frauen sollten ihre Entscheidung zudem begründen und gaben hierbei zum einen persönliche Faktoren, wie Schamgefühl, zum anderen Faktoren, welche die emotionale und technische Fähigkeit des Arztes betrafen, an. Einen weiteren Grund dafür, dass Frauen eine Gynäkologin bevorzugen, sehen Neises und Ploeger (2003) in der Selbstidentifikation der Ärztin als weiblichem Wesen. So kann sich die Gynäkologin eher in die Patientin einfühlen und das Krankheitserleben besser nachempfinden. Zudem gaben in diesen Studien die Frauen an, sich bei der intimen Untersuchung in der Gynäkologie bei einem Mann unwohl zu fühlen und Scham zu empfinden. Die Präferenz von Frauen für eine Gynäkologin wird auch durch eine niederländische Studie belegt, bei welcher Patienten zu einer möglichen Geschlechtspräferenz bei Ärzten in 13 verschiedenen Gesundheitsberufen befragt wurden, hierunter die Berufe des Hausarztes, des Gynäkologen und des Psychiaters. Präferenzen zu weiblichen Ärzten von weiblichen Patienten fanden sich vor allem in der Gynäkologie. Ebenso wählten Frauen eher weibliche Ärzte bei psychiatrischen Belangen. Gerade in den psychiatrischen Fächern zeigten Männer nach derselben Studie eine recht gleichmäßige Verteilung auf beiderlei Geschlechter der behandelnden Ärzte. Allerdings zeigt diese Studie auch, dass die Minderheit aller Befragten ein Geschlecht präferierte, die Mehrheit der Befragten gaben keine Präferenzen diesbezüglich an. Zudem scheinen solche Geschlechtspräferenzen bei weiblichen Patienten weitaus deutlicher ausgeprägt als bei Männern (Kerssens et al. 1997).

Es lässt sich also sagen, dass nach der aktuellen Forschungslage eine Tendenz zur Präferenz von gleichgeschlechtlichen Arzt-Patienten-Paaren in Bereichen zu bestehen scheint, die dem Patienten physisch oder psychisch intim erscheinen.

In dieser Arbeit soll anhand der MARS-Studie der Frage nachgegangen werden, ob herauszufinden ist, von welchen Kriterien die Wahl des Therapeutengeschlechtes bei weiblichen Patienten beeinflusst wird.

Daraus ergeben sich die folgenden Hypothesen:

H1 Es besteht kein Einfluss durch regionale Bedingungen auf die Wahl des Therapeutengeschlechts.

H2 Es besteht kein Einfluss seitens soziodemografischer Faktoren auf die Wahl des Therapeutengeschlechts.

H3 Es besteht kein Einfluss durch das Krankheitsbild auf die Wahl des Therapeutengeschlechts.
H4 Es besteht kein Einfluss seitens der Biografie auf die Wahl des Therapeutengeschlechts.
H5 Es besteht kein Einfluss durch aktives oder passives Hilfesuchverhalten auf die Wahl des Therapeutengeschlechts.

8.2 Material und Methodik

In dieser Arbeit wurden die Daten aller weiblichen Patienten (n = 732) der MARS-Studie hinsichtlich der Wahl des Geschlechts des Therapeuten ausgewertet. Ausgeschlossen wurden demnach alle männlichen Patienten.

Die in den MARS-Evaluationsbogen eingeflossenen Variablen umfassen soziodemografische, klinische und biografische Informationen zum Patienten und bilden die Grundlage für die Auswahl der unabhängigen Variablen bei der Analyse mit der abhängigen Variablen des Therapeutengeschlechts. Da der Hintergrund und das Vorgehen im Rahmen des MARS-Projekts in anderen Kapiteln ausführlich beschrieben wurde, soll an dieser Stelle auf diese Darstellungen verwiesen werden (Lieberz et al. 2010, Lieberz et al. 2015, Lieberz und Seiffge 2011, Lieberz et al. 2014, Lieberz et al. 2015, Lieberz et al. 2015).

Die Datenauswertung erfolgte mit dem Statistikprogramm SAS, Version 9.4. Zu jeder Hypothese gehört eine Variablengruppe. Für jede dieser Variablen wurde der Zusammenhang mit der Zielgröße (Geschlecht des Therapeuten) mit Chi-Quadrat-Tests nach Pearson analysiert um einen Chi-Quadrat-Wert, *Degree of Freedom* (DF) und den P-Wert zu ermitteln. In Fällen, bei denen einer der Werte in den Vierfelder- oder Mehrfeldertafeln $n < 5$ wird und SAS nach seinen Regeln eine Warnung ausspricht, dass der Chi-Quadrat-Wert hierdurch nicht valide ist, wurde der exakte Chi-Quadrat-Test durchgeführt. P-Werte <0.05 wurden als signifikant, P-Werte $<0{,}001$ als hochsignifikant angesehen.

Für die Untersuchung des Einflusses mehrerer unabhängiger Variablen auf die Zielgröße »Geschlecht des Therapeuten« werden zwei Methoden, nämlich logistische Regression und binäre Klassifikationsbäume, benutzt. Die binären Klassifikationsbäume dienen zur Deskription des multiplen Zusammenhangs zwischen den unabhängigen Variablen und der Zielgröße. Die Klassifikationsbäume wurden mit dem Package RPart aus dem Analysesystem R konstruiert. Bei der Anwendung der *Tree*-Methode bildet das Programm RPart Klassifikationsmodelle mit einer sehr allgemeinen Struktur in einem zweistufigen Verfahren (Therneau und Atkinson, 2019). Die resultierenden Modelle können als binäre Bäume dargestellt werden. Binäre Klassifikationsbäume werden in einem schrittweisen Verfahren konstruiert. Im ersten Schritt werden eine unabhängige Variable v und ein *Cutpoint* c ausgewählt. Das Kriterium, das bei der Auswahl der Variablen v und des *Cutpoints* c maximiert wird, ist die Homogenität der Verteilung der Zielgröße in den beiden neu entstehenden Knoten. Homogenität der Verteilung der Zielgröße in einem Knoten liegt dann vor, wenn die Zielgröße »Geschlecht des Therapeuten« in diesem Knoten nur eine einzige Ausprägung, nämlich männlich oder weiblich, hat. Die Stichprobe (= Knoten A) wird in die Teilmengen Knoten B = $\{v \geq c\}$ und Knoten C = $\{v < c\}$ zerlegt. In den weiteren Schritten werden die neu entstandenen Knoten mit demselben Verfahren weiter zerlegt. Die Konstruktion ist beendet, wenn die Größe der entstehenden Knoten eine vorher festgelegte Grenze unterschreitet oder wenn die entstehenden Knoten homogen sind oder wenn im eventuell folgenden Schritt die Zunahme der Homogenität nicht groß genug ist. RPart liefert keinen Baum, wenn im eventuellen ersten Schritt die Zunahme der Homogenität nicht groß genug ist.

8.3 Ergebnisse

In die Berechnungen sind insgesamt 732 weibliche Patienten eingeschlossen, von denen 244 einen männlichen Therapeuten und 488 einen weiblichen Therapeuten wählten. Dies entspricht einer prozentualen Verteilung von 33,3 % (männlicher Therapeut) zu 66,7 % (weiblicher Therapeut), somit 1/3 zu 2/3.

Das Patientenkollektiv dieser 732 Frauen ist im Mittel 47,60 Jahre (SD 11,48) alt. Sie leben zu 57 % in Großstädten mit über 100 000 Einwohnern, 34 % in Städten mit mehr als 10 000 Einwohnern, 7 % in Städten mit weniger als 10 000 Einwohnern und an letzter Stelle mit 3 % auf dem Land. Die Patientinnen sind zu 95 % deutscher Nationalität, 10,2 % haben einen Migrationshintergrund.

Mit 40,6 % sind die meisten Studienteilnehmer zum Zeitpunkt der Studie ledig, 27,8 % sind verheiratet, 13,2 % geschieden, 7,3 % getrennt lebend, 5 % wieder verheiratet, 3,2 % mehrfach geschieden und 2,8 % verwitwet. Kinder haben 52,4 % des Patientenpools.

Etwa 42 % der Patienten haben als höchsten Schulabschluss das Abitur/Fachabitur, 31 % haben die mittlere Reife erlangt, 24 % haben einen Haupt-/Volksschulabschluss, knapp 3 % haben keinen Schulabschluss oder einen Sonderschulabschluss. Als höchsten Berufsabschluss geben 56 % der Patientinnen eine Lehre an, knapp 20 % haben einen Abschluss an einer Fachhochschule oder einer Universität, 17 % haben keinen Berufsabschluss erlangt, 7 % befinden sich zum Studienzeitpunkt noch in der Berufsausbildung, Mit 39 % sind die meisten Patientinnen vollzeitig berufstätig, die Gruppe der Teilzeitberufstätigen stellt 12 %, 10 % sind arbeitslos, 8 % befinden sich in Ausbildung oder im Studium, 7 % geben an, als Hausfrau tätig zu sein, 6 % sind zum Studienzeitpunkt krankgeschrieben und 6 % sind berentet. Der Rest verteilt sich noch auf verschiedene kleinere Kategorien. Die untersuchten Patientinnen sind zu 83 % arbeitsfähig, 9 % des Patientenkollektivs ist zum Untersuchungszeitpunkt arbeitsunfähig, und bei 8 % ist die Arbeitsfähigkeit unbekannt. Die Patientinnen sind zu 93 % nicht berentet.

8.3.1 Regionalisierung und Therapeutenwahl

In diesem Abschnitt wollen wir uns mit dem Zusammenhang der Variablen »Praxisort« mit der Variablen »Geschlecht des Therapeuten« beschäftigen (siehe Tabelle 41).

Tabelle 41 Praxisort und Geschlecht des Therapeuten

		Männlicher Therapeut	Weiblicher Therapeut	Gesamt
Praxisort	Land	6 28,6 %	15 71,4 %	21 2,9 %
	Stadt <10 000 Einwohner	13 27,1 %	35 72,9 %	48 6,6 %
	Stadt >10 000 Einwohner	89 36,0 %	158 63,0 %	247 33,7 %
	Stadt >100 000 Einwohner	135 32,5 %	281 67,5 %	416 56,8 %
Gesamt		243 33,2 %	489 66,8 %	732 100 %

Chi-Quadrat = 2,01; df 3; p = 0,57

Der Anteil der Patientinnen, die einen weiblichen Therapeuten wählen, variiert zwischen 73 % in Städten, die weniger als 10 000 Einwohner haben, und 64 % in Städten mit mehr als 10 000 Einwohnern. Der minimale und der maximale Wert der Zielgröße »Geschlecht des Therapeuten« unterscheiden sich somit nur um etwa 10 Prozentpunkte. In Gemeinden, die zu den Stufen Land und Stadt mit weniger als 10 000 Einwohnern gehören, liegt die Häufigkeit weiblicher Therapeuten über 70 Prozent, in den größeren Städten hingegen unter 70 Prozent Der Zusammenhang zwischen Praxisort und dem Geschlecht des Therapeuten ist nicht signifikant (Chi-Quadrat-Test; p = 0,57).

8.3.2 Soziodemografische Einflussvariablen

Folgende soziodemografischen Variablen wurden in die weitere Analyse einbezogen: Nationalität, Migrationshintergrund, Partnersituation, Schulabschluss, Abitur, Berufsabschluss, Universitätsabschluss sowie Kinder. Zwischen diesen Variablen und der Therapeutenwahl lässt sich kein Zusammenhang aufweisen.

Das Ergebnis des Chi-Quadrat-Tests für die Variable »Familienstand« zeigt mit p = 0,08 einen Trend, ist aber nicht signifikant. Die Ausprägung »geschieden« der Variablen »Familienstand« wurde gesondert analysiert. Der Anteil der Patienten mit weiblichen Therapeuten beträgt knapp 58 % bei den geschiedenen Patienten und 68,0 % bei den Patienten mit einem anderen Familienstand. Insofern lässt sich ein signifikanter Einfluss (p = 0,05) des Items »geschieden« auf die Therapeutenwahl belegen. Geschiedene Patientinnen wählen über die Erwartung hinaus häufiger männliche Therapeuten.

Tabelle 42 Familienstand und Geschlecht des Therapeuten

		Männlicher Therapeut	Weiblicher Therapeut	Gesamt
Familienstand	**geschieden**	40 42,1 %	55 57,9 %	95 13 %
	Alle anderen Familienstände außer geschieden	204 32,0 %	434 68,0 %	638 87,04 %
Gesamt		244 34,0 %	489 66,7 %	733 100 %

Chi-Quadrat = 3,82; df 1; p = 0,05

Im Folgenden wird die Verteilung der Variablen »Familienstand« und »Alter« im *Tree*-Modell dargestellt. Am Anfang (Knoten 1) steht die Verteilung der Variablen »Therapeutengeschlecht« im Gesamtpatientenpool mit den Anteilen von 0,33 für die männlichen und 0,67 für die weiblichen Therapeuten. Die Chance, einen männlichen Therapeuten zu haben, beträgt also 0,49.

Im ersten Schritt wird die Stichprobe mit Hilfe der Variablen »Familienstand« und dem *Cutpoint* 2,5 in Knoten 2 (getrennt lebend, geschieden, verwitwet, wieder verheiratet oder mehrfach geschieden) und Knoten 3 (ledig, verheiratet) zerlegt. In Knoten 2 steigt die Chance, einen männlichen Therapeuten zu haben, auf den Wert 0,69, in Knoten 3 sinkt sie auf 0,43. Knoten 3 ist ein Endknoten und wird nicht weiter zerlegt. Durch weitere Zerlegung von Knoten 2 mit Hilfe der Variablen »kategorisiertes Alter« und noch einmal »Familienstand« entstehen die Endknoten 4, 11, 20 und 21.

Abbildung 10 rpart*Tree* zum Zusammenhang zwischen kategorisiertem Alter und Familienstand mit der Therapeutenwahl

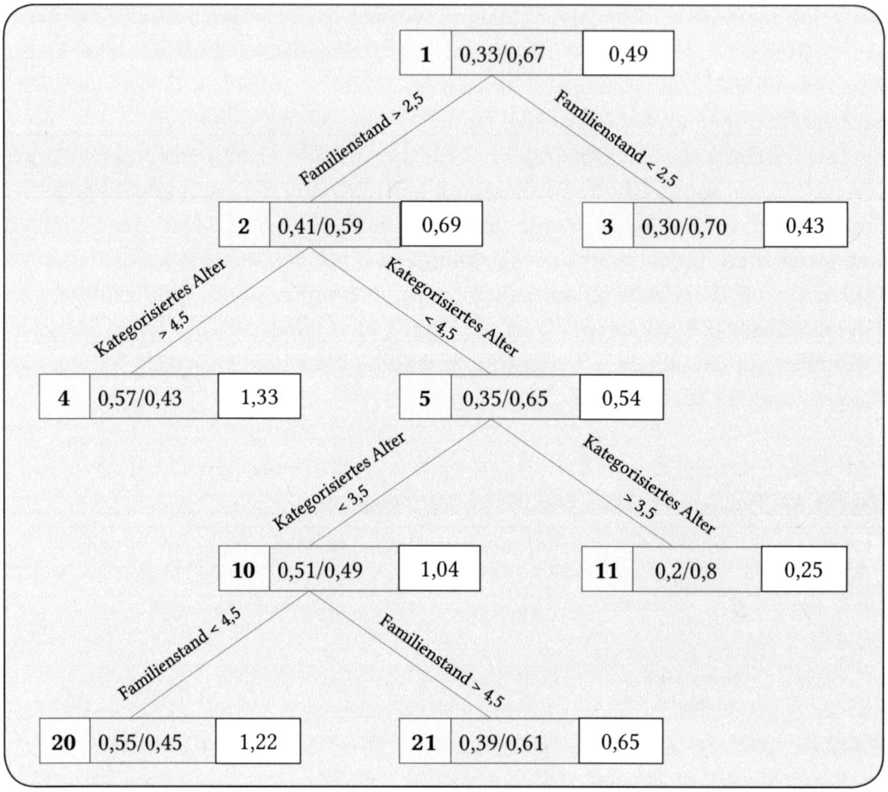

In Endknoten 11 nimmt die Chance, einen männlichen Therapeuten zu haben, den minimalen Wert von 0,25 an. Die Chance, einen männlichen Therapeuten zu haben, hat in Endknoten 4 den maximalen Wert (C = 1,33). In das dem *Tree* zugrunde liegende Modell werden nur die Variablen »Familienstand geschieden« (*Cutpoint* 2,5), »kategorisiertes Alter« (*Cutpoints* 4,5 und 3,5) sowie »Familienstand anderes« (*Cutpoint* 4,5) einbezogen. Alle anderen Variablen werden nicht in den Klassifikationsbaum aufgenommen. Sie haben keinen Zusammenhang mit der Zielgröße (siehe Abbildung 10).

8.3.3 Krankheitsbild

Im Weiteren wurde versucht, den Einflüssen von Symptomatik, somatischer Erkrankung, Beeinträchtigungsschwere und Vorbehandlung auf die Therapeutenwahl nachzuspüren. Hinsichtlich des symptomatischen Erscheinungsbildes ergaben sich in dieser Analyse wenig bedeutsame Zusammenhänge. Das Vorliegen einer Karzinomerkrankung scheint allerdings einen Effekt auf die Therapeutenwahl zu gewinnen. Vergleicht man die Häufigkeitsverteilung des Therapeutengeschlechts anhand einer möglichen somatischen Grunderkrankung, zeigt sich ein fast signifikanter χ^2-Test nach Pearson. Die stärkste Abweichung von der 1/3 zu 2/3 Verteilung des Therapeutengeschlechts in der Gesamtstichprobe findet sich in der Gruppe der Karzinompatienten mit einer Verteilung von 20 % (männlicher Therapeut) zu 80 % (weiblicher Therapeut). Das Ergebnis des Chi-Quadrat-Tests zeigt mit $p = 0{,}07$ einen Trend, ist aber nicht signifikant. Zudem deutet sich, wenn auch auf einer sehr kleinen Fallzahl, an, dass auch das Stadium einer schweren somatischen Erkrankung Einfluss auf die Therapeutenwahl gewinnen könnte. Der Anteil der Patienten mit weiblichem Therapeuten variiert zwischen 33,3 % und 76,1 %. Es zeigt sich eine Umkehrung des 1/3- zu 2/3-Verhältnisses zugunsten der männlichen Therapeuten bei Patienten mit einer Stadium-3-Erkrankung.

Auch das Vorhandensein einer Alkoholabhängigkeit scheint Einfluss auf die Entscheidung des Patienten zu gewinnen. Der Anteil der Patienten mit weiblichem Therapeuten differiert zwischen 69 % (keine Alkoholabhängigkeit) und 51,9 % (Alkoholabhängigkeit). Die Differenz beträgt in etwa 20 Prozentpunkte (Chi-Quadrat 6,6; df 1; $p = 0.01$).

Um die Einflussstärke der Variablen »BSS-Rating« auf das Zielmerkmal »Therapeutengeschlecht« darzustellen, wurde eine logistische Regressionsanalyse durchgeführt. In der Analyse zeigt sich, dass der Beeinträchtigungsschweregrad keinen

Abbildung 11 Alkoholabhängigkeit und Therapeutenwahl

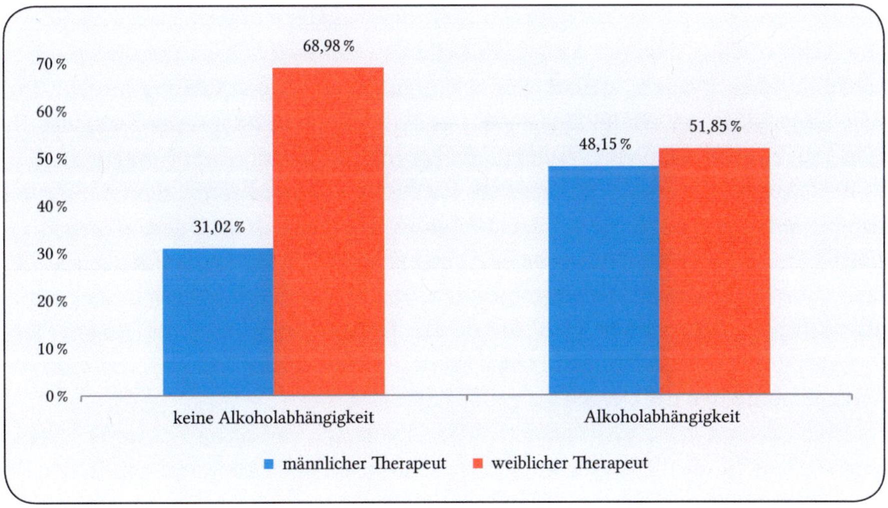

Einfluss auf die Wahl des Therapeutengeschlechts nimmt (p = 0,40). Vorbehandlungen scheinen hingegen bedeutsam zu ein (Chi-Quadrat 5,91; df 1; p = 0,02).

8.3.4 Patientenbiografie und Wahl des Therapeutengeschlechts

In diesem Abschnitt wird der Zusammenhang des konstruierten Risiko-Indexes (siehe Material und Methoden) mit der Therapeutenwahl analysiert.

Tabelle 43 Risiko-Index und Wahl des Therapeuten

		Männlicher Therapeut	Weiblicher Therapeut	Gesamt
Risiko-Index	1 Risiko-Indexwert zwischen 0 und 155 Punkten	36 30,25 %	83 69,75 %	119 31,65 %
	2 Risiko-Indexwert zwischen 156 und 290	47 33,33 %	94 66,67 %	141 37,50 %
	3 Risiko-Indexwert größer als 290	40 34,48 %	76 65,52 %	116 30,85 %
Gesamt		123 32,71 %	253 67,29 %	376 100 %

Chi-Quadrat = 0,52; df 2; p = 0,77

Die Analyse zeigt, dass der Anteil der Patienten mit weiblichem Therapeuten zwischen 65,5 % und 69,7 % variiert. Die erwartete 1/3- zu 2/3-Verteilung besteht. Die hier eingesetzte, an die Bedingungen des Datenzugangs adaptierte Form des Risiko-Indexes, lässt keinen Zusammenhang zur Therapeutenwahl erkennen. Die weiterführende Betrachtung einzelner Variablen macht deutlich, dass der Anteil der Patienten mit weiblichem Therapeuten in Bezug auf einen Heimaufenthalt variiert zwischen 48,8 % (Heimaufenthalt) und 68,3 % (kein Heimaufenthalt). Die Differenz liegt bei nahezu 20 Prozentpunkten. Ein Heimaufenthalt erweist sich dabei als wichtige Einflussgröße hinsichtlich der Therapeutenwahl. (Chi-Quadrat-Test 6,71, df 1, p = 0,01). Die Maßzahl Odds Ratio hat einen Wert von 2,27. Die Variable »Heimaufenthalt« hat somit eine große Einflussstärke.

Über die mit dem Risiko-Index erfassten harten Belastungsfaktoren hinaus wurde versucht, den Therapieberichten die atmosphärischen Störungen in der Ursprungfamilie zu entnehmen. Die sechs Ausprägungen der Belastungsmöglich-

Abbildung 12 Heimaufenthalt und Therapeutenwahl

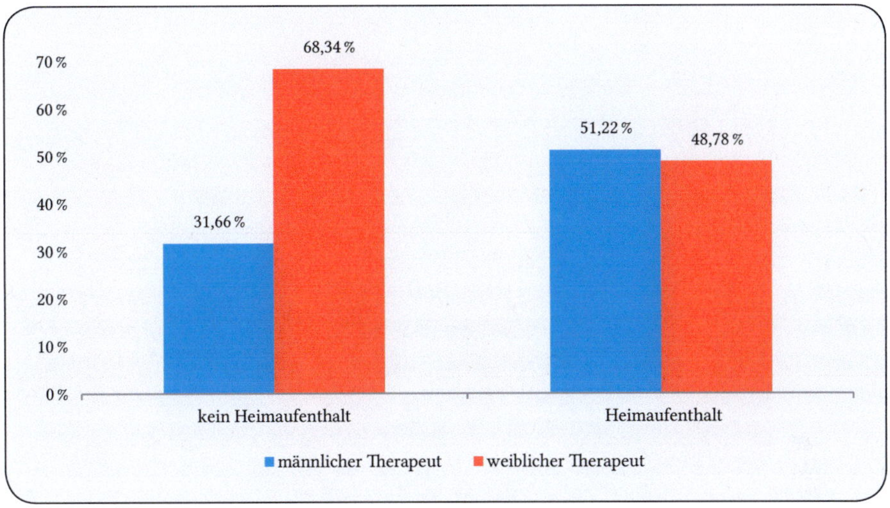

keiten der Familienatmosphäre, die als einzelne Variable im Datensatz existieren, wurden gesondert mit jeweiligen Chi-Quadrat-Tests analysiert. Hier zeigen sich für die Ausprägungen belastet durch »Armut«, »Vernachlässigung«, »Verwöhnung« und »Krankheit« in der Analyse mit dem Chi-Quadrat-Test keine signifikanten Zusammenhänge mit dem Geschlecht des Therapeuten.

Vergleicht man hingegen die Häufigkeitsverteilung des Therapeutengeschlechts hinsichtlich einer durch Streit geprägten Familienatmosphäre, ergibt sich ein signifikantes Ergebnis (χ^2-Test nach Pearson 7,93, df 1, p = 0,01). Der Anteil der einen weiblichen Therapeuten wählenden Patienten variiert zwischen 71,1 % (keine Belastung durch Streit) und 60,7 % (Belastung durch Streit). Es kommt zu einer Veränderung der 1/3- zu 2/3-Verteilung.

Analysiert man mit dem Chi-Quadrat-Test den Einfluss einer durch Gewalt geprägten Familienatmosphäre auf die Häufigkeitsverteilung des Therapeutengeschlechts, zeigt sich auch hier ein signifikantes Ergebnis (Chi-Quadrat 6,19, df 1, p = 0,01). Von den Patienten mit Gewaltbelastung wählen 60,3 % einen weiblichen Therapeuten, bei denen ohne Gewaltbelastung wählen 70,2 % einen weiblichen Therapeuten (siehe Abbildung 13).

Versuchen wir, die aufgezeigten biografischen Hinweise wieder mittels des *Tree*-Modells darzustellen, dann ergibt sich folgendes Bild. Inhalt der Knoten: Verteilung des Therapeutengeschlechtes (männlicher Therapeut/weiblicher Therapeut), Chance, einen männlichen Therapeuten zu wählen; Beschriftung der Zweige: durch Streit belastete Familienatmosphäre (1, ja; 0, nein); Heimaufenthalt (1, ja; 0, nein).

Abbildung 13 Streit-/Gewaltbelastung und Therapeutenwahl

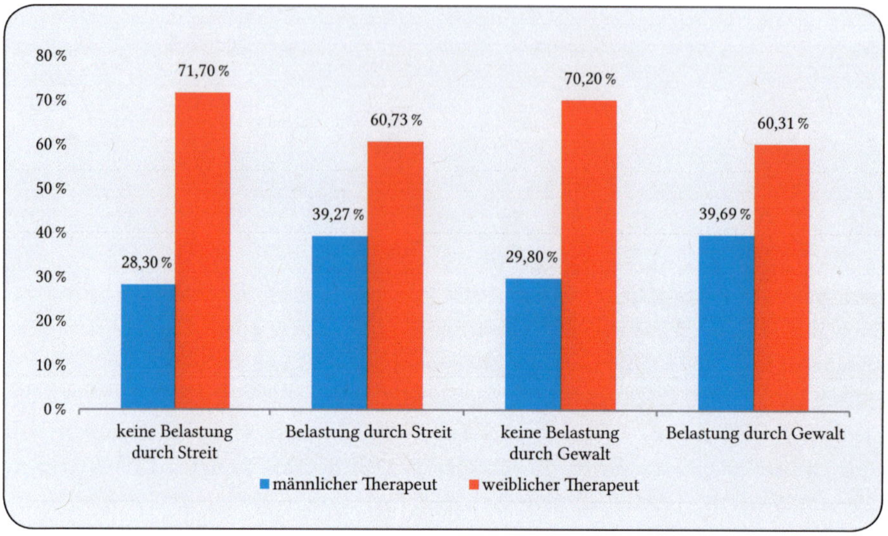

Abbildung 14 rpart *Tree* zum Zusammenhang biografischer Einflüsse mit der Therapeutenwahl

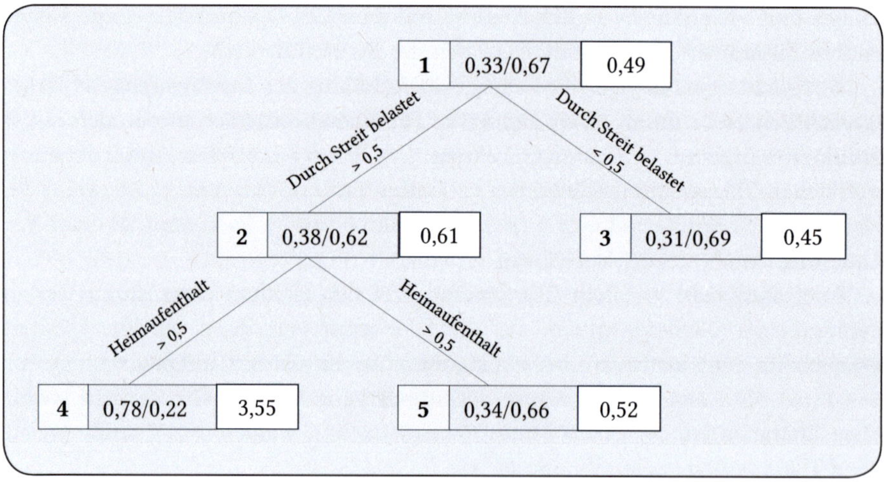

Am Anfang (Knoten 1) steht die Verteilung der Variablen »Therapeutengeschlecht« im Gesamtpatientenpool mit den Anteilen von 0,33 für die männlichen und 0,67 für die weiblichen Therapeuten. Die Chance, einen männlichen Therapeuten zu haben, beträgt also 0,33/0,67 = 0,49.

Im ersten Schritt wird die Stichprobe mit Hilfe der Variablen »Familienatmosphäre belastet durch Streit« und dem *Cutpoint* 0,5 in Knoten 2 in »belastet durch Streit« und Knoten 3 »nicht belastet durch Streit« zerlegt. In Knoten 2 steigt die Chance, einen männlichen Therapeuten zu haben, auf den Wert 0,61, in Knoten 3 sinkt sie auf 0,45. Knoten 3 ist ein Endknoten und wird nicht weiter zerlegt. Durch weitere Zerlegungen von Knoten 2 mit Hilfe der Variablen »Heimaufenthalt« ergeben sich die Endknoten 4 und 5. In Endknoten 5 nimmt die Chance, einen männlichen Therapeuten zu haben, den Wert von 0,52 an. Die Chance, einen männlichen Therapeuten zu haben, hat in Endknoten 4 den maximalen Wert (C = 3,55).

In das dem Klassifikationsbaum zugrunde liegende Modell werden nur die Variablen »Familienatmosphäre belastet durch Streit« (*Cutpoint* 0,5), sowie »Heimaufenthalt« (*Cutpoint* 0,5) einbezogen. Alle anderen Variablen werden nicht in den Klassifikationsbaum aufgenommen. Sie haben keinen Zusammenhang mit der Zielgröße.

8.4 Diskussion

Die oben beschriebenen Untersuchungsergebnisse müssen mit einigen Einschränkungen betrachtet werden. Zunächst ist darauf hinzuweisen, dass die hier gewählte Fragestellung nicht im ursprünglichen Fokus des MARS-Projektes stand. Angesichts der wenigen Daten, die im Rahmen der Unterlagen zu einer Richtlinien-Psychotherapie überhaupt vom Therapeuten vorliegen, erschien es uns nicht sinnvoll, weiterführende Untersuchungen in Bezug auf den Therapeuten anzustreben. Zudem erschien es uns aus Gründen der Akzeptanz unserer Untersuchungen auch wichtig, jeden Anschein von individueller Klassifikation der Therapeuten (gute, schlechte usw.) auszuschließen.

Von vornherein war zu erwarten, dass mehr weibliche Patienten und mehr weibliche Therapeuten in der erfassten Stichprobe vertreten sein würden. Da eine erste Analyse der Daten zeigte, dass die Therapeutenwahl am ehesten entlang der Geschlechtsidentität erfolgt, lag es angesichts der Zahlenverhältnisse nahe, zunächst die weiblichen Patienten hinsichtlich ihres Wahlverhaltens weiter zu untersuchen. Dabei waren wir uns der Begrenztheit unseres Vorgehens sehr bewusst, sahen diese »Tastversuche« aber als durchaus interessant und anregend an.

Weitere methodische Einschränkungen wurden in früheren Kapiteln schon ausführlich diskutiert und müssen deshalb hier nicht weiter ausgeführt werden. Auch wenn der Datensatz den bisher größten Überblick über Patienten in der Richtlinien-Psychotherapie darstellt, kann nicht von einer Repräsentativität der Daten ausgegangen werden. Hinzu kommen Einschränkungen hinsichtlich der Validität der Daten durch die indirekte Erhebung aus den Therapeutenberichten, Gutachterunterlagen und anderen ärztlichen Informationsquellen. Diese können einige Verzerrungen aufweisen, und es können Informationen fehlen, da sie vom Therapeuten nicht in den Bericht aufgenommen wurden (Lieberz et al. 2010) Diese fehlenden Informationen, die aus den Gutachterunterlagen nicht gewonnen werden konnten, spiegeln sich in den teilweise sehr verschiedenen n-Werten der einzelnen Chi-Quadrat-Tests wider. Waren bei einer Patientin Informationen zu einzelnen Variablen aus den Gutachterunterlagen nicht ersichtlich, so wurden sie als *Missing Values* behandelt. In die Berechnungen der Chi-Quadrat-Test flossen die *Missing Values* nicht mit ein. Durch eine direktere Datenerhebung (direktes Interview mit dem Patienten) ließe sich die Datenqualität deutlich verbessern und die Anzahl der *Missing Values* vermindern. Die genannte Verzerrung kann sich beispielsweise auch beim BSS-Score bemerkbar machen. Zur Berechnung des BSS-Scores sind Informationen zur körperlichen Beeinträchtigung, psychischen Beeinträchtigung und sozialkommunikativen Beeinträchtigung nötig. Fehlen Angaben, da der Therapeut diese nicht dokumentiert hat, so können diese auch nicht in die Berechnung des Scores einfließen. In der Konsequenz könnte es zu einer Unterschätzung der tatsächlichen Beeinträchtigungsschwere der Patienten kommen (Lieberz et al. 2010, Lieberz et al. 2017).

Auch die Art der Anträge schränkt die Ergebnisse der Studie ein. Zum einen werden nur psychodynamische Therapieanträge berücksichtigt, welche 47 Prozent der Gesamtanträge auf Richtlinien-Psychotherapie ausmachen (laut Abrechnungsdaten von 17 Kassenärztlichen Vereinigungen). Damit entfallen in dieser Untersuchung alle Patienten, die eine Verhaltenstherapie beantragt haben, so dass hier dringender Nachholbedarf besteht, um die bis heute offenen Fragen der Differenzialindikation zu den einzelnen Therapieverfahren besser nachvollziehbar zu machen. Zum anderen werden in der Analyse keine KZT-Anträge berücksichtigt. 70 Prozent der therapiebedürftigen Fälle werden allerdings durch reine Kurzzeittherapie behandelt (Multmeier und Tenckhoff 2014). Nur bei 30 Prozent der psychotherapeutisch betreuten Patienten wird eine Langzeittherapie erstbeantragt oder eine KZT in eine LZT überführt (Lieberz 2015). Dies schränkt die Aussagekraft der Ergebnisse bezogen auf die Gesamtheit der Richtlinien-Psychotherapie ein. Weiter limitierend ist, dass in der Studie nur Kassenpatienten berücksichtigt werden. Privatpatienten oder Selbstzahler, die keiner Begutachtung durch einen Gutachter unterliegen, können in dieser Untersuchung nicht erfasst werden. Eine entsprechende vergleichende Untersuchung dieser verschiedenen Patientengruppen ist im Rahmen des MARS-Projektes von Ullrich im Jahr 2021 (s. Kap II.9) vorgenommen worden.

Außerdem findet sich keine Information darüber, auf wessen Empfehlung der Patient die Entscheidung für den jeweiligen Psychotherapeuten getroffen hat. Laut einer Studie aus dem Jahr 2009 kamen nur 22,8 Prozent der psychisch kranken Patienten aus eigenem Antrieb in die Ambulanz der Innsbrucker Universitätsklinik für Psychologie und Psychotherapie. Der Großteil war von Hausärzten, anderen Fachärzten, Angehörigen, Freunden, Arbeitskollegen oder Beratungsstellen überwiesen worden (Doering 2009, Doering et al. 2007). Eine Studie, die sich mit dem Aufsuchen von Fachärzten befasst, zeigt, dass 58 Prozent der Patienten den Facharzt aufgrund einer Empfehlung von Freunden und Kollegen auswählen. Weiter entscheiden sich 39 Prozent der Patienten für einen Facharzt aufgrund einer Überweisung durch den Hausarzt, 27 Prozent schlagen im Telefonbuch nach, 25 Prozent entscheiden auf Empfehlung der Familie. 7 Prozent ziehen für die Suche nach einem passenden Facharzt das Internet mit Arztbewertungsportalen zu Rate, 6 Prozent treffen die Wahl durch ein zufällig gesehenes Praxisschild und 4 Prozent kommen auf Anraten der Krankenkasse. Laut Umfrage ist als Erstkriterium für das Entscheiden zugunsten eines Facharztes die Erreichbarkeit der Praxis nahe der Wohnung oder dem Arbeitsplatz des Patienten genannt (Kofahl und Horak 2010). Durch das Nichterfassen dieser Überweiserinformationen könnten wichtige Kriterien bezüglich der Therapeutenwahl nicht berücksichtig worden sein.

Regionale, mit dem Praxisort des Therapeuten verbundene Einflüsse auf die Therapeutenwahl und sein Geschlecht scheinen nicht von Bedeutung zu sein. Die Analysen der soziodemografischen Variablen weisen darauf hin, dass der Familienstand die Therapeutenwahl beeinflusst; geschiedene Frauen wählen häufiger, als zu erwarten wäre, einen männlichen Therapeuten. Es ist nicht leicht auszumachen, wie dieser Befund zu deuten wäre, wenn er sich bei anderen Untersuchungen bestätigen ließe. Denkbar wäre, dass die geschiedenen Patientinnen sich von der Begegnung mit einer »männlichen Perspektive« ein besseres Verständnis ihres Scheiterns in der Ehe versprechen. Möglich erschiene es auch, dass sich hier eine Schnittstelle zwischen biografischer Vorerfahrung und aktueller Lebenserfahrung auftut.

Von großer Bedeutung scheinen uns die Ergebnisse hinsichtlich des geringen Einflusses klinischer Variablen auf die Therapeutenwahl zu sein. Wenn sich diese Ergebnisse in weiteren Untersuchungen erhärten sollten, geben sie einen starken Hinweis darauf, dass die Therapeutenwahl nicht in erster Linie durch das klinische Erscheinungsbild geleitet wird. Dass die Symptomatik nicht ganz ohne Bedeutung für die Therapeutenwahl ist, zeigen allerdings frühere Ergebnisse aus dem MARS-Projekt. Dabei geht es um die Wahl eines ärztlichen gegenüber der eines psychologischen Psychotherapeuten bei Vorliegen einer akuten psychogenen Herz-Kreislauf-Symptomatik (Lieberz et al. 2013). Die dort auch beschriebenen Einflüsse durch das Vorliegen einer schweren somatischen Erkrankung, insbesondere einer Karzinomerkrankung, lassen sich wohl neben allfälligen Selektionseffekten am ehesten dadurch erklären, dass bei den weiblichen Patienten vor allem eine psychotherapeutische Begleitbehandlung bei Vorliegen eines Mammakarzinoms gewünscht wird, und damit ein explizit weibliches Thema im Mittelpunkt des Therapieanliegens steht.

Alkoholabhängige Patientinnen scheinen häufiger einen männlichen Therapeuten zu bevorzugen. Natürlich wäre auch dieser Befund in zukünftigen Studien zu überprüfen. Darüber hinaus wäre es interessant zu wissen, ob dies auch für andere Suchtpatienten gilt. Möglicherweise versprechen sich die alkoholkranken Frauen durch eine männliche Behandlungsführung mehr Halt, Struktur und Sicherheit. Biografische Vorerfahrungen z. B. mit väterlichem Suchtverhalten scheinen dabei jedenfalls keine Rolle zu spielen.

Der Hinweis auf die Bedeutung von Vorbehandlungen für die jetzige Therapeutenwahl entspricht der klinischen Erfahrung und ist plausibel. Wenn der Patient mit dem Ergebnis der Vorbehandlung nicht zufrieden ist, dann läge es jedenfalls nahe, dass er im Falle einer weiteren Behandlung häufiger auch einen Geschlechtswechsel bei seinem Therapeuten ins Auge fasst. Da hier allerdings das Geschlecht eines etwaigen Vorbehandlers nicht berücksichtigt werden konnte, lassen sich zu dieser Hypothese keine Aussagen machen.

Bei der Erhebung biografischer Erfahrungen erbrachte die Analyse der sog. »harten Daten« mithilfe des modifizierten Risiko-Indexes (Dührssen und Lieberz 2000) keine weiterführenden Hinweise. Das Ausmaß an biografischen Vorbelastungen als solches scheint keinen Einfluss auf das Wahlverhalten der hier untersuchten Frauen zu besitzen. Wie sich allerdings zeigt, scheinen einzelne Belastungsfaktoren dennoch von Bedeutung zu sein, wie die hier nur grob erfassten atmosphärischen Bedingungen in den Herkunftsfamilien. Heimaufenthalte weisen in der Regel auf »Broken Home«-Situationen hin, wobei hier weder die Hintergründe noch die Dauer oder der Verlauf eines solchen Aufenthaltes erfasst werden konnten. Immerhin deutet sich an, dass das Aufwachsen mit Stiefeltern oder Großeltern als geläufige Bedingungen im Anschluss an einen passageren Heimaufenthalt keinen Einfluss auf die Zielvariable zeigt. Da mit solchen familiären Auflösungen passagerer oder dauerhafter Art am ehesten auch ein Vaterverlust verbunden ist, wäre es jedenfalls denkbar, dass sich in diesem Befund die Sehnsucht nach einer väterlichen Schutzfigur niederschlägt. Inwieweit Familienzerfall und Heimaufenthalt mit den atmosphärischen Auffälligkeiten in den Herkunftsfamilien korrelieren, wurde hier nicht weiter untersucht. Zusammenfassend ließen sich diese Ergebnisse zur biografischen Entwicklung dahingehend interpretieren, dass Patientinnen, die unter stark verunsichernden Bedingungen aufgewachsen sind und/oder später in sehr verunsichernde Lebensumstände geraten, häufiger väterlichen/männlichen Schutz suchen.

Die Ergebnisse der hier vorgelegten Untersuchung sollten als Anregung für weiterführende Studien betrachtet werden, die sich dann auch explizit auf die

Frage der Therapeutenwahl und ihrer Einflussbedingungen ausrichten. Dabei könnten dann auch Faktoren einbezogen werden, die hier keine Berücksichtigung finden konnten, wie z. B. biografische Bedingungen mit Vater- und Mutterbildern usw., Empfehlungen durch Dritte oder auch ärztliche Überweisungen.

9 Die regulatorische Kraft der Rahmenbedingungen: Beihilfeberechtigte und gesetzlich Krankenversicherte im Vergleich

KLAUS LIEBERZ, HANNO ULLRICH

9.1 Einleitung und Zielsetzung

9.1.1 Rahmenbedingungen in Deutschland

Psychische Erkrankungen sind eine der größten gesellschaftlichen und gesundheitswissenschaftlichen Herausforderungen. Seit den Untersuchungen der Mannheimer Kohortenstudie (Franz et al. 2000, Lieberz et al. 2011, Schepank 1987, 1990) haben weitere Untersuchungen die hohe Krankheitslast seelischer Störungen in der Allgemeinbevölkerung bestätigt (Angst 2016, DPtV 2021, Jacobi et al. 2014, Meyer et al. 2000).

Das in Deutschland bestehende duale Krankenversicherungssystem besteht aus gesetzlicher und privater Krankenversicherung (GKV und PKV). Zirka 90 % der Bevölkerung sind Mitglied in der GKV. Die restlichen 10 % sind privat versichert, die Hälfte davon über besondere Kostenträger wie die Beihilfe (BHF) (Verband der PKVen, 2011).

In Deutschland gibt es etwa 1,7 Mio. Beamte im öffentlichen Dienst. Als Folge der Fürsorgepflicht (Art. 33 Abs. 5 GG) des Dienstherrn (Bund oder Land) besteht für sie keine Versicherungspflicht in der GKV (§ 6 Abs. 2 SGB V). Beamte, Richter und ihre berücksichtigungsfähigen Angehörigen können eine eigenständige beamtenrechtliche Krankenfürsorge, die BHF, in Anspruch nehmen, auch nach Ende des Dienstverhältnisses. Der Dienstherr gewährt notwendige Aufwendungen in Krankheitsfällen entsprechend den sog. Bemessungssätzen. Der Umfang der Erstattungsleistungen reicht von 50 % bis 80 % der Aufwendungen, je nach Familiensituation und Bundes- bzw. Landesrecht. Den verbleibenden Teil der Krankheitskosten decken die Beihilfeberechtigten in der Regel durch eine private Kranken- und Pflegeversicherung ab.

Die Bundesbeihilfeverordnung (BBhV) stimmt weitgehend mit der Richtlinien-Psychotherapie (RLPT) überein. Einige wesentliche Unterschiede lassen sich jedoch ausmachen. In der BHF werden im Unterschied zur RLPT keine Therapien

Lieberz, Klaus und Ullrich, Hanno: Die regulatorische Kraft der Rahmenbedingungen: Beihilfeberechtigte und gesetzlich Krankenversicherte im Vergleich, in: Lieberz, Klaus, Adamek, Lucie und Krumm, Bertram (Hrsg.): Die Richtlinien-Psychotherapie: Expeditionen in einem dunklen Kontinent, Heidelberg: heiBOOKS, 2021, S. 176–188.
https://doi.org/10.11588/heibooks.932.c12736

von Ausbildungskandidaten bewilligt; es gab zum Zeitpunkt der Untersuchung keine Kurzzeittherapien, und die Stundenkontingente bei der ersten Bewilligung für analytische Psychotherapie waren zum Erhebungszeitpunkt mit 80 Stunden halb so hoch.

9.1.2 Beihilfeberechtigte

Da der Verband der PKVen (2011) keine konkreten Angaben zur ambulanten psychotherapeutischen Versorgung publiziert, sind sowohl die Eigenschaften der Beihilfeberechtigten als auch deren Versorgung unbekannt (Kruse et al. 2012).

Der Kostenträger BHF beeinflusst den Zugang zu ambulanter Psychotherapie und die Therapieform (kürzere Wartezeiten, höhere Behandlungsquoten, mehr Langzeittherapie, eher psychodynamische Verfahren (Zepf et al. 2003a, 2003b). Die Kassenzugehörigkeit leitete bei 51,2 % der Psychotherapeuten in einer bundesweiten Umfrage die Auswahl ihrer Patienten (Bowe 1999). Weiterhin war in Patientenumfragen die PKV in der ambulanten Psychotherapie überrepräsentiert (Albani et al. 2010). Daher soll im Rahmen dieser Untersuchung überprüft werden, ob sich die Hinweise auf ungleiche Versorgungsbedingungen in Abhängigkeit von den Rahmenbedingungen bestätigen lassen.

9.1.3 Versorgungsforschung

Die Wirksamkeit von Psychotherapie wurde sowohl unter kontrollierten Bedingungen (Leichsenring und Rabung 2008) als auch im Praxisalltag nachgewiesen (Wittmann und Steffanowski 2011). Die Versorgungsforschung will den Zugang zu ambulanter Psychotherapie stärker untersuchen (Munder et al. 2019). Bisher wurde der Vergleich verschiedener Rahmenbedingungen (wie GKV und BHF) noch nicht in den Fokus der Forschung gerückt.

9.1.4 Versorgungswirklichkeit in GKV und BHF

Wie die RLPT gründet die BBhV auf Evidenz aus der Versorgung in der GKV (Grande et al. 2006, Scheidt et al. 1998), obwohl sich die Charakteristika der Patienten in den beiden Versorgungszweigen wohl unterscheiden (Zepf et al. 2003a, 2003b).

Als eine der wenigen naturalistischen Psychotherapiestudien in Deutschland ist die TRANS-OP-Studie zu nennen (Gallas et al. 2010). Erstmals werteten die Autoren Daten von Patienten einer privaten Krankenversicherung aus, allerdings unter anderen Fragestellungen und ohne Vergleichsgruppe. Außerdem stammten die Daten maßgeblich aus Patientenselbstangaben.

In der vorliegenden Arbeit wurden die Daten hingegen aus Therapeutenangaben ermittelt. Unsere Studiengruppen bestehen aus Beihilfeberechtigten (repräsentieren ca. 50 % der PKV) und einer Vergleichsgruppe (gesetzlich Krankenversicherter).

9.1.5 Arbeitshypothesen

Das Ziel dieser Arbeit liegt darin, Eigenschaften und die Versorgung von Beihilfeberechtigten in der ambulanten psychodynamischen Psychotherapie mit folgenden Null-Hypothesen zu untersuchen:

H1 Es besteht kein Unterschied in den Variablen zu den soziodemografischen Basisdaten der Patienten zwischen GKV und BHF.

H2 Es besteht kein Unterschied in den Variablen zu den klinischen Daten der Patienten zwischen GKV und BHF.

H3 Es besteht kein Unterschied in den Variablen zur Biografie der Patienten zwischen GKV und BHF.

H4 Es besteht kein Unterschied in den Variablen zu den Angaben zum Therapeuten zwischen GKV und BHF.

H5 Es besteht kein Unterschied in den Variablen zu den Angaben zum Therapieantrag zwischen GKV und BHF.

9.2 Methodik

Die Untersuchung ist im Rahmen der Mannheimer Richtlinien-Psychotherapie Studie (MARS) entstanden (Lieberz et al. 2010, Lieberz et al. 2014, Lieberz et al. 2015). Die Daten basieren auf Therapieanträgen, die dem Erstautor als Gutachter und Obergutachter im Rahmen der RLPT und der BBhV zugesandt wurden. Die Gutachten umfassen den Zeitraum von Mai 2007 bis Juni 2012. Untersucht wurden psychodynamische Anträge in der BHF und GKV/RLPT. Berücksichtigt werden nur Erst- und Umwandlungsanträge; nicht eingeschlossen wurden Anträge zu Kurzzeittherapie sowie Fortführungsanträge. Die Methodik ist in Kap. I.3 ausführlich beschrieben.

Daten über Patienten, Therapeuten und die beantragten Therapieformen wurden bei diesen unterschiedlichen Rahmenbedingungen miteinander verglichen. Insgesamt wurden n = 1119 Therapieanträge ausgewertet, 203 von beihilfeberechtigten und 916 von gesetzlich krankenversicherten Patienten. Es handelt sich um eine administrativ-epidemiologische Querschnittsstudie.

Die Therapieanträge wurden mit einem Dokumentationssystem in folgenden Bereichen ausgewertet: a) soziodemografische Basisdaten des Patienten, b) klinische Daten des Patienten (Symptomatik, Suizidalität, Komorbiditäten, Vorbehandlungen, ICD-10, BSS), c) biografische Daten des Patienten (modifizierter Risiko-Index nach Dührssen and Lieberz 1999), d) Angaben zum Therapeuten (Geschlecht, Grundberuf, Zusatzbezeichnung Analytische Psychotherapie), e) Angaben zum Therapieantrag (Erst-/Umwandlungsantrag, tiefenpsychologisch fundierte oder analytische Psychotherapie, Einzel- oder Gruppentherapie).

Die Berichte der Therapeuten wurden klassifiziert. Die von den Therapeuten als sicher und verlässlich beschriebenen Informationen, die nicht subjektiv verzerrt sind, wurden möglichst »harten« Merkmalsausprägungen zugeordnet (z. B. Familienstand). Die Response-Rate der Merkmale lag über 80 %.

Alle statistischen Rechnungen der Daten wurden mit der Software IBM SPSS 25.0 durchgeführt. Bei nominalskalierten Variablen wurde der χ^2-Test für Unabhängigkeit nach Pearson angewandt. Bei erwarteten Häufigkeiten unter 5 wurde der exakte χ^2-Test nach Fischer angewandt. Für ordinalskalierte Merkmale wurde ein Mann-Whitney-U-Test und für intervallskalierte Variablen wurde der t-Test für heterogene Varianzen (Welch-Test) durchgeführt. Die Signifikanz wurde jeweils auf dem Niveau $\alpha < 0.05$ angegeben.

9.3 Ergebnisse

9.3.1 Soziodemografische Basisdaten des Patienten

In beiden Gruppen zeigt sich, dass die Patienten überwiegend weiblichen Geschlechts (72,4 %) sind, eher in Großstädten leben (57,1 %) und jeder Zehnte (10,3 %) derzeit arbeitsunfähig ist ($p > 0,05$).

Beide Patientengruppen sind überwiegend im berufsfähigen Alter, wobei die Beihilfeberechtigten signifikant älter ($p < 0,001$) und häufiger im Ruhestand sind (15,3 % vs. 6,1 %). 47 % sind mittlere Beamte (GKV 12 % mittlere Angestellte), 33 % einfache Beamte (GKV 62 % einfache Angestellte).

Der höchste Berufsabschluss unterscheidet sich signifikant ($p < 0,001$). Beihilfeberechtigte haben einen deutlich höheren Schulabschluss ($p < 0,001$), in über 60 % der Fälle eine Fachabitur-/Abiturqualifikation und in 51,7 % der Fälle einen Fachhochschul-/Universitätsabschluss.

Beihilfeberechtigte sind signifikant häufiger »erstmals verheiratet« ($p < 0,001$), leben in einer »festen Partnerschaft« ($p = 0,002$), und haben häufiger und mehr Kinder ($MW = 1,24$ vs. $0,95$; $p < 0,001$).

Tabelle 44 Soziodemografische Basisdaten der Patienten (n = 1 119)

Variable		BHF (%)	GKV (%)	Test	df	p-Wert
Geschlecht	m/w	33,0/67,0	26,4/73,6	$\chi^2 = 3.57$	1	0,059
Alter	MW in Jahren (SD)	52,54 (12,09)	47,96 (11,49)	T = −4,93	288,7	< 0,001
höchster Berufsabschluss	FH/Universität	51,7	19,2			
	Lehre/Meister	30,0	51,7	$\chi^2 = 199{,}9$	6	< 0,001
	ohne Berufsabschluss	0,5	16,0			
fester Partner	ja/nein	69,5/29,1	56,0/49,9	$\chi^2 = 12{,}83$	2	0,002
Familienstand	verheiratet	48,3	25,9	$\chi^2 = 22{,}13$	1	< 0,001
	ledig	23,2	40,8	$\chi^2 = 39{,}31$	1	< 0,001
Kinder	ja/nein	66,5/32,0	50,9/48,6	$\chi^2 = 19{,}58$	2	< 0,001

9.3.2 Klinische Daten der Patienten

In beiden Gruppen haben 92,2 % der Patienten eine psychische Symptomatik (Ängste, Depressionen, Zwänge), 88,6 % funktionell-psychosomatische Beschwerden und 35,0 % somatische Beschwerden (p > 0,05). Beihilfeberechtigte weisen seltener eine akute Suizidalität (3,0 % vs. 6,7 %; p = 0,044) und eine frühere Suizidalität (Suizidversuche) auf (3,9 % vs. 12,1 %; p = 0,001).

Suchttendenzen sind in beiden Gruppen häufig zu verzeichnen (34,5 % vs. 46,0 %; p = 0,001). Die Therapiegeschichte unterscheidet sich signifikant (p < 0,001). Beihilfepatienten sind meist erstmals in psychotherapeutischer Behandlung, in der GKV sind viele Patienten (mehrfach) psychotherapeutisch vorbehandelt (s. Kap. II.4)

»Vollständige Angaben zur ICD-10-Diagnose« wurden von den Therapeuten nur bei 64,5 % vs. 81,6 % angegeben (p < 0,001). Die häufigsten Diagnosegruppen in beiden Stichproben sind »F3 Affektive Störungen« (31,0 % vs. 39,4 %) und »F4 Neurotische, Belastungs- und somatoforme Störungen« (29,6 % vs. 33,5 %). Die häufigsten Hauptdiagnosen sind bei BHF-Patienten »F43.2 Anpassungsstörung« und bei GKV-Patienten »F32.1 Mittelgradige depressive Episode«.

Beihilfeberechtigte haben weniger Probleme in »Selbstverantwortung« und »Gesundheitsverhalten« (p < 0,001). Problemrelevant ist in beiden Gruppen die »Familie« (85,2 % vs. 83,2 %; p = 0.276).

Beim Beeinträchtigungs-Schwere-Score (BSS) gibt es keine Unterschiede bei körperlicher oder psychischer Beeinträchtigung. Beihilfeberechtigte sind signifikant weniger sozialkommunikativ beeinträchtigt (p < 0,001; siehe Abbildung 15), und der Summenscore aus den drei Subskalen unterscheidet sich signifikant. Die GAF-Scala bestätigt diese Ergebnisse. Die Unterschiede sind robust. Der modifi-

Tabelle 45 Klinische Daten der Patienten (n = 1 119)

Variable		BHF (%)	GKV (%)	Test	df	p-Wert
Suizidalität	akut	3,0	6,7	$\chi^2 = 4{,}06$	1	0,044
	früher	3,9	12,1	$\chi^2 = 13{,}26$	2	0,001
Therapiegeschichte (Vorbehandlung)	keine	54,7	38,6			
	einmal	24,1	22,8	$\chi^2 = 25{,}69$	3	< 0,001
	mehrfach	18,7	36,1			
Problemrelevante	Familie	85,2	83,2	$\chi^2 = 2{,}57$	2	0,276
Lebensbereiche	Gesundheitsverhalten	25,1	49,5	$\chi^2 = 39{,}92$	2	< 0,001
BSS-Summenscore	(MED ± IQA)	4 ± 2	5 ± 2	U = 128.067,5		< 0,001
GAF (> mind. 1 Woche im letzten Jahr)	(MED ± IQA)	60 ± 10	60 ± 20	U = 79.390,5		0,001

BSS = Beeinträchtigungs-Schwere-Score (Schepank 1995), GAF = Global Assessment of Functioning Scale (Heuft 2002).

zierte BSS (0–12) trennt durch dichotome Einteilung zwischen leichter (0–5) und schwerer (≥ 7) Beeinträchtigung (p < 0.001). Beihilfeberechtigte sind fast ausschließlich »leicht beeinträchtigt« (95,0 % vs. 78,2 %), wohingegen die GKV-Patienten zu einem Fünftel als »schwer beeinträchtigt« eingeschätzt wurden (21,8 %).

Abbildung 15 BSS: Sozialkommunikativer Beeinträchtigungsgrad (SoKo) und Therapeutenwahl

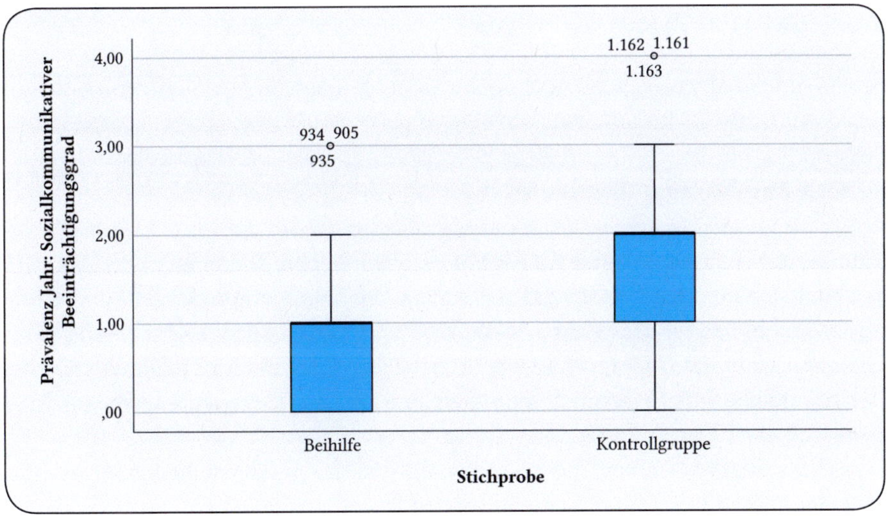

9.3.3 Biografische Daten der Patienten

In der Beihilfegruppe ist die durchschnittliche Risikobelastung niedriger (27,50 vs. 44,58; p < 0,001). Folgende Items wurden im modifizierten Risiko-Index berücksichtigt:

Beihilfeberechtigte erleben weniger häufig den Verlust eines Elternteils oder eine schwere seelische Erkrankung eines Elternteils (Tab. 46; seelische Erkrankung Vater p < 0,001). Im Vergleich zwischen schweren seelischen und körperlichen Erkrankungen eines Elternteils wird deutlich, dass die Eltern der Beihilfeberechtigten ungefähr doppelt so häufig seelisch (Vater 10,8 % und Mutter 8,4 %) als körperlich krank sind (V. 6,4 % und M. 3,9 %), während die Eltern der GKV-Patienten ungefähr viermal häufiger seelisch (V. 21,7 % und M. 18,9 %) als körperlich krank sind (V. 5,5 % und M. 5,1 %). Heim- oder Internatsaufenthalte sind selten (3,9 % vs. 7,4 %; p = 0,013). Die meisten Patienten in beiden Gruppen haben keine Stiefgeschwister (82,8 % vs. 79,9 %; p = 0,205).

Tabelle 46 Biografische Daten der Patienten (n = 1 119)

Variable	n		BHF (%)	GKV (%)	Test	df	p-Wert
Familiengenese: modifizierter Risiko-Index (0–685)	758	MW (SD)	27,50 (47,15)	44,58 (67,53)	T = –3,57	297,7	< 0,001
Verlust des Vaters	1 091	ja/nein	19,7/74,9	32,9/65,3	χ^2 = 20,15	2	< 0,001
Verlust der Mutter	1 093	ja/nein	7,4/89,2	16,3/81,7	χ^2 = 11,41	2	0,003
Schwere seelische Erkrankung der Mutter	990	ja/nein	8,4/76,8	18,9/70,3	χ^2 = 14,08	2	0,001
Schwere körperliche Erkrankung der Mutter	1 068	ja/nein	3.9/90.1	5.1/90.6	χ^2 = 1.48	2	0,477

9.3.4 Angaben zum Therapeuten

Eine Tendenz zu einer höheren Anzahl an männlichen Therapeuten in der BHF zeichnet sich ab (40,4 % vs. 37,4 %; p = 0,482). Die Therapeuten der Beihilfeberechtigten sind in der Tendenz eher »Arzt« (68,8 % vs. 51,0 %) und weniger häufig »Psychologe« als in der GKV (30,7 % vs. 48,3 %). Hinsichtlich einer psychoanalytischen Zusatzqualifikation findet sich zwischen den beiden Therapeutengruppen kein nennenswerter Unterschied.

Bei der Frage nach der Therapeutenwahl und der geschlechtsabhängigen Therapeutenpräferenz zeigt sich, dass unter den Bedingungen der BHF Männer bevor-

Tabelle 47 Geschlecht und Grundberuf des Therapeuten (n = 1 119)

Variable		BHF (%)	GKV (%)	Test	df	p-Wert
Geschlecht	m/w	40,4/59,1	37,4/61,2	χ^2 = 1,46	2	0,482
Grundberuf	Arzt/Psychologe	68,8/30,7	51,0/48,3	χ^2 = 25,84	exakt	< 0,001
Zusatzqualifikation (n = 316)	Arzt ZB PSA/ Psychologe (AP)	57,8/42,2	47,2/52,8	χ^2 = 1,72	1	0,190

Tabelle 48 Geschlechterverteilung Patient vs. Therapeut BHF (n = 203)

		Geschlecht des Patienten/der Patientin		Gesamt
		männlich	weiblich	
Geschlecht des Therapeuten/der Therapeutin	männlich	37 55,2 %	45 33,1 %	82 40,4 %
	weiblich	30 44,8 %	90 66,2 %	120 59,1 %
	unklar	0 0,0 %	1 0,7 %	1 0,5 %
Gesamt		67 100,0 %	136 100,0 %	203 100,0 %

Chi-Quadrat = 9,41; p = 0,009; V = 0,22

zugt männliche Psychotherapeuten und Frauen bevorzugt weibliche Psychotherapeuten wählen (siehe Tabelle 48).

9.3.5 Angaben zum Therapieantrag

In der Beihilfegruppe sind mit 99,5 % systemgerecht fast ausschließlich Erstanträge ($p < 0.001$) gestellt worden. In der GKV teilen sich die Antragsarten auf zwischen 39,2 % Erstanträgen und 60,8 % Umwandlungsanträgen.

In beiden Gruppen werden bevorzugt tiefenpsychologisch fundierte Psychotherapien (TfP) beantragt (86,7 % vs. 77,4 %). Weniger Beihilfeberechtigte als GKV-Patienten sind in analytischer Psychotherapie (AP) (13,3 % vs. 22,6 %).

In der BHF finden fast ausschließlich Einzeltherapien statt (98,5 % vs. 83,3 %; $p < 0.001$). Beihilfeberechtigte sind selten in Gruppentherapie (1,5 % vs. 16,7 %).

Tabelle 49 Therapieantrag (n = 1 119)

Variable		BHF (%)	GKV (%)	Test	df	p-Wert
Art des Antrags	Erstantrag	99,5	39,2	$\chi^2 = 241{,}81$	1	< 0,001
	Umwandlungsantrag	0,5	60,8			
Therapieform	TfP	86,7	77,4	$\chi^2 = 8{,}76$	1	0,003
	AP	13,3	22,6			
Therapieformat	Einzel/Gruppe	98,5/1,5	83,3/16,2	$\chi^2 = 43{,}08$	exakt	< 0,001

Bei den GKV-Versicherten haben 0,5 % sowohl eine Einzel- als auch eine Gruppentherapie.

9.4 Diskussion

Die erhobenen Daten beruhen auf den Berichten der Therapeuten, wodurch die Validität der Daten eingeschränkt sein kann. Außerdem verteilen die Krankenkassen die Anträge an die Gutachter nach einer eigenen Systematik, wodurch die Repräsentativität unsicher ist (Lieberz et al. 2010, Rüger und Leibing 1999). In beiden hier untersuchten Patientengruppen (Beihilfe und gesetzliche Krankenversicherung) findet sich eine eher schwache Repräsentation der Gesamtbevölkerung in Bezug auf den »sozialrechtlichen Status«, das »Geschlecht« und das »Alter«. In der GKV-Gruppe gibt es zudem einen studienbedingten Selektionsbias. Die Auswahl der BHF-Patienten erfolgte konsekutiv nach Eingang beim Gutachter, während bei den GKV-Patienten jeder fünfte Antrag in die Studie aufgenommen wurde. Sofern diese Patienten einer besonderen Auswahlgruppe (z. B. Obergutachten, somatische Erkrankungen usw.) angehörten, erfolgte auch hier die Aufnahme konsekutiv.

In dieser Studie sind die Beihilfeberechtigten in ambulanter psychotherapeutischer Behandlung im Vergleich zu der Studienpopulation der TRANS-OP-Studie, die psychotherapeutisch behandelte Patienten aus der PKV untersucht hatte (Gallas et al. 2010), ähnlich charakterisiert.

Die Ergebnisse deuten darauf hin, dass Beihilfeberechtigte vor dem Hintergrund beamtenrechtlicher Vorselektion seelisch gesünder sind. Sie weisen eher stabilisierende Ressourcen (soziales Umfeld, hohes (Aus-)Bildungsniveau, hoher sozioökonomischer Status, weniger biografische Belastungen) auf. Sie haben seltener eine psychotherapeutische Vorbehandlung, weniger Multi- oder Komorbiditäten und niedrigere BSS und GAF-Scores.

Ärztliche Psychotherapeuten sind zum Untersuchungszeitpunkt häufiger im Beihilfebereich tätig als psychologische Psychotherapeuten. Dieses Ergebnis entspricht allerdings einer Momentaufnahme. Zu erwarten ist, dass in absehbarer Zeit auch in diesem Versorgungszweig mehrheitlich psychologische Psychotherapeuten anzutreffen sind.

Die hier vorliegenden Ergebnisse sind eine erste Bestätigung für die Annahme, dass die Therapeutenwahl eindeutig eine Geschlechterpräferenz erkennen lässt. Wenn man annimmt, dass die BHF-Patienten hinsichtlich der Auswahl ihrer Therapeuten aufgrund ihres Bildungs- und Versicherungsstatus freier sind als der durchschnittliche GKV-Versicherte, dann erhalten wir in den vorliegenden Ergebnissen doch einen Hinweis darauf, dass der Geschlechtsvariablen eine ganz entscheidende Bedeutung in der Auswahl des Therapeuten (und damit wahrscheinlich auch im Therapieergebnis) zukommt.

Mit der positiven Vorselektion der Beihilfepatienten verbunden sind bedeutsame Unterschiede hinsichtlich des therapeutischen Vorgehens. Der in der BHF zum Untersuchungszeitpunkt vorgegebene höhere gutachterpflichtige Zugang zur Psychotherapie hat gewiss den Vorteil, dass mit diesem erhöhten Aufwand das Risiko nicht sachgemäßer Indikationsstellung zu einer Langzeittherapie gemindert wird. Andererseits stellt sich die Frage, ob bei der beschriebenen Patientenstruktur in der BHF nicht vielen Patienten mit einem niedrigschwelligeren Zugang (antrags-, aber nicht gutachterpflichtiger Kurzzeittherapie (KZT)) ausreichend geholfen werden könnte. Darauf weist auch die Diagnostik der Therapeuten hin, die sehr häufig Anpassungsstörungen feststellen, wobei nicht auszuschließen ist, dass hier auch eine »Unterdiagnostik« vorliegt. Außerdem würden die von einigen Patienten geäußerten Diskretions- und Stigmatisierungsbedenken mit diesem Vorgehen gemildert. Der hohe Altersdurchschnitt in der BHF-Gruppe bzw. umgekehrt die Tatsache, dass jüngere Patienten unterrepräsentiert sind, lässt daran denken, dass die Schwelle für eine frühzeitige und effektive psychotherapeutische Versorgung in diesem Bereich hoch und für Patienten wie auch Dienstherrn nachteilig ist.

Zwischen den jüngeren und den älteren Altersgruppen (10-Jahres-Kohorten) in der BHF besteht hinsichtlich des Morbiditätsspektrums kein Unterschied, also auch nicht, wie eventuell zu erwarten wäre, ein gehäuftes Auftreten chronischer somatischer Erkrankungen, speziell Karzinomerkrankungen, bei den älteren beihilfeberechtigten Patienten. Würde auch in der BHF-Gruppe die Möglichkeit zur Beantragung einer KZT bestehen, wären bei einem späteren Umwandlungsantrag auf Langzeittherapie mögliche ökonomische Interessen auf Therapeutenseite besser einzuschätzen. Diesen Vorstellungen sind zwischenzeitlich erfolgte Veränderungen in der BBhV, mit der nun auch hier gegebenen Möglichkeit der Beantragung und Durchführung einer KZT, denn auch gefolgt.

Beihilfeberechtigte werden zumeist im tiefenpsychologischen Setting in Einzeltherapie behandelt, was dem festzustellenden geringeren Morbiditätsniveau entsprechen könnte. Analytische Psychotherapien werden bei Beihilfe-/Privatversicherten jedenfalls deutlich seltener beantragt. Zu den hier dargestellten Ergebnissen hinsichtlich der Therapieform könnte allerdings auch die häufig gegebene »Unterversicherung« der Beihilfepatienten im PKV-Bereich mit der Folge hoher

Eigenbeteiligung bei hochfrequenten Behandlungen beitragen. Da die Behandlung in der BHF-Gruppe zudem häufiger von ärztlichen Psychotherapeuten durchgeführt wurde, könnte auch dies dazu beitragen, dass für diese Patientengruppe seltener eine AP beantragt worden ist. Allerdings besteht in Bezug auf das eingebrachte Qualifikationsniveau der Therapeuten in beiden Untersuchungsgruppen kein Unterschied. Ob zusätzliche Selektionseffekte bei der Auswahl der Therapieform wirksam werden, ist mit den vorhandenen Daten schwer auszumachen.

Denkbar wäre, dass die aufgezeigten Befunde in die Richtung weisen, dass wir auf zwei Seiten des psychopathologischen Spektrums mit unterschiedlich wirkenden Einflüssen zu rechnen haben (Über- und Unterversorgung). Die eher leicht gestörten Patienten im Bereich der Beihilfe/PKV könnten ggf. im Bereich der psychosomatischen Grundversorgung oder einer KZT eine ausreichende Behandlung finden, werden aber aus abrechnungstechnischen Gründen häufiger in eine Langzeitbehandlung genommen und damit überversorgt. Andere Vergütungsanreize könnten dieser »ökonomischen Indikation« entgegenwirken. Die mittelgradig gestörten, gut gebildeten, beihilfeberechtigten Patienten bleiben dagegen aus ökonomischen Gründen (begrenzte Zuzahlungen seitens der PKV) und befürchteter Stigmatisierung möglicherweise häufiger unterversorgt (Brechtel et al. 2016).

Weiters wurde aufgezeigt, dass signifikant weniger Gruppentherapien für Beihilfeberechtigte beantragt werden. Bekannt ist, dass auch in der GKV hauptsächlich Einzeltherapien durchgeführt werden und Gruppentherapien sowohl bei Patienten als auch bei Therapeuten unbeliebt zu sein scheinen (Lieberz et al. 2014). Mit höherer Schulbildung sinkt zudem die allgemein geringe Präferenz zur Gruppenpsychotherapie zugunsten der Einzeltherapie (Franz 1997, Rüger und Leibing 1999, Scheidt et al. 1998). Vorstellbar ist also, dass mit höherem Bildungsniveau und Status auch ein größeres Anspruchsdenken verbunden ist. Zudem mag auf Seiten der Beihilfe-/Privatpatienten ein besonderes Diskretionsbedürfnis bestehen. Aufseiten der Therapeuten wäre denkbar, dass hier häufiger die Qualifikation zur Ausübung von Gruppentherapie fehlt (hierzu konnten wir keine Daten erheben). Ökonomische Überlegungen dürften mit einiger Wahrscheinlichkeit aufgrund des im Laufe der Jahre beständig gesunkenen Abstands zwischen den Vergütungen in beiden Versorgungsbereichen eine geringere Bedeutung haben. Auch hier weisen die Ergebnisse mit einem, auch im Vergleich zu einer früheren Untersuchung aus der MARS-Studie zur Gruppentherapie (Lieberz et al. 2014), hohen Anteil an Gruppentherapien allerdings auf nicht ohne Weiteres nachvollziehbare Selektionseffekte in der GKV-Patientengruppe hin. Die Ergebnisse könnten aber dennoch die von uns früher bereits beschriebene Tendenz zur »sozialen Indikation« bei den psychodynamischen Gruppentherapien unterstreichen. Ob die in letzter Zeit vorgenommenen Veränderungen zur Förderung der Gruppentherapie in der GKV wirksam sind, bleibt abzuwarten, erscheint uns allerdings auch nach den hier aufgezeigten Befunden eher unwahrscheinlich.

9.5 Fazit

Durch die Rahmenbedingungen in der BHF können positive Selektionseffekte mit unterschiedlichen Folgewirkungen festgestellt werden. »Diskriminierungseffekte« entstehen in der BHF durch das Fehlen niedrigschwelliger Therapieoptionen (Kurzzeittherapien), durch eine Unterversicherung (Albani et al. 2010) im begleitenden PKV-Bereich und durch (Selbst-)Stigmatisierung. Somit engt sich das Behandlungsspektrum (keine Kurzzeittherapien, keine Gruppentherapien, eher wenig hochfrequente Therapien) für Beihilfeberechtigte ein. Ein gegenläufiger Effekt deutet sich hinsichtlich der Gruppentherapie an, was auf fehlende gruppentherapeutische Qualifikation bei vielen Therapeuten hinweisen könnte, aber auch ein besonderes Schutz- und Anspruchsverhalten dieser Patientengruppe signalisiert.

Grundsätzlich lassen sich die unterschiedlichen systembedingten Effekte nur durch eine Angleichung der beiden Versorgungssysteme beseitigen. Annäherungen sind zwischenzeitlich durch z. B. die Möglichkeit zur Durchführung von KZT in der BHF erfolgt. Ob weiterführende Vorstellungen, wie sie auf der politischen Ebene als »Einheitsversicherung« (d. h. eine Angleichung an die GKV-Bedingungen) diskutiert werden, sinnvoll sind, kann hier nicht ausführlich diskutiert werden. Der grundsätzlich hinsichtlich einer Psychotherapie, abhängig von den Rahmenbedingungen, festzustellende Selektionseffekt wäre damit sicher nicht aufgehoben oder berührt. Eher besser gebildete Mittelschichtpatienten sind für die heutigen psychotherapeutischen Angebote aufgeschlossener als Patienten aus anderen sozialen Schichten. Damit verbunden wäre sogar eine (weitere) Verstärkung der auch im GKV-Bereich gegebenen positiven Selektion, womit sich die Frage nach einem verbesserten Zugang zur psychotherapeutischen Versorgung von bisher niedrigschwellig bis gar nicht versorgten Patienten ergäbe (Zweiklassenmedizin, nur verschoben).

Aktuell stellen wir bei BHF- und GKV-Patienten fest, dass sich ihre psychotherapeutische Versorgung nicht dahingehend entwickelt, langfristig gesundheitliche Stabilität zu erreichen (paradoxerweise selbst vor dem gesundheitsökonomischen Kalkül innerhalb eines solidarfinanzierten Krankenkassensystems). Stattdessen wird die sprechende Medizin zunehmend rationiert, um mehr Patienten einen zügigen Zugang zu Psychotherapien zu ermöglichen und kurzfristig Krankenkassenkosten einzusparen.

Wir stellen bei GKV-Patienten zunehmend die Förderung der »ökonomischen Indikation« seitens des G-BA und der gesetzlichen Krankenkassen fest (möglichst KZT, Förderung der Gruppentherapie, wohl auch bald zu erwartende Abstaffelung nach Anzahl der Sitzungen, Kontingentierung nach ICD-Diagnose, in letzter Instanz dann Rationierung usw.). Dies geschieht fernab psychotherapeutisch-inhaltlicher Erwägungen, insbesondere hinsichtlich Diagnostik der Erkrankungen, Beeinträchtigungsschweregrad und Differenzialindikation (wofür freilich auch die niedergelassenen Psychotherapeuten verantwortlich sind!). Durch diese »ökonomische Indikation« ist zu erwarten, dass die Unterschiede in beiden Versorgungsbereichen eher zunehmen werden. Dies gilt insbesondere auch dann, wenn es denn zu der längst überfälligen Reform der GOÄ (Gebührenordnung für Ärzte) mit verbessertem Leistungsbezug käme. Dann wäre bei gleichbleibenden Rahmenbedingungen damit zu rechnen, dass viele gesetzlich Krankenversicherte aus politisch-regulatorischen Gründen und ökonomischen Erwägungen heraus eher in Richtung einer »Unterversorgung« geschoben werden. Währenddessen könnten die an sich gesünderen Beihilfe-/Privatpatienten tendenziell eher in eine »Überversorgung« (keine KZT oder psychosomatische Grundversorgung, selten Gruppentherapien, dafür Langzeiteinzeltherapien) rutschen.

III. RESÜMEE UND AUSBLICK

1 Zwischen Skizze und Schablone: Psychodynamik im Spiegel der Richtlinien-Psychotherapie*

KLAUS LIEBERZ

1.1 Einleitung

Wenn man in den Spiegel schaut, dann sieht man in der Regel nichts Neues. Manchmal entdeckt man Überraschendes, manchmal sicher auch Unerfreuliches. Wenn wir uns also mit der Rezeption und Wiedergabe der Psychodynamik in den Therapeutenberichten zur Richtlinien-Psychotherapie (RLPT) befassen, dann geschieht dies in der Absicht, einen Eindruck vom aktuellen Stand der Auseinandersetzung mit psychodynamischen Konzeptionen unter den besonderen Bedingungen der praktischen Umsetzung in Therapiepläne unter den hier und heute herrschenden Rahmenbedingungen zu gewinnen (Bell und Rüger 2007, Ermann 2004, 2016, Rudolf und Jakobsen 2002, Rudolf 2004, 2010, Rüger und Bell 2004, Rüger et al. 2015). Es soll auch lediglich der Eindruck eines einzelnen, erfahrenen Gutachters wiedergegeben werden, ohne den Anspruch auf Verallgemeinerung und lediglich in der Absicht, hier und dort die Aufmerksamkeit zu schärfen und einige Anregungen zu geben. Dies ist aus meiner Sicht nicht gering zu schätzen, da die Gutachter die einzigen Beteiligten in diesem Qualitätssicherungsverfahren sind, die einen kleinen Einblick in die sehr unterschiedliche und kaum evaluierte Versorgungsrealität bekommen.

Vorauszuschicken ist dabei, dass die allermeisten Therapeutenberichte einen guten und nachvollziehbaren Eindruck vom Patienten vermitteln. Einschränkend muss allerdings auch verdeutlicht werden, dass nach den vorliegenden Daten und internen Diskussionen gut ein Viertel der Antragsberichte gutachterlichen Vorbehalten (Lieberz und Seiffge 2011) unterliegen. Die anhaltend eher geringe Ablehnungsquote von etwa 4 % weist darauf hin, dass aufseiten der Gutachter demnach die Bereitschaft besteht, über einige Mängel in den Berichten auch mal hinweg zu

---

* Überarbeitete Fassung eines gleichnamigen Artikels in PDP 2018 17 (4), 264–276. DOI 99.120110/pdp-17-4-264

Lieberz, Klaus: Zwischen Skizze und Schablone: Psychodynamik im Spiegel der Richtlinien-Psychotherapie, in: Lieberz, Klaus, Adamek, Lucie und Krumm, Bertram (Hrsg.): Die Richtlinien-Psychotherapie: Expeditionen in einem dunklen Kontinent, Heidelberg: heiBOOKS, 2021, S. 191–204. https://doi.org/10.11588/heibooks.932.c12738

sehen und damit die Schwierigkeiten der Versorgungspraxis im Alltag zu berücksichtigen.

Die Psychodynamik ist das »Herzstück«, aber auch die »Schwachstelle« jeder verfahrensentsprechenden Psychotherapie. Sie beinhaltet die Verbindung zwischen der Vergangenheit des Patienten, seiner Gegenwart und seinen zukünftigen Möglichkeiten. Sie ist nicht immer so schnell überschaubar, zumal unter den Bedingungen der RLPT nur einige probatorische Sitzungen zu ihrer Erfassung zur Verfügung stehen. Erfahrungsgemäß nutzen viele Therapeuten die Möglichkeit zur Einleitung der Behandlung mittels einer Kurzzeittherapie. Dies geschah in früheren Zeiten insbesondere auch unter den Bedingungen einer äußerst geringfügigen Vergütung für die probatorischen Sitzungen. Auch wenn dieser Umstand verbessert werden konnte, nehmen viele Therapeuten aus Gründen der Praktikabilität den Weg über eine Kurzzeittherapie auch heute, häufig in der Absicht, in dieser Zeit den Informationsstand zur Vorgeschichte und Psychodynamik des Patienten zu verbessern. Wie sich allerdings zeigt, hat sich die Annahme, dass sich dieser verbesserte Informationsstand nach einer Kurzzeittherapie (KZT) im Umwandlungsbericht des Therapeuten und einer besseren Informationsdichte niederschlägt, nicht bestätigen lassen. Die Informationsdichte in den Berichten zu Umwandlungsanträgen ist nicht höher als die in den Berichten zu Erstanträgen (Lieberz et al. 2010, 2011). Dabei gibt es keine Unterschiede zwischen Anträgen auf eine tiefenpsychologisch fundierte Psychotherapie (TfP) oder denen auf eine analytische Psychotherapie (AP).

Folgen wir den Angaben von Multmeier et al. (2014), dann werden ohnehin 75 % der Patienten unter den Bedingungen einer KZT behandelt, ohne dass eine Umwandlung in eine Langzeittherapie (LZT) mit Durchlaufen des dafür vorgesehenen Gutachterverfahrens (GAV) erfolgt. Wie sich die ausschließlich in KZT behandelten Patienten von denen unterscheiden, bei denen dann eine Weiterführung der Behandlung für notwendig gehalten wird, ist bis heute unklar und undurchsichtig. Jedenfalls scheint es im Rahmen der probatorischen Sitzungen (und ggf. auch einer KZT) nicht immer so leicht, die Psychodynamik des Patienten zu überschauen. Dafür können Schutzhaltungen (Vermeidung, Kränkungsschutz, Bagatellisierungshaltung) aufseiten des Patienten verantwortlich sein. Doch angenommen werden darf auch, dass viele Therapeuten, sei es aus mangelnder Erfahrung oder aus theoretischer oder gar ideologischer Voreingenommenheit heraus, Schwierigkeiten in der Erfassung und Formulierung einer ausreichenden psychodynamischen Ausgangshypothese haben. Eine solche ist von besonderer Bedeutung für die Behandlungsplanung, auch da nicht jeder Therapeut alle Behandlungsoptionen besitzt, und von daher die Gefahr der Anpassung des Patienten an die Möglichkeiten des Therapeuten besteht. Die Schwierigkeiten in der Erfassung und Weitergabe der Psychodynamik im Rahmen des Gutachterverfahrens (GAV) der RLPT werden jedenfalls auch in den Voten der Gutachter deutlich. Wie Lieberz und Seiffge (2011) berichteten, beziehen sich die Kritikpunkte der Gutachter in den zur Oberbegutachtung führenden Fällen zu 41 % auf die Psychodynamik und gar zu 84 % auf die damit eng verbundene Behandlungsplanung. Die Indikation wird in 14 % der Fälle in Frage gestellt, und in 23 % der Fälle werden die prognostischen Aussichten für nicht ausreichend gehalten (Mehrfachnennungen möglich).

Der Therapeutenbericht baut auf einer ausführlichen und gezielten Anamneseerhebung im Rahmen der probatorischen Sitzungen auf; er ist Teil der Krankengeschichte und Ausgangspunkt der Therapie. Er soll im Rahmen des GAV dazu dienen, dass der Therapeut vor Beginn der Behandlung sein bisher gewonnenes Verständnis des Patienten überprüft, einen für den Patienten in seiner aktuellen Lebenssituation passenden Therapieplan entwickelt und seine Vorstellungen durch eine schriftliche Darlegung konkretisiert und präzisiert. Erleichtert wird die Abfassung eines solchen Berichtes durch die Orientierung des Therapeuten an einer Form der Anamneseerhebung, die mit den Vorgaben der RLPT kompatibel ist (Dührssen 1981, 2011, Lieberz 2011, Rudolf und Rüger 2011w)

Dabei besteht die in den Antragsberichten zu bewältigende Aufgabe des Therapeuten in der schlichten Aufforderung: »Zeichne ein Bild vom Patienten« (Dührssen 1981, 2011, Rudolf 2010). Verlangt wird nicht, dass es sich dabei um ein »fertiges Kunstwerk« handelt, aber es wird doch erwartet, dass die Skizzierung des Patienten so weit gelingt, dass der Patient erkennbar wird und vor dem geistigen Auge des Gutachters (oder eines anderen außenstehenden sachverständigen Betrachters) erscheint. Diese Aufgabe ist erfahrungsgemäß nicht so einfach, wie es zunächst erscheinen mag. Dies liegt aus meiner Sicht an der Tatsache, dass nicht jeder Therapeut »ein Künstler« ist, dass aber auch nicht jeder Patient bereit ist, sich »zeichnen zu lassen«. Hinzu kommen die vorgegebenen Bedingungen in der RLPT, die den Therapeuten dazu auffordern, sich so kurz wie möglich zu halten. Das führt leicht dazu, dass sich der Therapeut zwischen »Skizze und Schablone« bewegt.

1.1.1 Ausgangsbefunde

Bevor ich auf die Frage der Darstellung der Psychodynamik eingehe, möchte ich einige im Allgemeinen gut bekannte Tatsachen in Erinnerung rufen. Die alte Erfahrung, dass psychische/psychosomatische Erkrankungen vornehmlich »Frauenkrankheiten« sind, lässt sich auch durch die Ergebnisse epidemiologischer Untersuchungen (Schepank 1987, 1990, Franz et al. 2000, Lieberz et al. 2011) und z. B. die Auswertungsergebnisse der MARS-Studie (Mannheimer Richtlinien-Psychotherapie-Studie) und damit bezüglich der RLPT gut belegen (Lieberz et al. 2010). Drei Viertel (75 %) unserer im Rahmen der RLPT behandelten Patienten sind Frauen. Der Begriff der »Hysterie« kam nicht von ungefähr; er verband eine bis heute gültige Beobachtung mit wechselnden theoretischen Auffassungen. Gut bekannt ist auch, dass zwei Drittel der Therapeuten weiblichen Geschlechtes sind (psychodynamische Verfahren der RLPT), über das gesamte Behandlerspektrum (PP, KJP, ÄP) in der RLPT gesehen sind es sogar deutlich über 70 % (DPtV 2021). Psychotherapie ist danach in erster Linie »Frauensache«. Diese Sachverhalte werden nach meinem Eindruck allerdings selten genug diskutiert und hinterfragt, insbesondere hinsichtlich ihrer Bedeutung für die Praxis. Deshalb erschien es uns zunächst einmal wichtig zu erfassen, wie es sich bei dieser Geschlechterkonstellation mit der Therapeutenwahl verhält (siehe Tabelle 50). Bei einem Patienten und 13 Therapeuten waren keine Angaben festzustellen.

Tabelle 50 Geschlecht des Therapeuten vs. Geschlecht des Patienten: MARS-Projekt (n = 1 005)

		Geschlecht des Patienten/der Patientin		**Gesamt**
		männlich	**weiblich**	
Therapeut: Geschlecht	**männlich**	135 52,1 %	244 33,3 %	379 38,2 %
	weiblich	124 47,9 %	488 66,7 %	612 61,8 %
Gesamt		259 100,0 %	732 100,0 %	991 100,0 %

Chi-Quadrat = 28,6; df 1; p = 0,001

Diese Tabelle lässt erkennen, dass sich in der Therapeutenwahl eine klare und signifikante Präferenz hinsichtlich der Geschlechterverteilung ergibt: Frauen wählen zumeist weibliche Therapeuten, Männer suchen sich bevorzugt männliche Therapeuten. Wir wissen bis heute nicht, womit diese Präferenzen genau zusammenhängen und welche Konsequenzen sie für den Behandlungsverlauf zeigen. Die Annahme, dass das Geschlecht des Therapeuten hinsichtlich therapeutischer Beziehung, therapeutischer Allianz, Therapieverlauf (und Ergebnis?) keine wesentliche Rolle spielt, ist jedenfalls wenig plausibel, insbesondere unter Berücksichtigung der Tatsache, dass 80 % der psychodynamischen Psychotherapien in der RLPT sog. tiefenpsychologische Behandlungen (TfP) darstellen. Schon früh ist beschrieben worden, dass die in diesen Therapien angeschnittenen Themen und Übertragungskonstellationen sich deutlich in Art und »Timing« von denen in einer Analytischen Psychotherapie (AP) unterscheiden (Rudolf 1974). Ergebnisse der psychotherapeutischen Forschung zu den (eher geringen) Effekten der Therapeuten auf das Therapieergebnis spiegeln vielmehr den dürftigen Stand der heutigen Therapieforschung und die Schwierigkeiten einer angemessenen Erfassung der Wirkfaktoren wider (Ackerman und Hilsenroth 2001, Baldwin und Imel 2013, Dunkle und Friedländer 1996, Lambert 2013, Muran und Barber 2010; Norcross und Whampold 2011). Dies gilt umso mehr, wenn außer Acht gelassen wird, dass der Patient mit der Wahl seines Therapeuten von vornherein wesentlichen Einfluss auf den zu erwartenden Therapieverlauf und wohl auch das Ergebnis nimmt (Lieberz 2013, Rieping 2021).

1.2 Erste Eindrücke: Schablonen

Wenn wir diese Ausgangsbefunde im Hinterkopf behalten, dann ist zunächst einmal hinsichtlich der in den Therapeutenberichten beschriebenen Psychodynamik der Eindruck entstanden, dass die Therapeuten sich häufig auf dem schmalen Grat zwischen Skizze und Schablone bewegen und nicht so selten (vielleicht begünstigt durch die Möglichkeiten moderner digitaler Kommunikation) auf gut bekannte Schablonen zurückgreifen, deren wichtigste hier kurz erörtert werden sollen.

Die erste dieser Schablonen bezieht sich auf die »modernen« Klassifikationssysteme, hier in Form der aktuellen ICD 10. Die Schwierigkeiten psychodynamischer Diagnostik, die in früheren Jahren häufig eher »belletristischen« Charakter hatte (Rudolf 2001), sind allgemein bekannt und haben zur Entwicklung der aktuellen Klassifikationssysteme wesentlich beigetragen. Diese frühe Art psychodynamischer Diagnostik war jedenfalls für wissenschaftliche Zwecke unbrauchbar. Herausgekommen ist ein Versuch der Beschreibung von Störungsbildern auf einer empirischen Basis, die erkennbar einem (veralteten) »medizinischen Krankheitsmodell« folgt. Bei dieser Aufzählung der verschiedensten Symptombilder entsteht (selbst bei Berücksichtigung sog. Komorbiditäten) die Schwierigkeit der Einschätzung der Beeinträchtigungsschwere des Krankheitsbildes. Außerdem handelt es sich um eine Klassifikation jenseits von Biografie und Entwicklung, weshalb diese Art des Vorgehens zwar eine wichtige Ergänzung darstellt, aber letztlich wenig kompatibel mit einer hinreichend verlässlichen psychodynamischen Diagnostik ist (Hohage 2001). Übersehen wird auch leicht, dass eine Diagnose nach ICD 10 nicht zur Begründung einer Richtlinien-Psychotherapie ausreichend ist, da diese einem ätiologisch angelegten Krankheitsmodell folgt (s. a. Kap. II.1).

Eine andere Schablone betrifft die früher sog. »Life Events«. Diese gehen heute oft im Kleide einer offenbar allgegenwärtigen »Traumatisierung« einher. Häufig werden äußere Belastungsfaktoren oder -situationen beschrieben, die, einem Stressmodell folgend, wenig erhellend für den dysfunktionalen Umgang mit diesen Ereignissen sind, und zudem keinen Einblick in die psychodynamisch relevanten auslösenden inneren Ereignisse liefern (Dührssen 1981, Lieberz 2016, Rudolf und Rüger 2011).

Die in Deutschland entwickelte Antwort auf diese Art der Diagnostik ist die sog. OPD [Operationalisierte Psychodynamische Diagnostik] (Arbeitskreis OPD-2: 2006). Es ist der Versuch zur Beschreibung und Erfassung einer empirisch fundierten psychodynamisch begründeten Diagnostik, und sie hat in entscheidender Weise zur Verbesserung und Systematisierung der diagnostischen Herangehensweise der jüngeren Generation beigetragen. Einschränkend muss man allerdings konstatieren, dass die OPD letztlich ein wissenschaftliches Instrument ist, dessen Nutzung einem gut eingearbeiteten und in ständigem Austausch befindlichen wissenschaftlichen Team vorbehalten ist, um eine hinreichende Reliabilität und Validität in den vorgenommenen Einschätzungen zu erreichen. In der Praxis sind diese Möglichkeiten in der Regel nicht gegeben, weshalb nach meinem Eindruck die OPD leider auch zu einer Schematisierung des Denkens (und Handelns) beigetragen hat. Dieser Verlust psychodynamischen Gehalts wurde von den Autoren des OPD im Übrigen gesehen und vorhergesagt (OPD 1998).

Zu guter Letzt und etwas überraschend habe ich den Eindruck, dass selbst die Biografie, begünstigt durch die erzwungene Kürze in der RLPT, als Schablone genutzt wird, und damit oft keinen wirklichen und nachvollziehbaren Einblick in die individuellen Entwicklungsbedingungen des Patienten zulässt (s. Kap. II.5 und 6). Besonders beliebt ist dabei der Rückgriff auf die OPD und die hier aufgeführten Konfliktfelder von Abhängigkeit und Autonomie sowie des Selbstwertes. Diese Herangehensweise ist nachvollziehbar, kann man doch mit dem Gebrauch solcher Schlagworte eigentlich nichts verkehrt machen. Grundsätzlich bewegen wir uns alle von der Wiege bis zur Bahre im Spannungsfeld von Abhängigkeit und Autonomie; in diesem Sinne handelt es sich ja auch nicht um einen »neurotischen« Konflikt, sondern um eine anthropologische Grundausstattung. Da der Mensch als »sozialer Großraubsäuger« in Gruppen lebt, befindet er sich zeitlebens in sozialen Abhängigkeiten, die über die Zeit nach Alter, Geschlecht oder sozialem Status variieren. Insofern ist Autonomie ein Mythos. Hinzu kommt, dass mit dem heute in keinem Bericht fehlenden Hinweis auf die zu fördernde Autonomie des Patienten ein »Omnibusbegriff« genutzt wird, unter dem jeder verstehen kann, was er will. Ohne eine ausreichende Operationalisierung ist dieser Begriff jedenfalls aus meiner Sicht wenig nützlich. Gefördert wird der inflationäre Gebrauch dieses Begriffes in den Berichten, von zeitgeschichtlichen Umständen mal ganz abgesehen, sicher auch durch die Tatsache, dass der Großteil unserer Patienten aus Frauen besteht, und die Autonomie im hier gebrauchten Sinne eher ein »Frauenthema« ist. Dabei scheint mir, angesichts der zahlreichen Singles und alleinerziehenden Mütter, dieser Begriff mittlerweile Ideologiecharakter gewonnen zu haben (SOEP 2016, Statistisches Bundesamt 2016, Spitzer 2017).

Die schablonenhafte Nutzung der Biografie geht zudem von der nachvollziehbaren Vorstellung aus, dass irgendetwas falsch gelaufen sein muss, sonst wäre der Patient ja kein Patient. Dabei werden aus den Eltern schnell »Rabenmütter« und

»versoffene Versagerväter«. Eltern werden also gerne als »Versager« beschrieben. Unter dem Eindruck neuerer entwicklungspsychologischer Erkenntnisse zu frühen Abhängigkeitspathologien werden dann viele Vermutungen angestellt über Fehlabläufe in den ganz frühen Entwicklungsabschnitten. Zugehörige Schlagworte sind dann »die ungenügend spiegelnde« Mutter, die daraufhin sich entwickelnden »instabilen Selbst- und Objektrepräsentanzen«, eine mangelnde »Objektkonstanz« und angesichts nicht anwesender oder versagender Väter eine nicht ausreichende »Triangulierung«, alles mündend in eine ungenügende »Autonomie«, die den Betreffenden nun Zeit seines Lebens beeinträchtigt. Diese Spekulationen über sehr frühe Entwicklungsbedingungen lassen spätere Folgen dieser »primären Neurotisierung«, Identifikationsschicksale und vor allem auch die Stärken des Patienten, aus dem Blick geraten. Nachfolgende Lebensabschnitte wie die Schulzeit, die Pubertät mit ihren weitreichenden hirnstrukturellen Veränderungen, das junge Erwachsenenalter oder auch spätere Lebensabschnitte mit ihren jeweils eigenen Lebensaufgaben und Veränderungsanforderungen, aber auch Möglichkeiten werden weniger in die Überlegungen einbezogen. Dieser Rückgriff auf Annahmen über frühe Entwicklungsbeeinträchtigungen des Patienten lässt dabei auch außer Acht, dass bis heute keine wirklich belastbaren Studienergebnisse über das Ausmaß schwerer Psychopathologien in den ambulanten psychotherapeutischen Behandlungen vorliegen. Die Einschätzungen von Rudolf (2010) gehen wie unsere eigenen ersten Untersuchungsergebnisse davon aus, dass vielleicht 25 % unserer Patienten Krankheitsbilder erkennen lassen, die auf schwerwiegende frühe Fehleinflüsse schließen lassen (Lieberz 2017). Diese Einschätzungen bedürfen der weiteren wissenschaftlichen Überprüfung mit geeignetem Inventar. Im Gegensatz zu den auf meist schwachen Füßen stehenden Konstruktionen steht auch das häufige Fehlen selbst basaler harter Daten zu den realen Lebensumständen (Dührssen und Lieberz 1999, Rudolf und Rüger 2016, Lieberz et al. 2011, Lieberz 2016, Rüger et al. 1996, 1997).

Zusammenfassend ergibt sich der Eindruck, dass aus der sicher idealtypischen Sicht des Gutachters sehr häufig ein Mangel an zeitgeschichtlicher Einordnung der persönlichen Familiengeschichte des Patienten festzustellen ist. Hierzu gehört auch eine Dreigenerationenperspektive, die erst einen Einblick in die Hintergründe und Entwicklung der Eltern gibt und damit vor allfälligen Anklage- und Vorwurfshaltungen schützt. Damit verbunden ist eine Einordnung der Familiengeschichte in Gruppenzugehörigkeiten mit entsprechenden Gemeinsamkeiten von Werten und Einstellungen. Erfahrungen des Patienten in Gruppen mit entsprechender Gruppenposition und hierarchischer Positionierung würden dieses Bild abrunden. Auffällig ist auch, dass reale Informationen z. B. zu Alter, Bildungs- und Berufsstand über die Eltern häufig fehlen, während andererseits solche Informationen zu den Geschwistern sehr oft gegeben werden, dann aber spielen die Geschwister in der Beschreibung der Psychodynamik nur selten eine Rolle (Lieberz et al. 2011, Rudolf und Motzkau 1997).

1.3 Weitere Eindrücke

1.3.1 Darstellung der Psychodynamik – die Liebesfähigkeit

Ich möchte im Folgenden den althergebrachten Zielsetzungen psychodynamischer Therapien folgen und die in den Berichten aufscheinende Beschreibung der Psychodynamik des einzelnen Patienten mit diesen Zielsetzungen a) der Liebesfähigkeit und b) der Arbeitsfähigkeit verbinden. Die Liebesbeziehungen unserer Patienten und mögliche Beeinträchtigungen der Liebesfähigkeit nehmen erwartungsgemäß in den Berichten der Therapeuten in aller Regel eine zentrale Rolle ein. Dennoch bleiben die Beschreibungen häufiger recht vage und allgemein und lassen des Öfteren eine hinreichende Konkretisierung mit Bezug zum aktuellen Hilfeersuchen des Patienten vermissen (s. Kap. I.2).

Das körperliche Erscheinungsbild mit seinen auch für eine Partnerwahl wesentlichen Eigenschaften (Größe, Gewicht, Konstitution, Aussehen, Attraktivität usw.) wird, wenn es denn Erwähnung findet, eher selten explizit mit Fragen der Partnerwahl in Verbindung gebracht. Überhaupt wird Fragen der Partnerwahl seltener wirklich nachgegangen; der Familienhintergrund des Partners wird kaum erfasst. Mit welchem Frauen- oder Männerbild die jeweilige Partnerwahl zu verbinden ist und welche psychodynamischen Konstellationen jeder Partner für sich in die Beziehung und Gestaltung der sich entwickelnden Paardynamik einbringt, bleibt oft undeutlich. Die Beschreibung der Paardynamik wirkt häufig sehr statisch und lässt selten Veränderungen über den Lauf der Zeit erkennen. Wie sich die jeweilige Abhängigkeits-, Macht- und Versorgungsdynamik in der Partnerschaft über die Zeit, z. B. mit Kindern, Krankheiten oder wirtschaftlichen Schwierigkeiten, verändert, bleibt zumeist undiskutiert (Dührssen 2011, Held 1978, Massermann 1972, Rudolf 2004, 2010). Dies ist einigermaßen verwunderlich, da es doch allgemein bekannt ist, dass die größten Krisen für Paarbeziehungen mit dem Kommen und Gehen der Kinder (elterliche und nachelterliche Phase) verbunden sind.

Besonders auffällig ist zudem, dass die Sexualität in den Partnerschaften, einschließlich ihrer Bindungswirkung, keine große Aufmerksamkeit findet und wenig Platz in den Berichten einnimmt. Dies mag damit zusammenhängen, dass sich überwiegend Frauen in Behandlung befinden und diese erfahrungsgemäß nur selten wegen sexueller Probleme psychotherapeutische Hilfe suchen Eine sexuelle Störung verbirgt sich hier zumeist hinter einer anderweitigen im Vordergrund stehenden (z. B. einer depressiven) Symptomatik. Außerdem mag eine Rolle spielen, dass in einer weiblichen Patient-Therapeut-Dyade dieser Bereich häufiger ausgespart wird und sich eher eine »gemeinsame Verdrängungsleistung« etabliert.

Zugehörige Themen wie Fragen der Schwangerschaftsverhütung, der Familienplanung oder auch einer evtl. gegebenen Kinderlosigkeit werden häufiger nicht thematisiert. Dies ist insofern überraschend, als wir doch wissen, dass unsere in

RLPT befindlichen Patienten im Vergleich mit der Allgemeinbevölkerung deutlich weniger Kinder haben (bei einem Altersmittel von etwa 45 Jahren) (Lieberz und Seiffge 2011). Wie oben bereits dargelegt, wird heute gern auf Störungen der frühen Mutter-Kind-Interaktion abgehoben. Daher ist umso auffälliger, dass Fragen zur eigenen Mutterschaft und zum Umgang mit dem eigenen Kind/den eigenen Kindern zu wenig Beachtung finden. Da in Zeiten der Neurobiologie auch von Psychotherapeuten gerne »das Gehirn« zur Erklärung psychopathologischer Auffälligkeiten bemüht wird, sei an dieser Stelle darauf aufmerksam gemacht, dass in Zeiten von Schwangerschaft und Mutterschaft wahrscheinlich die größten physiologischen Umstrukturierungen im Gehirn einer erwachsenen Frau stattfinden (Kinsley et al. 2008, Kim et al. 2010).Dieser »Reifeschub« ist mit anderen Mitteln nicht erreichbar und schafft die Voraussetzungen für die Etablierung eines ausreichenden und anhaltenden Fürsorge- und Pflegeverhaltens.

Nahe liegt, dass diese »Lebensaufgaben« einer Frau eine stärkere Beziehungsorientierung mit sich bringen. Wie weit diese Orientierung genetisch und neurobiologisch angelegt und durch aversive Lebenserfahrungen moduliert wird, bleibt sicher weiter abzuklären und zu differenzieren (Sandberg et al. 1994, Cheng et al. 2008, Connellan et al. 2000, Del Giudice et al. 2012, Lippa 2010, Lutchmaya und Baron-Cohen 2002, Baron-Cohen 2009, Ruigrok et al. 2014, Schulte-Rüther et al. 2008, Zagni et al. 2016, Zietsch et al. 2011, Bonelli 2018). Gleichwohl steht für die durchschnittliche Frau mit entsprechender emotionaler und sozialer Kompetenz die Frage der Partnerwahl sehr im Vordergrund. Wieweit sich diese zwischen Wunsch und Wirklichkeit bewegt, ist den Berichten freilich selten zu entnehmen. Dies ist umso bedenklicher, als die damit zusammenhängenden Sorgen einer Frau, in die Abhängigkeit vom »falschen Mann« zu geraten und mit der »Brutpflege« allein gelassen zu werden, unter den aktuellen soziokulturellen Bedingungen alltägliche Bestätigung erfahren (Stichwort: alleinerziehende Mütter) (SOEP 2016, Statistisches Bundesamt). Die »Flucht in die Autonomie« wird mit den Möglichkeiten moderner Schwangerschaftsverhütung und guter Bildungsmöglichkeiten auch für Frauen sehr begünstigt. Allerdings scheint als Nebenwirkung dieser Errungenschaften auch der aktuelle Trend zur Bindungslosigkeit gefördert worden zu sein (Bowlby 1969, Fonagy 2003, Sponsel 2004). Die therapeutische Zielsetzung besteht von daher bei unseren Patienten auch mehr in der Entwicklung des Mutes zur Abhängigkeit als in der Förderung der Autonomie, die eher ein Zwischenschritt auf diesem Wege ist.

Interessant sind in diesem Zusammenhang auch die sich mehrenden Hinweise von biologischer Seite auf körperliche und verhaltensmäßige Unterschiede bei den Müttern in Abhängigkeit vom Geschlecht des Kindes. Dies reicht von der unterschiedlichen Zusammensetzung der Muttermilch im Zusammenhang mit dem Geschlecht des Kindes bis hin zur Beobachtung, dass manche Primatenmütter ihren männlichen Nachwuchs deutlich »rüder« behandeln als den weiblichen (Kulik et al. 2016). Angesichts der sehr viel längeren Abhängigkeits- und Entwicklungszeit des menschlichen Kindes mag sich dies beim Menschen anders verhalten und diese »Aufgabe« hier eher dem Vater zukommen. Jedenfalls sollten wir diese ersten Hinweise beachten, lassen sie doch daran denken, dass das Bindungsverhalten von Frauen und Männern unter hormonellen Einflüssen von früh auf unterschiedlich angelegt ist (Hopf 2014, Franz und Karger 2017). Die biologische Forschung folgt hier auch eigentlich nur der jahrtausendealten Alltagsempirie, die der stärkeren Beziehungsorientierung der Frauen die ausgeprägtere Selbstorientierung der Männer an die Seite stellt (Sandberg & Meyer-Bahlburg 1994, Willingham und Cole 1997, Baron-Cohen 2009).

Die höheren Geburtenraten bei Jungen, die höheren Todesraten bei Männern wie auch deren, nicht nur hinsichtlich der Psychotherapie, feststellbares geringeres Klage- und Hilfesuchverhalten sind deutliche Hinweise auf unterschiedliche Lebensaufgaben und einen höheren Wettbewerbsdruck des männlichen Geschlechtes (insbesondere in der Beziehung zum anderen Geschlecht), weitgehend unabhängig von den jeweils geltenden aktuellen soziokulturellen Umständen (Grammer 1995, Maccoby 1999, Lippa 2010, Grove et al. 2013, Bonelli 2018). Insofern mündet die, wie früh auch immer angelegte Ängstlichkeit der Männer in der Angst vor der »Impotenz« (in all ihren Variationen). Insgesamt entsteht der Eindruck, dass unter dem Einfluss moderner entwicklungspsychologischer Konzeptionen eine ausreichende geschlechtsspezifische Differenzierung der Psychodynamik unter Berücksichtigung der Vorbereitung auf unterschiedliche geschlechtsabhängige Entwicklungsgeschwindigkeiten und Lebensaufgaben verloren gegangen ist. Die ursprünglich einseitige patriarchalisch strukturierte Sichtweise scheint mittlerweile einer matriarchalischen und geschlechtseinebnenden Vorstellung gewichen zu sein.

1.3.2 Psychodynamik: Die Arbeitsfähigkeit

Angesichts der engen Verbindung von Liebesfähigkeit und Arbeitsfähigkeit ist es einigermaßen erstaunlich, dass nach meinem Eindruck Fragen der Arbeitsfähigkeit wenig Raum gegeben wird. Sofern nicht gut eingrenzbare Arbeitsplatzkonflikte gegeben sind, bleiben Fragen nach der Arbeitsfähigkeit des Patienten sehr häufig ausgespart. Dies mag der Tatsache geschuldet sein, dass wir in einer in der Geschichte der Menschheit beispiellosen »Verwöhnkultur« leben. Dennoch ist es überraschend, da wir ja alltäglich zugleich vom zunehmenden Arbeitsstress in den Betrieben hören. Noch überraschender ist es angesichts der Tatsache, dass im hier aufgeführten Kontext die vielstrapazierte Autonomie ja schließlich »erarbeitet« sein will und nicht geschenkt wird. Nicht zuletzt bleibt dann auch die jeweilige Arbeitsteilung in einer Partnerschaft unerörtert.

Warum den Fragen nach der Arbeitsfähigkeit also eher wenig Aufmerksamkeit geschenkt wird, ist nicht leicht ersichtlich. Jedenfalls meine ich eine mangelnde Berücksichtigung dieser Fragen in der Diagnostik (Art und Ausmaß der Arbeitsstörung) und in den Konsequenzen für die zwischenmenschlichen Beziehungen feststellen zu können. Opferhaltungen der Patienten (z. B. Mobbing usw.) werden häufiger in den Vordergrund gestellt, leider nicht immer mit gebührendem Abstand und unter Würdigung der damit häufig verbundenen passiven Aggressivität, von Vermeidungsverhalten und Leistungsverweigerung, von Bequemlichkeits- und Ersatzbefriedigungshaltungen, von Sekundärgewinn und Wiedergutmachungsansprüchen wie auch zugehörigen Misserfolgen. Die damit eng verbundene »Suche nach Erfolg« durch Missbrauch von Doping (z. B. Nikotin) und/oder Suchtmitteln wird nicht so selten ausgeblendet, was angesichts des besorgniserregenden Ausmaßes an Suchttendenzen in unserer Patientenschaft einigermaßen verwunderlich ist. Besonders selten werden allerdings die Bedeutung und der Einfluss einer Arbeitsstörung auf die therapeutische »Arbeit« selbst reflektiert und diskutiert. Die Therapieplanung und -durchführung und die zugehörige »Veränderungsarbeit« scheint anderen Gesetzmäßigkeiten zu folgen.

Noch auffälliger ist nach meinem Eindruck, dass Geldfragen kaum eine wesentliche Bedeutung zugemessen zu werden scheint. So wird selten gesehen, dass Geld und Zeit als die großen »Disziplinierungsmaschinen« unserer Zeit zu gelten haben und eine entsprechende Ambivalenz von Unterwerfung und Protest fördern (Braun 2012, Mary 2016). Ebenso selten wird der Tatsache Rechnung getragen, dass Probleme in der sozialen Integration sich immer auch über den Umgang mit dem Geld Ausdruck verschaffen. Darüber hinaus fällt die »Psychodynamik des Geldes« allzu leicht unter den Tisch (oder wird als formale Frage abgehandelt nach dem Motto: keine Geldprobleme!). Möglicherweise ist diese Vernachlässigung der finanziellen Bedingungen und des Umgangs mit dem Geld aber auch systembedingt, da mit der Etablierung der RLPT bekanntermaßen auch die Regulierung der Therapiebezahlung außerhalb der therapeutischen Beziehung erfolgt. Denkbar ist zudem, dass dies patientenbedingt ist, da erfahrungsgemäß die Patienten eher ungern über Geldangelegenheiten sprechen. Sie müssen deshalb darauf angesprochen werden. Natürlich ist möglich, dass vielen Therapeuten eine solche aktiv fragende Vorgehensweise schwerfällt. Auch vorstellbar ist, dass hier eine Dyadenabhängigkeit besteht und der Stellenwert des Geldes in der Therapie auch von der Geschlechterkonstellation in der Therapie bestimmt wird. All dies ist unklar und wäre sicher eine reizvolle Aufgabe für weitere wissenschaftliche Untersuchungen.

Auch wenn die Psychotherapeuten im Allgemeinen nicht zu den Spitzenverdienern im medizinischen Versorgungssystem gehören, habe ich den Eindruck, dass es vielen Psychotherapeuten an Einfühlungsvermögen in die oft auch wirtschaftlich schwierigen Umstände ihrer Patienten und die damit verbundenen Verhaltensweisen mangelt. Zwar haben wir im Rahmen der RLPT mit einer Positivselektion bei den Patienten zu rechnen, so dass prekäre Lebensverhältnisse eher seltener anzutreffen sind, aber der Anteil der Patienten in schwierigen äußeren Umständen ist doch hoch genug, um einige bekannte Tatsachen zu berücksichtigen. Es ist nämlich hinlänglich bekannt, dass das Aufwachsen in ärmlichen Umständen erhebliche Risiken mit sich bringt. Armut wird zumindest in Deutschland in hohem Maße »vererbt«; es ist also schwer, derartigen Umständen im Laufe der Zeit zu entwachsen. Zudem wissen wir, dass ein Aufwachsen in solchen Umständen mit erheblichen kognitiven Beeinträchtigungen verbunden ist (»Armut macht dumm«), was sowohl auf ein geringeres Maß an Hirnstimulation bei den Kindern wie auch eine geringere Bildung und eine höhere »Stressanfälligkeit« zurückzuführen ist. Wir wissen auch, dass bis zum heutigen Tage gilt, dass Armut krank macht und Arme früher sterben müssen. Die mit der Armut verbundenen ständigen Geldsorgen führen zu einer verringerten Leistungsfähigkeit. Sie absorbieren die Aufmerksamkeit, beeinflussen in hohem Maße das Denken und das Planen, was die kognitive Kontrolle verringert und häufig zu kurzfristigen und dann auch kurzsichtigen, unklugen oder auch gar keinen Entscheidungen führt, und damit die auch neurotisch bedingten schwierigen Lebensumstände weiter verschlechtert (Hentschel et al. 1997, Lieberz 2000, Lieberz et al. 2011, Luby et al. 2013, Noble et al. 2012, 2015, Rüger et al. 1996, 1997, Spitzer 2016). Rudolf und Motzkau (1997) fanden 63 % der untersuchten Patienten durch schwierige sozioökonomische Umstände in Kindheit und Jugend belastet.

Abbildung 16 Risikobelastung in Kindheit und Jugend – Armut: Extremgruppen in der RLPT – MARS-Projekt

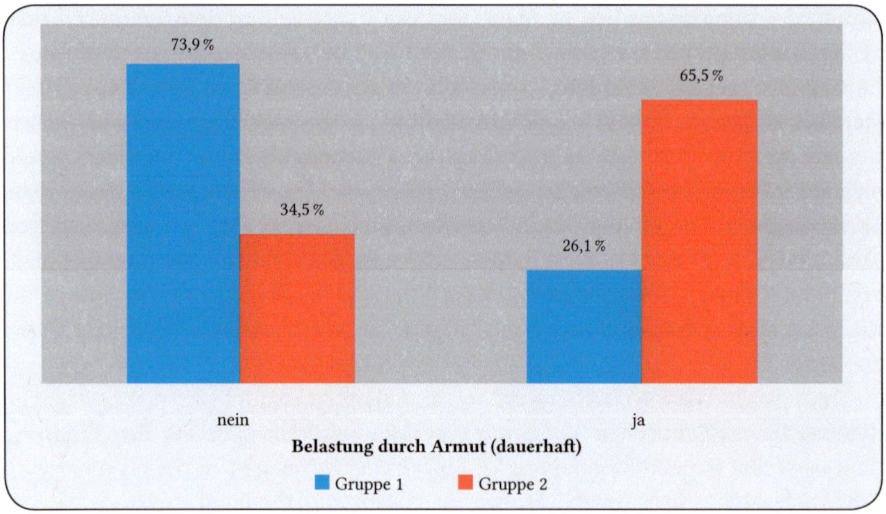

Einige Ergebnisse aus der MARS-Studie sollen das verdeutlichen (siehe Abbildung 16). Dabei wurden die erfassten Patienten nach dem eingeschätzten Beeinträchtigungs-Schweregrad zwei Gruppen zugeteilt (Gruppe 1: leichtere psychogene Beeinträchtigung bis 5 Punkte im BSS; Gruppe 2: schwere psychogene Beeinträchtigung von ≥7 Punkten). Sodann wurde erhoben, in welchem Ausmaß die Patienten dieser beiden Gruppen unter ärmlichen Verhältnissen aufgewachsen sind. Wie sich erkennen lässt, sind insbesondere die schwer gestörten Patienten zu zwei Dritteln unter Armutsbedingungen groß geworden. Leider wird selten beschrieben, welchen Einfluss diese Tatsache auf die spätere Einstellung zum Geld und den Umgang mit dem Geld nimmt. Dem Einfluss schwieriger sozioökonomischer Ausgangsbedingungen auf einen späteren Therapieerfolg sind Hentschel et al. (1997) nachgegangen, wobei deren Ergebnisse darauf hinweisen, dass eine solche Ausgangsbedingung mit ihren Folgewirkungen hinsichtlich realer sozialer Lage im späteren Leben und internalisierter Elternbilder eher ungünstige Voraussetzungen für einen guten Therapieerfolg darstellt.

1.4 Fazit

Das Aussparen der von mir hier herausgestellten Aspekte hinterlässt in vielen Berichten den Eindruck einer Beziehungsleere, die weniger der jeweiligen Schwere der Störung zu entsprechen scheint als vielmehr einer zunehmenden »technischen Orientierung« im Krankheitsverständnis und der Behandlungsplanung und -führung aufseiten der Therapeuten. Dies mag auch dem Einfluss konkurrierender Verfahren (Verhaltenstherapie, Hirnforschung und medikamentöser Behandlung, Klassifikationen) bei unzureichender empirisch-psychodynamisch angelegter Forschung zuzuschreiben sein. Durch die aktuell vorgenommenen Veränderungen hinsichtlich des Leitfadens zur Erstellung eines Berichtes in der RLPT hat sich nach meinem Eindruck diese Tendenz weiter verstärkt. Es ist natürlich möglich, dass die hier aufgezeigten Schwächen in der Berichtserstellung einen, dem GAV geschuldeten, Artefakt darstellen und die Therapeuten nur einen Bruchteil ihrer Informationen und ihres Wissens um den Patienten in ihren Berichten verarbeiten. Dennoch bleiben dabei die Auswahl und Schwerpunktsetzung durch den jeweiligen Therapeuten von Interesse. Diese weisen auf Einseitigkeit in der Rezeption und im Verständnis des Patienten hin und werden sich auch mit der Abschaffung des GAV nicht erübrigen. Vielmehr ist anzunehmen, dass dann kaum noch eine Möglichkeit besteht, den Therapeuten »in die Karten« zu schauen und therapeutische Rationale nachzuvollziehen sowie auf Kurz- und Fehlschlüsse hinzuweisen. Mit der Abschaffung des GAV stehen jedenfalls Therapeuten, wissenschaftliche Fachgesellschaften und Wissenschaftler vor der schwierigen Aufgabe, andere Formen der Qualitätssicherung zu entwickeln, die die laufenden Therapien kritisch begleiten könnten.

Ich möchte meine Eindrücke aus der Begutachtung von Therapeutenberichten über eine sehr lange Zeit in folgenden Punkten zusammenfassen:

1. Die Mehrzahl der Berichte gibt ein ausreichend nachvollziehbares Bild vom Patienten und seiner Problematik.
2. Es besteht ganz allgemein eine Schwierigkeit der Übersetzung von der Theorie in die Praxis.
3. Nicht wenige Berichte leiden an einem Mangel an konkreter Darstellung der aktuellen sozialen Wirklichkeit des Patienten, in der sich die zugehörige Psychodynamik realisiert. Häufig wird die »Flucht in die Theorie und Abstraktion« angetreten.
4. Die biografische Unterlegung der Psychodynamik ist häufig eine »Konstruktion« angenommener früher Verursachungen. Der Blick für die Konsequenzen und späteren Folgen dieser Beeinträchtigungen, die Identifikationsschicksale des Patienten wie auch die Stärken des Patienten werden vernachlässigt.
5. Die psychodynamische Ableitung des beschriebenen Symptombildes bleibt häufig vage; selbst eindeutige »auslösende Situationen« werden zu wenig herangezogen, um die aktuelle Psychodynamik zu verdeutlichen. Bedingungen, die zur Aufrechterhaltung und Chronifizierung der Symptomatik beitragen, werden zu selten diskutiert.
6. Die Verbindung zwischen Struktur- und Konfliktpathologie scheint schwierig zu sein. Die einseitige Fokussierung auf strukturelle Defizite weist zumeist auf eine mangelnde Erfassung der Psychodynamik hin.
7. Es ist ein klarer »Gendereffekt« auszumachen. Das, was für Männer wichtig ist (und damit zumindest indirekt auch für die Frauen), taucht kaum noch auf (Sex, Macht und Geld). Unter dem Einfluss der häufig unkritischen Rezeption von Theorien zu frühen Abhängigkeitspathologien droht die Lebensrealität verloren zu gehen.
8. Das »Unbewusste« hat sich »aufgelöst« und scheint zu einer vagen Masse von »Aggressivität« geronnen zu sein.
9. Der Leib, das Körperliche, die Biologie bleibt häufig ausgespart. Der Auszug aus der Medizin deutet sich an.
10. Eine Tendenz zur unangemessenen Pathologisierung der Patienten besteht, welche sich weder aus der beschriebenen Symptomatik herleitet, noch mit den vorliegenden guten Ergebnissen der Outcome-Forschung im Rahmen der RLPT vereinbar ist.
11. Das bio-psycho-soziale Modell ist zu einem »Strichmännchen« mit einem dünnen biologischen und einem dünnen sozialen »Storchenbein« sowie einem psychologischen »Wasserkopf« geworden.

2 Who works for whom? – Der unbekannte Therapeut

KLAUS LIEBERZ

2.1 Einleitung

Im Jahre 2005 veröffentlichten Roth und Fonagy ihre schöne Übersicht über die bis dahin vorliegenden Ergebnisse der Psychotherapie-Forschung mit dem Titel: »What works for whom?« Das einzig Irritierende an dieser breiten Darlegung war aus meiner Sicht der Titel. Auch wenn es dem Inhalt der Arbeit nicht entsprach, schien der Titel zu suggerieren, dass es weniger um die beteiligten Menschen als vielmehr um Methoden und Techniken ginge. Ich hatte den Eindruck, dass damit der »Zeitgeist« eingefangen wurde. Auch wenn die Autoren dies nicht beabsichtigten, ließ diese unpersönliche Aussage die wesentlichen beteiligten Menschen außen vor, nämlich den Patienten und, vor allem, den Therapeuten. Ich hielt es deshalb für angemessener, diesen Abschnitt mit einer veränderten Überschrift zu versehen.

Ein wesentlicher Schwachpunkt der bisherigen Forschungsbemühungen scheint mir das Ignorieren der unterschiedlichen Rahmenbedingungen in den verschiedensten Ländern zu sein, z. B. den USA, Großbritannien oder Deutschland (s. Kap. II.9). Es werden nicht nur munter Forschungsergebnisse unterschiedlichster theoretischer und methodischer psychotherapeutischer Vorgehensweisen verglichen und daraus weitreichende Schlussfolgerungen gezogen, sondern vor allem auch Forschungen aus den verschiedensten Ländern mit sehr verschiedenen Versorgung- und Forschungsbedingungen zusammengefasst. Ich möchte mich deshalb im Folgenden im Wesentlichen auf die Situation und Entwicklung in Deutschland beschränken.

Dabei möchte ich zunächst auf die geschichtliche Entwicklung zurückkommen und den engen Zusammenhang zwischen psychotherapeutischen Forschungsbemühungen und der aktuellen Versorgungssituation betonen. A. Dührssen veröffentlichte im Jahre 1962 ihre berühmt gewordenen Forschungsergebnisse, wobei sie in eindrucksvoller Weise den nachhaltigen Nutzen psychodynamischer Psychotherapie nicht nur in klinischer, sondern auch in ökonomischer Hinsicht belegen konnte (Dührssen und Jorswieck 1965). Diese zwischenzeitlich vielfach

Lieberz, Klaus: Who works for whom? – Der unbekannte Therapeut, in: Lieberz, Klaus, Adamek, Lucie und Krumm, Bertram (Hrsg.): Die Richtlinien-Psychotherapie: Expeditionen in einem dunklen Kontinent, Heidelberg: heiBOOKS, 2021, S. 205–221. https://doi.org/10.11588/heibooks.932.c12739

bestätigten und überzeugenden Ergebnisse bildeten den wissenschaftlichen Hintergrund für die 1967 erfolgte Einführung der Psychotherapie in den Leistungskatalog der gesetzlichen Krankenkassen – eigentlich also eine komfortable Ausgangsposition.

Später legte die Arbeitsgruppe um H. Schepank mit der Mannheimer Kohortenstudie (MKS) eine weltweit erste solide epidemiologische Grundlage für die Einschätzung des Ausmaßes an Belastung der Allgemeinbevölkerung mit psychischen Erkrankungen vor (Schepank 1987, 1990, Franz et al. 2000, Lieberz et al. 2011). Die Ergebnisse dieser Studien führten dann zu einer weiteren nachhaltigen Veränderung in der Versorgungspraxis, indem der Gesetzgeber mit dem sog. Psychotherapeutengesetz die nichtärztlichen Psychotherapeuten als Heilberuf in die Versorgung der Bevölkerung einband. Mit diesen Hinweisen möchte ich darauf aufmerksam machen, dass eine Gruppe weitblickender, engagierter und zielstrebiger Psychotherapeuten in Deutschland (auch gegen den Widerstand aus den eigenen Reihen) zur Etablierung eines weltweit einmaligen psychotherapeutischen Versorgungssystems beigetragen hat. Diese Beispiele zeigen auf, wie eng Fortschritte in der Versorgungspraxis mit vorangehenden oder begleitenden psychotherapeutischen Forschungsbemühungen verknüpft sind. Das eine ist nicht ohne das andere denkbar, jedenfalls nicht, wenn im Interesse der Verbesserung der Patientenversorgung gearbeitet werden soll.

Ernüchterung war dann allerdings mit der Veröffentlichung von D. Orlinsky (1975) verbunden, als er bis dahin vorliegende Forschungsergebnisse (ohne Berücksichtigung der deutschen Forschung) unter seinem berühmt gewordenen Dodo-Bird-Verdikt zusammenfasste: »Everybody has won and all must have prices!« Damit verbunden war die Aussage, dass keines der bis dahin untersuchten Therapieverfahren seine Überlegenheit gegenüber anderen Ansätzen hatte überzeugend belegen können. Die Frage nach den gemeinsamen Wirkfaktoren psychotherapeutischen Tuns rückte damit in den Fokus, hat dann aber in den folgenden Jahrzehnten nicht unbedingt an Strahlkraft gewonnen (Pfammater und Tschacher 2012). Dies hat nach meinem Eindruck damit zu tun, dass infolge dieser Arbeit drei verschiedene Reaktionen zu beobachten waren:

1. Die Bequemlichkeitshaltung: Nicht wenige der in der psychotherapeutischen Praxis Tätigen ziehen sich gern darauf zurück, dass dies eine bis heute nicht widerlegte und höchst nützliche Feststellung ist. Sie wird als Freibrief für das jeweils eigene Tun verstanden, weil sie ja wissenschaftlich kaum zu überprüfen ist. Hier ließen sich sicher auch die auf wissenschaftlicher Seite zu findenden »Träume« von einer »Einheits-Psychotherapie« einordnen, die die Schwierigkeiten einer wissenschaftlichen Erfassung des psychotherapeutischen Wirkens mit dem in der Praxis sich entwickelnden »Eklektizismus« verbinden (Senf und Broda 1997, 2000).

2. Die Kampfhaltung: Andere haben in dieser Aussage einen Ansporn gesehen und sind bis heute darum bemüht, *doch* die Überlegenheit ihrer eigenen Methodik und Technik zu belegen. Damit verbunden waren und sind anhaltende Rivalitätskämpfe, wobei der wissenschaftliche Erkenntnisgewinn häufig längst in den Hintergrund geraten ist und mittlerweile eher Machtkämpfe zwischen verschiedenen therapeutischen Ansätzen das Feld bestimmen.
3. Die Suchhaltung: Dieser Ansatz ist darum bemüht, weiterführende Fragen zu formulieren und z.B. mit AE Meyer et al. (1991) zu bestimmen, »welche Behandlungsmaßnahmen durch wen, zu welchem Zeitpunkt...bei diesem Individuum mit diesem spezifischen Problem unter welchen Bedingungen zu welchem Ergebnis in welchem Zeitraum führt.« Die Beantwortung dieser Fragen ist sehr komplex, und es ist deshalb eigentlich nicht verwunderlich, dass Vermeidungshaltungen, Rechtfertigungsbemühungen und rivalisierende Auseinandersetzungen sich immer wieder in den Vordergrund schieben, weil letztlich Macht- und Finanzinteressen im Hintergrund bestimmend sind. Letztendlich aber geht es um die Frage nach dem gemeinsamen Wirkfaktor.

2.2 Zwischen EbM und EBM

In den letzten zwei Jahrzehnten ist die Psychotherapieforschung zunehmend in das Fahrwasser der sog. Evidenzbasierten Medizin (EbM) geraten. Die an sich lobenswerte, aber leider unausgegorene Absicht, persönliche Evidenz durch wissenschaftliche Evidenz zu ergänzen und zu ersetzen, hat unter der wenig überzeugenden Übertragung wissenschaftlicher Ansätze z.B. der Pharmaforschung (Stichwort RCT) auf die Psychotherapie gelitten und ist in diesem Zusammenhang zu einem Kampf- und Machtinstrument geworden. In der Folge bestimmten dann wieder Rechtfertigung und/oder Konkurrenz das Feld, und wir sind nach meinem Eindruck eher hinter den Erkenntnisstand früherer Jahrzehnte zurückgefallen. Dies ist aus meiner Sicht auch der Tatsache geschuldet, dass der Fokus dieses Forschungsansatzes fast ausschließlich auf der Ergebnisforschung liegt (Brockmann et al. 2002, Henry 1998, Henningsen und Rudolf 2000, Lambert et al. 1983, Lambert et al. 2002, 2013, Leichsenring 2002, 2011, 2015, Orlinsky 2008, Roth und Fonagy 2005, Norcross et al. 2005, Schüßler 2009, Tschuschke 2005, Wampold 2001). Infolge dieser von der EbM ausgehenden Forschung hat sich zudem der Abstand zwischen klinischer Praxis und Psychotherapieforschung sehr vergrößert. Tschuschke und Freyberger (2015) brachten dies vor einiger Zeit auf einen griffigen Nenner: »Es wird geforscht, was keinen Praktiker interessiert, und was den Praktiker interessiert, wird nicht beforscht!« Die Machtverhältnisse in der Psychotherapieforschung haben sich sehr verändert. Forschungsgelder sind heute nicht mehr ohne erhebliche Zugeständnisse der Forscher an Bedingungen gebunden, die sinnvolle Ergebnisse kaum erwarten lassen (Kurzzeittherapie, manualisierte Therapien usw.). So bewegt sich die Psychotherapie in Deutschland aktuell in einem eher auseinanderdriftenden Spannungsfeld zwischen EBM und EbM. Auf der einen Seite entwickelt sich eine zunehmend von der Dynamik des Geldes bestimmte Praxis ohne den begleitenden Forschungsanstoß, auf der anderen Seite wird eine Forschung durchgeführt, die den notwendigen Bezug zu den wichtigen Praxisfragen verliert (Lieberz 2018).

Auf die Schwierigkeiten, die mit der Übertragung des EbM-Modells auf die Psychotherapie verbunden sind, wurde vielfach hingewiesen. Tschuschke (2005) hat die Vor- und Nachteile dieses Vorgehens zusammengefasst. Als Vorteile beschreibt er die Eliminierung von Störvariablen, allerdings mit dem Nachteil, dass behandlungsrelevante Variablen leicht ausgeschaltet werden können. Die Unterordnung dieses Ansatzes unter statistische Erfordernisse mag dann zwar zu reliablen Messungen und (nicht ausreichender) statistischer Signifikanz führen. Allerdings schränken unrealistische störungsspezifische Vorgaben und Standardisierungen (Manuale) die Reichweite dieses Vorgehens sehr ein. Als Nachteile lassen sich zudem die mit der Laborsituation verknüpften Bedingungen kleiner hochselektiver Patientengruppen, die Vernachlässigung von Komorbiditäten und vor allem der Krankheitsschwere, die Schwierigkeiten einer angemessenen Randomisierung und nicht valide Messungen ausmachen. Insgesamt erscheint es auf dieser Basis nicht möglich, unter derartigen Laborbedingungen gewonnene Ergebnisse in die psychotherapeutische Praxis zu übersetzen.

Bei der Komplexität des psychotherapeutischen Geschehens ist es gar nicht möglich, alle das Ergebnis beeinflussenden Variablen zu kontrollieren. Die Laborexperimente sind daher von vornherein praxisfern; sie berücksichtigen zudem nicht die sehr unterschiedlichen Rahmenbedingungen in verschiedenen Ländern, sie sind angesichts der geringen Fallzahlen in den einzelnen Untersuchungen nicht repräsentativ (das wird auch durch Zusammenfassungen nicht besser) und nicht zu verallgemeinern. Auch wenn empirische Forschung immer mit einer Reduktion komplexer Ausgangsbedingungen verbunden ist, bleibt es im Bereich der Psychotherapie ganz besonders problematisch, wenn bereits die Ausgangssituation, also die Diagnostik und Klassifikation einer Störung, so verbogen und ignoriert werden muss, dass am Ende gar kein sinnvolles Ergebnis erwartet werden kann. Es ist und bleibt eben doch ein Unterschied, ob wir es mit einer Typhuserkrankung mit einem nachweisbaren Erreger als wesentlicher Komponente in der Krankheitsentstehung zu tun haben oder aber z. B. mit einer depressiven Störung, der sehr unterschiedliche und vielfältige und in ihrem Gewicht schwer abzuschätzende Einflussfaktoren zugrunde liegen.

Insofern ist bereits unsere Diagnostik eine entscheidende Schwachstelle. War diese unter dem in früheren Zeiten vorherrschenden psychoanalytischen Denken eher »belletristischer« Natur (Rudolf 2001) und damit für wissenschaftliche Zwecke unbrauchbar, so hat sich mit der Entwicklung der »modernen« Klassifikationssysteme von DSM III über ICD 10 bis DSM V eine Strukturierung ergeben, die in weiten Bereichen versucht, die schwierige und komplexe Diagnostik im psychotherapeutisch-psychiatrischen Bereich in eine statistische »Zwangsjacke« zu stecken, ohne damit die Probleme der Validität der Diagnostik wirklich zu beseitigen. Der Versuch, die Diagnostik zu »objektivieren« und von »störenden« Einflüssen wie Theorien, Biografie und Entwicklung sowie auch der interpersonellen Verständigung zu lösen, erreicht nur eine sehr begrenzte Reichweite. Diese Klassifikationsvorgaben sind von daher allenfalls als Ergänzungsinstrument nützlich. Insbesondere der Therapeut wurde auf diesem Wege von einem Interaktionspartner (in Diagnostik und Therapie) zu einem Störfaktor. Dieser Ansatz hat System und vor allem auch Konsequenzen.

Trotz aller gegenteiligen Beteuerungen wird der Patient mit diesem Ansatz, noch mehr als ohnehin gegeben, zum Objekt therapeutischer Bemühungen. Damit rücken die mit dem Patienten verbundenen Einflussgrößen noch stärker in den Vordergrund, als ohnehin notwendig, und sind zwischenzeitlich in dem Versuch eines »Patient Profiling« gemündet, um die Vorhersagekraft einer Behandlung mittels dieser erfassten Variablen weiter zu vergrößern. Die methodischen Probleme z.B. hinsichtlich der Berücksichtigung der Einflussgrößen und der Art der Outcome-Messung sind damit freilich nicht beseitigt. Wenn zudem der Therapeut aus der Gleichung herausgenommen wird, dann erhöht das den Effekt anderer Faktoren und führt damit leicht zu einer Überschätzung z.B. der Wirksamkeit der jeweiligen psychotherapeutischen Technik und Methodik (Norcross et al. 2005, Norcross 2002,2011, Norcross und Lambert 2005, Norcross und Wampold 2011, Wampold 2001,2005).

2.3 Therapeuten

Versuchen wir deshalb an dieser Stelle den Therapeuten etwas stärker in den Blick zu nehmen. Dies kann grundsätzlich auf zwei Wegen geschehen, einer direkten Befragung oder einer indirekten Informationserhebung. Die direkte Befragung der Therapeuten ist ein Weg, der auffälliger Weise spät beschritten wurde. Erst im Jahr 2005 legten Orlinsky und Rönnestad eine ausführliche Befragung von fast 5 000 Psychotherapeuten aus vier verschiedenen Ländern – den USA, Deutschland, Norwegen und Südkorea – vor. Auch wenn die teilnehmenden knapp 1 000 deutschen Psychotherapeuten nicht gesondert ausgewertet wurden, hat diese Befragung doch sehr interessante Erkenntnisse geliefert (siehe Abbildung 17).

Die befragten Psychotherapeuten halten sich in der überwiegenden Mehrzahl (drei Viertel) für gute »Autofahrer«. Sie sind mit ihrer Tätigkeit zufrieden, sehen sie als sinnvoll und hilfreich an. Immerhin ein Viertel der Therapeuten erle-

Abbildung 17 Therapeutenbefragung: Zusammenfassung (nach Orlinsky und Rönnestad 2005)

		Healing Investment +		Stressful Investment –	
Variablen	**Practice pattern**	**Effective/Challenging**		**Disengaged/Distressing**	
N = 4 923			75 %		25 %
Alter		> 50 J	81 %	< 35 J	38 %
Geschlecht		weiblich	76 %	männlich	32 %
Beruf		Psychologe	77 %	Mediziner	43 %
Erfahrung		> 15 J	80 %	< 5 J	37 %
Orientierung		Eklektisch	93 %		7 %
		CBT	72 %		28 %
		PD-PT	63 %		37 %
Fam.-Stand		getr./gesch.	83 %	ledig	36 %
Therapie-Setting		selbständig	76 %	Klinik	36 %
Therapie-Art		ET/PT/GT	83 %	ET/GT	35 %

ben ihr Tun allerding als anstrengend und herausfordernd und zeigen Anzeichen eines resignativen Rückzugs oder der Überforderung. Dabei lässt sich ein deutlicher Alters- und Geschlechtseffekt erkennen. Ältere, erfahrene und weibliche Therapeuten sehen sich zufriedener und erfolgreicher als jüngere, unerfahrene und männliche Therapeuten. Damit verbunden ist dann natürlich auch die Tatsache, dass die älteren, erfahrenen Psychotherapeuten zumeist in eigener selbstständiger Praxis tätig sind und ihre Zufriedenheit mit einer breiten Auffächerung in der Form ihrer Vorgehensweise und der Herausbildung ihres jeweils eigenen Stils über die Jahre zusammenhängt. Ein wichtiger Hinweis ergibt sich auch aus dem primären beruflichen Hintergrund (hier vereinfacht reduziert auf Psychologe oder Arzt; in den USA sind auch anderweitige Disziplinen psychotherapeutisch tätig): Psychologen sehen sich deutlich zufriedener und effektiver in ihrem Beruf als die medizinisch ausgebildeten Psychotherapeuten. Zusammenfassend ließen sich diese Ergebnisse dahin deuten, dass sich im Laufe der Jahre eine positive Selektion an Therapeuten herausbildet, während solche, die aus welchen Gründen auch immer Schwierigkeiten in diesem Beruf erfahren, wahrscheinlich in einem hohen Maße frühzeitig ausscheiden und aufgeben.

Die Autoren verbinden ihre Ergebnisse mit dem beruflichen Entwicklungsgang der Psychotherapeuten und postulieren zwei verschiedene Entwicklungswege im Sinne einer positiven spiralförmigen Aufwärtsentwicklung und einer eher negativ ausgerichteten Abwärtsbewegung. Etwas modifiziert möchte ich diese Entwicklungen wie folgt skizzieren. Bei einer vorteilhaften kommunikativen Ausgangsbegabung entscheiden die jeweiligen biografischen Bedingungen des Einzelnen wahrscheinlich über die Berufswahl, wobei für das psychotherapeutische Wirken eine mittelgradige Belastung mit Entwicklungsrisiken von Vorteil sein dürfte. Psychotherapeuten sollten nicht zu viele belastende Erfahrungen und Brüche in ihrer eigenen frühen Entwicklung bis in die Pubertätszeit hinein gemacht haben; sie sollten aber auch nicht ohne Herausforderungen ihre Kindheit und Jugend verbracht haben, da ihnen sonst leicht das notwendige Einfühlungsvermögen in die Entwicklungsbedingungen und die Schwierigkeiten ihrer Patienten fehlt (Fussel und Bonney 1990). Wenn sie dann im Laufe ihrer frühen beruflichen psychotherapeutischen Sozialisation eher positive Verstärkungen bekommen, wirkt dies als Anreiz und Mutmacher für den eingeschlagenen Weg, während umgekehrt frühe entmutigende Rückmeldungen und Umstände die Zuversicht in die eigene Wirksamkeit untergraben. So entwickelt sich im Laufe der Jahre in Verbindung mit einer guten, die eigenen Fähigkeiten unterstützenden und fördernden Weiterbildung die persönliche Überzeugung, den besonderen Herausforderungen ihrer psychotherapeutischen Tätigkeit gewachsen zu sein. Dabei dürften sich auch die persönlichen Stärken und Schwächen herauskristallisieren, und es dürfte sich zeigen, mit welchen Patienten der jeweilige Therapeut besser oder schlechter zurechtkommt. Der Sprung in die Selbständigkeit ermöglicht dann nicht nur die eigene Weiterentwicklung und Verbesserung, sondern in der Regel auch die *Möglichkeit zur Auswahl der passenden Patienten.* Diese Selektion dürfte eine entscheidende Grundlage für die letztlich feststellbaren Effekte einer Behandlung bedingen.

Neben der Möglichkeit einer persönlichen Befragung von Psychotherapeuten ergibt sich als zweite Informationsquelle und Zugang zum behandelnden Psychotherapeuten natürlich die Erfassung der verschiedensten und für wichtig erachteten Variablen in Psychotherapiestudien. Einen Überblick über einige dieser Eigenschaften, die in vielen Studien in der verschiedensten Form erfasst wurden, sei an dieser Stelle eingefügt (siehe Abbildung 18, nächste Seite). Die dabei beschriebenen Ergebnisse hinsichtlich des Einflusses einzelner dieser Variablen auf den Verlauf und das Ergebnis von Behandlungen sind sehr widersprüchlich und uneinheitlich (Ackermann und Hilsenroth 2001, Baldwin und Imel 2013, Bruck et al. 2006, Chang und Joon 2011, Dunkle und Friedländer 1996, Heinonen und Orlinsky 2013, Hilliard et al. 2000, Luborsky et al. 1971, Rieping 2021, Roth und Fonagy 2005b, Swift und Callahan 2009, 2011, Wampold 2001, 2005).

Abbildung 18 Therapeuteneffekte (nach Beutler et al. Handbook of Psychotherapy 1994)

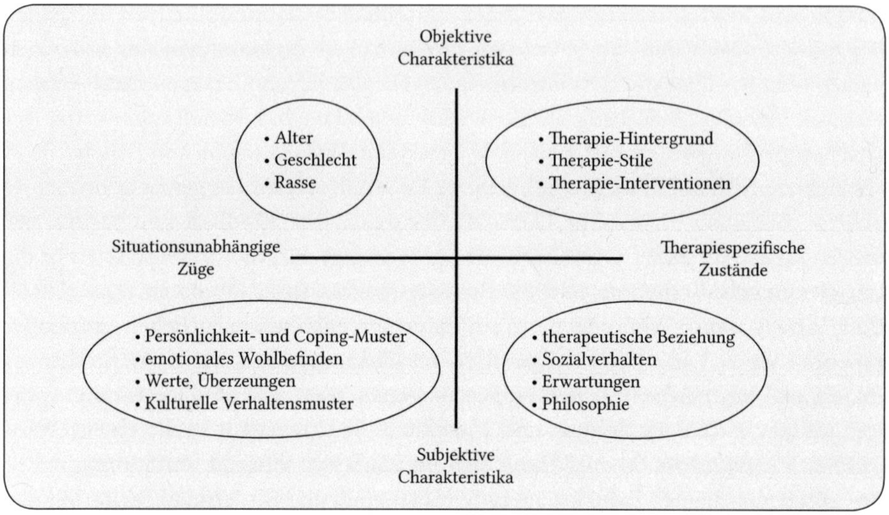

2.4 Die Therapeutenwahl

Ich möchte mich im Folgenden auf zwei Punkte konzentrieren, die meines Erachtens als Tabus in der Psychotherapie und Psychotherapieforschung bezeichnet werden können. Der eine Punkt ist das Geschlecht des Therapeuten, der andere Punkt ist seine berufliche Herkunft, hier als Arzt oder als Psychologe.

Zu den frühesten und anhaltendsten Ergebnissen psychotherapeutischer Forschung und Erfahrung gehört, dass Psychotherapie »Frauensache« ist. Für die von uns im Rahmen des MARS-Projektes untersuchten Bedingungen im psychodynamischen Zweig der Richtlinien-Psychotherapie heißt dies, dass zwei Drittel der Therapeuten und drei Viertel der Patienten weiblichen Geschlechts sind. Erstaunlicherweise scheint dies als »gottgegeben« hingenommen zu werden, obwohl wir z. B. auch wissen, dass Männer in seelischer Hinsicht keineswegs als gesünder anzusehen sind als Frauen. Sie weisen aber ein anderes Hilfesuchverhalten und ein unterschiedliches psychopathologisches Spektrum auf. Außerdem bilden sich je nach Geschlecht (und Alter) des Therapeuten unterschiedliche Behandlungsdynamiken heraus (Bedi und Richards 2011).

Eine von uns vorgenommene weiterführende Analyse beschäftigt sich deshalb mit der naheliegenden, aber bisher nicht untersuchten Frage der Therapeutenwahl unter den Bedingungen der ambulanten Richtlinien-Psychotherapie in Deutschland (Altmann et al. 2016). Diese den Rahmenbedingungen zuzuordnende Frage wird bisher in der Forschung ausgeblendet, obwohl es Grund zur Annahme gibt, dass die vom Patienten vorgenommene Therapeutenwahl (und umgekehrt die vom

Therapeuten vorgenommene Patientenauswahl) entscheidend für die jeweilige »Passung« und damit das Endergebnis der Behandlung ist. Zunächst lässt sich feststellen, dass unter diesen naturalistischen Bedingungen die Therapeutenwahl in hohem Maße von der Geschlechtsidentität getragen wird (s. Kap. II.8). Frauen suchen in erster Linie weibliche Therapeuten, Männer suchen bevorzugt männliche Therapeuten (sofern sie welche finden). Ausschlaggebend für die Therapeutenwahl ist mit einiger Wahrscheinlichkeit nicht die Symptomatik oder die Schwere der Störung, sondern in erster Linie das Geschlecht des Therapeuten. Dass das Geschlecht des Therapeuten, wie es in vielen Studien gefunden und unzulässig verallgemeinert worden ist, keinen Einfluss auf das Therapieergebnis haben soll, ist von daher schon wenig plausibel und weist eher auf die methodischen Mängel der bisherigen Forschungsbemühungen und die oft falschen Fragestellungen hin (Baldwin und Imel 2013, Beutler et al. 1994, 2004, Norcross et al. 2005, Norcross und Lambert 2005, Orlinsky und Howard 1976, 1980, Roth und Fonagy 2005, Wampold 2001). Diese geschlechtsabhängigen Scheuklappen in unseren Anstrengungen machen es sehr schwer, weiterführende Fragen und gegebenenfalls strukturelle Veränderungen zu initiieren. Zu fragen wäre z.B. etwa, ob es nicht eine sinnvolle oder gar notwendige Maßnahme sein müsste, in der Zulassung von Psychotherapeuten auf eine bessere Geschlechterausgewogenheit zu achten. Auch zu ermitteln wäre, welche Veränderungen ggf. unser therapeutisches Vorgehen benötigt, um die Hemmschwelle für Männer niedriger zu hängen und damit den Anteil behandlungsbedürftiger Männer in der Regelversorgung zu erhöhen (z.B. durch schulenunabhängige Stufenprogramme).

Auch wenn uns allen deutlich vor Augen schwebt, dass die Unterschiede in der Berufswahl, der beruflichen Sozialisation und zumindest der anfänglichen beruflichen Tätigkeit z.B. zwischen Ärzten und Psychologen sehr groß sind, wird doch, insbesondere in Kreisen psychodynamisch tätiger Psychotherapeuten, seit der Diskussion um die sog. »Laienanalyse« (Freud 1925) so getan, als gäbe es zwischen den verschiedenen Berufsgruppen keine Unterschiede. Hier ist ein weiteres Tabuthema entstanden. Nicht so selten finden wir insbesondere bei ärztlichen Psychotherapeuten die Neigung, sich ganz von ihrer ursprünglichen Berufswahl als Arzt zu distanzieren und sich als »Psychoanalytiker« dann einem »anderen« Beruf zuzuwenden. Manche streichen bei ihrem Doktortitel auch den Hinweis auf die Ausrichtung, so dass die Unterschiede gegenüber anderen akademischen Herkünften nicht mehr erkennbar sind. Dies geschieht absichtlich in dem gut gemeinten Bemühen, die Unterschiede gegenüber z.B. den psychologischen Psychotherapeuten unkenntlich zu machen und die Gemeinsamkeiten zu betonen. Dabei wird aus meiner Sicht verkannt, dass es hier nicht um die Frage von »besser« oder »schlechter« geht, sondern allein um die Frage eines anders gearteten Angebots an die Patienten, also um die Frage der »Vielfalt«. Zweifellos gibt es auch außerhalb der medizinischen oder psychologischen Herkunft Menschen, die Kraft ihres Talents (und nicht Kraft ihrer jeweiligen Ausbildung) eine sehr gute Eignung zur psychotherapeutischen Tätigkeit mit sich brächten. Es geht hier also nicht um die mit solchen Einstellungen offenbar verbundenen Wertigkeitsfragen, sondern vielmehr darum, dass das gefestigte Bild des Arztes nach außen eine andere Ausstrahlung besitzt als die des noch sehr ungefestigten Berufsbildes eines Psychologen. Von daher stellt sich z. B. die Frage, ob ärztliche Psychotherapeuten etwa andere Patienten zu Gesicht bekommen als psychologische Psychotherapeuten. Der häufig festzustellende unterschiedliche Sprachgebrauch, nach dem Ärzte Patienten behandeln, Psychologen aber »Klienten«, würde dies nahelegen. Deshalb erscheint es plausibel, der Frage nachzugehen, welchen Einfluss auf die Therapeutenwahl/Patientenwahl diese unterschiedliche Ausgangslage hat. Wir haben dies im Rahmen des MARS-Projektes trotz aller Vorläufigkeiten und Einschränkungen versucht, wobei sich zeigte, dass schwerer gestörte psychosomatisch Kranke eher ärztliche als psychologische Hilfestellung in Anspruch nehmen. Dies ist insbesondere auf Patienten mit Herzbeschwerden im akuten Stadium zurückzuführen (Lieberz et al. 2013; siehe Tabelle 51).

Tabelle 51 BSS – Schweregrad und Therapeutenwahl (Lieberz et al. 2013)

BSS – körperlich	Arzt	Psychologe	gesamt
0–2 keine bis deutliche Beeinträchtigung	51,5 % 462	48,9 % 442	100 % 904
3–4 starke bis extreme Beeinträchtigung	72,1 % 75	27,9 % 29	100 % 104
gesamt	53,3 % 537	46,7 % 471	100 % 1 008

Chi-Quadrat 16,54; p = 0.000

Im Gegensatz dazu finden wir unter den Bedingungen der Richtlinien-Psychotherapie bei Bestehen schwerer somatischer Erkrankungen keine Unterschiede hinsichtlich der Therapeutenwahl. Wenn wir dieses Ergebnis aus einer naturalistischen Studie in einen größeren Zusammenhang auch unter Berücksichtigung der Rahmenbedingungen einordnen, dann ergibt sich das folgende Bild (siehe Tabelle 52). Wie sich zeigt, haben sowohl die Rahmenbedingungen wie z. B. der Praxisort, aber auch soziale Patientenvariablen und die Art und Schwere der Symptomatik Einfluss auf die Therapeutenwahl und damit auch auf die Art der Behandlung.

Mittlerweile sind wir aufgrund der politischen Weichenstellungen damit konfrontiert, dass die Psychotherapie von den Psychologen übernommen wird. Ärztliche Psychotherapeuten benötigen aktuell bereits »Minderheitenschutz« und werden auf Dauer wahrscheinlich weitgehend aus der Psychotherapie verdrängt

Tabelle 52 Logistische Regression: Therapeutenwahl (Lieberz et al. 2013)

Unabhängige Variable	OR	Test	p	Konfidenzintervall
Praxisort	1,525	9,721	0,002	1,170–1,988
Familienstand ledig	1,426	3,501	0,061	0,983–2,069
Alter	0,995	0,603	0,438	0,982–1,008
Kinder	0,710	3,778	0,052	0,502–1,003
Herz-Kreislauf	0,539	8,695	0,003	0,358–0,813
BSS körperlich	0,445	11,951	0,001	0,281–0,704

werden, was wegen der oben beschriebenen Verringerung der Vielfalt im Angebot an unsere Patienten wenig vorteilhaft erscheint.

2.5 Die therapeutische Beziehung

Eine andere Möglichkeit, sich dem Therapeuten zu nähern, erfolgte in den vergangenen Jahrzehnten über den Umweg der sog. »hilfreichen therapeutischen Beziehung«. Zu diesem Thema liegt mittlerweile eine unüberschaubare Zahl von Veröffentlichungen vor (Ackermann und Hilsenroth 2001, Bedi und Richards 2011, Dunkle und Friedlander 1996, Horvath und Luborsky 1993, Horvath et al. 2011, Lambert und Barley 2002, Muran und Barber 2010, Messer und Wolitzky 2010, Norcross 2002, 2011, Norcross und Lambert 2011, Norcross und Wampold 2011, Roth und Fonagy 2005, Summers und Barber 2003). Dieses Konzept war ursprünglich psychodynamischer Natur, ist aber im Laufe der Jahrzehnte auch von anderen therapeutischen Ansätzen genutzt und »adoptiert« worden, selbst da, wo der Therapeut konzeptionell eher eine geringere Rolle spielt. Damit verbunden ist eine die empirische Forschung in unserem Bereich ohnehin begleitende Verflachung dieses interessanten Ansatzes. Die Fragebögen werden immer kürzer, ihr Einsatz scheint oft Alibicharakter zu besitzen, weil es beim heutigen Stand der Dinge kaum möglich ist, eine Untersuchung ohne Berücksichtigung dieser Variablen vorzulegen. Tatsächlich stehen wir aber auch bei diesem Konzept vor großen Definitions- und Operationalisierungsproblemen. Der Fokus lag hier ursprünglich auf dem Therapeuten und seinen Fähigkeiten, die zwangsläufig in jeder Behandlung auftretenden Brüche in der Beziehung zum Patienten entgegen dem Übertragungsangebot und Übertragungssog unter Berücksichtigung seiner gegenübertragungsbedingten Aktionen und Reaktionen zu reparieren und hilfreiche »Brücken« zu schlagen. Dies ist jedenfalls aus psychodynamischer Sicht der entscheidende Teil der therapeutischen und professionellen Arbeit. Mittlerweile scheint mir der Fokus immer mehr in Richtung des Patienten gerutscht zu sein, und zwar unabhängig davon, dass selbstverständlich der Patient besser als der Therapeut beurteilen kann, ob die Bemühungen des Therapeuten erfolgreich waren. Erfasst wird heute, auch aus methodischen Gründen, eher die »therapeutische Arbeitsbeziehung« oder die »Zufriedenheit« des Patienten mit der Behandlung. In Verbindung mit immer kürzer geratenen Fragebögen gewinnt das Instrument damit eher den Charakter eines »Feuermelders«, der immerhin darauf aufmerksam machen kann, dass der Patient »Unzufriedenheiten« erkennen lässt und womöglich ein Therapieabbruch droht. Allerdings geht eine erfolgversprechende Behandlung nicht zu jedem Zeitpunkt mit der Zufriedenheit des Patienten (oder Therapeuten) einher. Sie muss z. B. von Idealisierungstendenzen des Patienten oder positiven wie auch negativen Übertragungsreaktionen unterschieden werden. Zudem ist zu beachten, dass die HTA eine moderierende Variable darstellt, die im Wesentlichen von den jeweiligen Biografien und den damit verbundenen Introjekten und Beziehungsmustern des Patienten und des Therapeuten abhängt (Bruck et al. 2006, Diamond et al. 2003, Dunkle und Friedländer 1996, Fussel und Bonney 1990, Heinonen und Orlinsky 2013, Hilliard et al. 2000, Lambert und Barley 2002, Messer und Wolitzky 2010, Norcross und Wampold 2011). Trotz all dieser Einschränkungen und Vorbehalte lässt sich doch eine relativ kleine, aber robuste Korrelation von etwa $r = .25$ zwischen HTA und Outcome feststellen.

Fassen wir die bisherigen Eindrücke vom Einfluss des Therapeuten auf das Therapieergebnis zusammen, dann lässt sich feststellen, dass die spezielle Methodik, die ein Therapeut ausführt, wenig Einfluss auf das Therapieergebnis zu haben scheint. Versuche, technische und methodische Vorgaben manualisiert umzusetzen, sind als praxisfern und als gescheitert anzusehen. Die Therapeuten selbst sind in hohem Maße für die Variabilität im Ergebnis verantwortlich. Die Person des Therapeuten ist der kritische Faktor für den Erfolg einer Therapie (Hilliard et al. 2000). Der Therapeut, unabhängig von der Art der Therapie, macht den Unterschied.

Norcross und Lambert (2005) fassen die mit den heutigen Methoden erreichbaren Ergebniseffekte zusammen und versuchen sie den unterschiedlichen Einflussquellen zuzuordnen. Mit den bisherigen Untersuchungen können bis heute nicht mehr als 40 bis 50 % in der Varianz aufgeklärt werden (siehe Abbildung 19). Dabei trägt der Patient den größten Anteil zur Aufklärung bei. Aber auch der mit dem Therapeuten verbundene Aufklärungsbeitrag beläuft sich auf etwa 20 bis 25 %. Die spezifische Behandlungsmethode ist hingegen von ganz untergeordneter Bedeutung. Als weitere Einflussfaktoren können die mit der Dauer der Therapie zunehmend bedeutsam werdenden Umfeldereignisse wie auch Erwartungs- und Placeboeffekte Berücksichtigung finden.

Festzuhalten bleibt, dass die bisherigen psychotherapeutischen Forschungsbemühungen bestätigt haben, dass Psychotherapie wirkt. Dazu tragen vor allem die involvierten Personen, nämlich der Patient und der Therapeut, bei. Metho-

Abbildung 19 The therapy relationship (nach Norcross JC und Lambert MJ 2005)

- **Therapy outcome studies erklären nicht mehr als 40–50 % der Varianz im outcome**
- **Viele Studien zusammengefasst, schätzen die Autoren die Einflüsse wie folgt:**
  1. **Der Patient trägt 20–30 % zur outcome-Varianz bei**
  2. **Die therapeutische Beziehung trägt etwa 10 % bei**
  3. **Der Therapeut trägt etwa 8 % bei (wenn nicht mit Methodeneffekten konfundiert)**
  4. **Die spezifische Behandlungsmethode trägt etwa 5–8 % bei**
  5. **Die spezifische Interaktion zwischen Patient, Methode und therapeutischer Beziehung trägt weiter 5 % bei**

dische Wirkkomponenten haben unter der in den letzten beiden Jahrzehnten stark in den Vordergrund gerückten EbM-getriebenen Forschung auch deshalb eine überschätzte Bedeutung bekommen, weil der Therapeut als »Störfaktor« zunehmend eliminiert wurde.

Gerade psychodynamische Forschung sollte sich daher wieder stärker auf den Therapeuten als gestaltende Kraft in der therapeutischen Beziehung besinnen. Hierbei kann unter den in Deutschland geltenden Bestimmungen davon ausgegangen werden, dass ein wissenschaftlich ausgerichteter Studiengang als Zugangsvoraussetzung zum ärztlichen oder psychologischen Psychotherapeuten ein wesentliches Merkmal der Strukturqualität darstellt. Damit steigt jedenfalls die Wahrscheinlichkeit einer vernunftorientierten Lebensgestaltung für den Patienten. Dabei gilt es als wesentliche Erkenntnis psychodynamischer Behandlungsführung im Auge zu haben, dass das Ergebnis einer Psychotherapie letztlich immer vom *Identifikationsangebot* des Therapeuten und der *Identifikationsbereitschaft und Identifikationsmöglichkeit* des Patienten abhängig ist. Die professionelle Aufgabe des Therapeuten liegt darin, die strukturell verankerten Schwierigkeiten des Patienten zu erkennen und ein Behandlungsangebot und eine Behandlungsführung anzubieten, die eine konstruktive Lösung der individuellen Unwucht in den Beziehungsgestaltungen des Patienten zulässt.

In der Forschung sind dabei auch Laborstudien unverzichtbar. Der abwehrende Reflex gerade von psychodynamischer Seite in Bezug auf die weitgehend laborgestützte EbM-Forschung ist nicht weiterführend. Zwar ist die Notwendigkeit der Übertragung von Erkenntnissen aus dem Labor in die Praxis – und damit in die Feldforschung (naturalistische Studien) – richtig, aber auch die Feldforschung hat ihre Grenzen und Schwierigkeiten (siehe Tabelle 53).

Dabei sind vier deutsche Studien, die im Rahmen der RLPT an verschiedenen Universitätsabteilungen durchgeführt wurden, den Ergebnissen der MARS-Studie allein hinsichtlich der Alters- und Geschlechtsverteilung gegenübergestellt worden. Diese Studie berücksichtigt, wie in diesem Buch ausführlich dargelegt, den

Tabelle 53 Alter und Geschlecht in AP- und TfP-Studienauswahl (4 deutsche Studien vs. MARS-Projekt (nach Jakobsen et al. 2007)

		GÖ	F		M		HD		Gesamt			MARS		
		AP	AP	TFP	AP	TFP	AP	TFP	AP	TFP	Alle	AP	TFP	Alle
A	MW	35,5	31,6	33,7	31,2	35,4	36,6	37,8	34,3	36,7	35,1	46,1	48,5	47,9
	SD	8,6	6,9	17,7	5,5	8,1	8,2	10,9	8,0	10,3	8,8			
	min	24	21	22	24	24	20	19	20	19	19	23	25	23
	max	56	45	54	40	47	54	58	56	58	58			
	n	36	23	3	13	16	32	26	104	45	149	233	768	1 001
G	m/n	11	6	0	4	6	10	10	31	16	47	68	194	262
	%	30,6	26,1	0	30,8	37,5	31,3	38,5	29,8	35,5	31,5	29,5	25,2	26,2
	w/n	25	17	3	9	10	22	16	73	29	102	164	576	742
	%	69,4	73,9	100	69,2	62,5	68,8	61,5	70,2	64,4	68,5	70,7	74,8	73,8

bisher größten Datensatz hinsichtlich Richtlinien-Psychotherapien, auch wenn selbst diese umfangreiche Erfassung keine Repräsentanz für alle Richtlinien-Psychotherapien psychodynamischer Art in Deutschland für sich beanspruchen kann. Zunächst wird bei diesem Vergleich deutlich, dass die einzelnen Studien für sich erwartungsgemäß sehr kleine Stichproben von Patienten umfassen und auch in der Zusammenfassung dieser hier aufgeführten vier Studien nicht mehr als 149 Patienten erfasst werden. Diese weichen zudem bei einem Vergleich mit der MARS-Stichprobe von über 1 000 Behandlungsanträgen in der RLPT vor allem hinsichtlich der Altersstruktur, weniger hinsichtlich der Geschlechtsverteilung von den MARS-Patienten ab. Die Studienpatienten sind im Mittel wesentlich jünger als der durchschnittliche in den Praxen auftauchende und zur Behandlung anstehende Patient. Die Geschlechtsverteilung lässt dann wieder den zu erwartenden Überhang als weiblichen Patienten erkennen.

2.6 Der Therapieprozess

Damit rückt der in den zurückliegenden Jahrzehnten in umfangreicher Weise beforschte Therapieprozess wieder in den Mittelpunkt des Geschehens. Allerding hat die Therapieprozessforschung bis heute vor allem einen qualitativ ausgerichteten Charakter und ist weit entfernt von einer empirischen, hypothesengeleiteten Ausrichtung (Lambert und Barley 2002, Norcross 2011, Norcross und Lambert 2005, Orlinsky et al. 2004). Wie könnten wir uns also die weitere Entwicklung einer wissenschaftlich fundierten Psychotherapie in Praxis und Forschung vorstellen, vor allem unter der notwendig erscheinenden Maßgabe, dass beide untrennbar miteinander verbunden sind. Zudem erscheint es unter dem Gesichtspunkt der Qualitätssicherung notwendig, den Rahmen des medizinischen Modells, trotz aller Unzulänglichkeiten, nicht aufzugeben. Vielleicht hilft uns also ein Blick »über den Gartenzaun« und die Betrachtung der aktuellsten Forschungsentwicklungen im Bereich der biologischen Medizin, heute umrissen mit den Schlagworten der »Translationalen Medizin« oder auch missverständlicher Weise sog. »Personalisierten Medizin«. Damit ist eigentlich die schnelle Umsetzung von Forschungsergebnissen aus dem Labor in die Klinik gemeint, also nicht die häufig bemühte Gegenüberstellung von Laboruntersuchungen und naturalistischen Studien. Beides gehört untrennbar zusammen. Wir können weder auf Laboruntersuchungen und Experimente verzichten, noch können wir die Übertragbarkeit in die klinische Praxis aufgeben. Beide Erkenntniszugänge sind unverzichtbar.

Vorreiter auf diesem Weg sind die Bemühungen im Bereich der Onkologie. Dort hat man festgestellt, dass es zwar viele gut wirkende Zytostatika gibt, dass die Patienten aber sehr unterschiedlich auf die einzelnen Präparate reagieren. Daraus ergab sich dann, unter Zuhilfenahme des genetischen Profils des Patienten, der anhaltende Versuch, für den einzelnen Patienten ein »maßgeschneidertes« Medikament zu entwickeln und einzusetzen und damit die Wirksamkeit (und die Verträglichkeit) der Behandlung zu erhöhen. Wenn wir diesen Ansatz also auf die Psychotherapie übertragen, dann wäre, neben einer Berücksichtigung der jeweiligen Rahmenbedingungen, dem »Patient Profiling« ein »Therapist Profiling« an die Seite zu stellen. Welche Variablen sinnvollerweise in ein solches Profiling eingehen sollten, bliebe zu diskutieren. Neben soziodemografischen Angaben wären vor allem auch biografische Angaben (Risikoindex, Introjekte usw.) mit zugehörigen Bindungmustern und strukturellen Eigenheiten zu berücksichtigen (Diamond et al. 2003, Dührssen und Lieberz 1999, Dunkle und Friedländer 1996, Fussel und Bonney 1990, Heinonen und Orlinsky 2013, Hentschel et al. 1997, Hilliard et al. 2000, Wampold 2001, 2005). Sinnvollerweise könnte ein solches Therapeutenprofil von einem neutralen Institut (verschlüsselt) erstellt und dann dem Therapeuten zur Verfügung gestellt werden. Es bestände damit für die Forschung die Möglichkeit, dieses individuelle Therapeutenprofil mit den verschiedensten Patientenprofilen zu kombinieren und zu verfolgen, welche Vorteile oder auch Schwierigkeiten im Einzelfall zu erwarten wären. Das würde dann auch eine hypothesengeleitete Erforschung des Verlaufes und Behandlungsprozesses ermöglichen. In der Praxis könnte der Therapeut auf dieser Basis den einzelnen Patienten mit seinem eigenen Profil verbinden und damit wichtige Fingerzeige bekommen, mit welchen Ereignissen er in diesem Fall zu rechnen hätte. Ein solches Vorgehen erscheint praxisnah und akzeptabel, da die Datenkontrolle letztlich beim Therapeuten verbleibt. Eine externe »Maßschneiderei« erscheint beim heutigen Stand der Dinge dagegen nicht praktikabel – zu aufwendig und nicht vermittelbar – und wäre allenfalls für einzelne Forschungsprojekte interessant.

2.7 Fazit

Versuchen wir die beschriebenen Gesichtspunkte zusammenzufassen und einen Ausblick auf mögliche zukünftige Forschungsfragen zu geben (siehe Abbildung 20): Zunächst bleibt festzuhalten, dass Psychotherapie ein höchst wirksames Vorgehen in der Krankenbehandlung darstellt. Dies ist ein über Jahrzehnte hinlänglich belegtes Faktum, das nicht ständig neu, in Verbindung mit den allgegenwärtigen Rivalitäten, narzisstischen Aufwertungs- und Abwertungsbemühungen und zugehörigen Rechtfertigungsanstrengungen wiederholt werden muss. Das ist langweilig und nicht weiterführend. Stattdessen gilt es, die derzeitigen Defizite und Schwierigkeiten der Psychotherapieforschung im Soge der evidenzbasierten Medizin zu berücksichtigen und die damit verbundenen Einseitigkeiten zu überwinden.

Abbildung 20 Fazit für die Therapieforschung

- **Reduzierung der Rechtfertigungsbemühungen**
- **Ausstieg aus narzisstischen Überlegenheitsphantasien (länger als ...)**
- **Verstärkung der Grundlagenforschung, Abkoppelung vom einseitigen Blick auf das Outcome**
- **Hinwendung zu naturalistischen Studien (ambulanten)**
- **Dabei mehr Bescheidenheit, kleine Schritte**
- **Probatorische Sitzungen als entscheidenden Selektionsschritt untersuchen**
- **KZT unter verschiedenen Rahmenbedingungen (psychosomatische Grundversorgung, Ärzte, Psychologen etc.)**
- **Einbeziehung des Therapeuten als entscheidende Variable**
- **Nutzung von Biografie und Beeinträchtigungsschweregrad, weg von Symptomlisten**
- **Hinwendung zur maßgeschneiderten Psychotherapie**
- **Aufbau von Forschungsteams aus Therapeuten und Forschern**

Die Forderung nach naturalistischen Studien ist nachvollziehbar; sie ist aber zu einfach und löst die großen Probleme in der Umsetzung nicht (Selektionseffekte, geringe Gruppengrößen, mangelnde Repräsentativität usw.). Laboruntersuchungen und Experimente sind weiter notwendig, die Übertragung und Bewährung in der Praxis entscheidet aber über die Nützlichkeit des Vorgehens. Dabei sind die international höchst unterschiedlichen Rahmenbedingungen zu berücksichtigen. Sinnvoll erschiene es jedoch, die einseitige Fixierung auf Therapieergebnisse und entsprechende Korrelationsstudien aufzugeben und in stärkerem Maße Grundlagenforschung zu betreiben. Dazu gehört auch, den in der Vergangenheit aus unterschiedlichen Gründen »ausgelöschten« Therapeuten als Interaktionspartner und limitierende Größe wieder einzubeziehen. Die Erstellung von Patienten- und Therapeutenprofilen wäre ein Schritt hin zu einer Verbesserung der »Passung« zwischen diesen beiden Akteuren und würde den völlig überbewerteten Blick auf die Technik und Methodik des Vorgehens relativieren. Die in der Praxis zu erwartenden Vorbehalte auf Seiten der Therapeuten wären bei angemessenem Vorgehen wohl zu überwinden, zumal dem Therapeuten ein hilfreiches Instrument zur Verfügung gestellt werden könnte. Letztlich wird es aber wohl nicht ohne den Aufbau von Teams aus Forschern und Praktikern gehen, die über Jahre zusammenarbeiten und die notwendige Vertrauensgrundlage geschaffen haben.

3 Wohin? – Fazit und Ausblick: Qualitätssicherung auf neuen Wegen

KLAUS LIEBERZ

3.1 Der Bedarf

Wenn wir mit JH. Schultz das Jahr 1927 (Gründung der AÄGP) als »Schicksalsjahr der Psychotherapie« in Deutschland betrachten wollen, dann kann das Jahr 1967 mit der Einführung der Richtlinien-Psychotherapie in den Leistungskatalog der Krankenkassen sicher als »Sternstunde« der Psychotherapie in Deutschland gelten. Wenn man bedenkt, dass zwischen diesen beiden Ereignissen nur ein Zeitraum von 40 Jahren liegt, auch noch unterbrochen von Unterbrechungen und Verwerfungen durch die Nazidiktatur und den Zweiten Weltkrieg, dann kann man nur überrascht und erstaunt sein, in welch kurzer Zeit sich die Psychotherapie in Deutschland hat entwickeln, gesellschaftlich verankern und sozialmedizinisch hat integrieren können. Diese bemerkenswerte Geschwindigkeit der Verankerung in Gesellschaft und Versorgungssystem ist sicher nicht nachvollziehbar ohne die Anstöße durch die äußeren Großereignisse, nämlich einen fast 30-jährigen Krieg am Anfang des 20. Jahrhunderts und das damit verbundene körperliche und seelische Elend. Es dürfte kaum eine Familie in Deutschland gegeben haben, die nicht direkt oder indirekt unter den Folgen dieser Ereignisse gelitten hätte, was die Bereitschaft der Bevölkerung und der Entscheidungsträger zur Öffnung gegenüber psychosozialen Hilfestellungen sicher enorm begünstigt hat. Hinzu kam zweifellos dann die Gunst der Stunde, nämlich die Implantation in das medizinische Versorgungssystem zum Zeitpunkt eines enormen wirtschaftlichen Aufschwungs.

Letztendlich wäre diese Entwicklung aber nicht denkbar gewesen ohne die zielstrebige Verfolgung der vor fast 100 Jahren formulierten Zielsetzungen. Dazu gehörte, wie im Eingangskapitel beschrieben, die Etablierung einer entsprechenden Strukturqualität im Rahmen der Medizin. Dieser Schutz gegenüber der immerwährenden Gefahr einer Verflachung und eines Abdriftens psychotherapeutischer Bemühungen in »niedere Gewässer« kann als der Grundgedanke all dieser Anstrengungen angesehen werden. Hierzu gehörte die Bindung der psychotherapeutischen Tätigkeit an eine wissenschaftliche Ausbildung im Rahmen der Medizin oder heute auch der Psychologie. Welchen Schwierigkeiten die Psychothera-

Lieberz, Klaus: Wohin? – Fazit und Ausblick: Qualitätssicherung auf neuen Wegen, in:
Lieberz, Klaus, Adamek, Lucie und Krumm, Bertram (Hrsg.): Die Richtlinien-Psychotherapie:
Expeditionen in einem dunklen Kontinent, Heidelberg: heiBOOKS, 2021, S. 222–234.
https://doi.org/10.11588/heibooks.932.c12740

pie in ihren Abgrenzungsbemühungen gegenüber der »Scharlatanerie« (Kronfeld 1926) gegenübersteht, macht z. B. das aus dem Jahr 1939 (!) stammende »Heilpraktikergesetz« deutlich. Dieses ist ein Gesetz über die berufsmäßige Ausübung der Heilkunde ohne Bestallung (= Approbation oder staatliche Zulassung) und es ist mit den entsprechenden zwischenzeitlichen Anpassungen bis heute gültig. Ein solches Gesetz wäre aber kaum denkbar, wenn nicht ein entsprechender Versorgungsbedarf bestände.

Wenn wir die Ergebnisse der Mannheimer Kohorten-Studie (MKS) sowie einiger Folgeuntersuchungen zugrunde legen, dann können wir davon ausgehen, dass zirka 20 bis 25 % der erwachsenen Stadtbevölkerung als psychisch krank und behandlungsbedürftig angesehen werden können (Schepank 1987, 1990, Franz et al. 2000, Lieberz et al. 2011, Angst et al. 2016, Meyer et al. 2000, BPtV 2021). Diese Untersuchungen haben auch die auf Eysenck (1952) zurückgehende Behauptung widerlegt, dass bei psychischen/psychosomatischen Erkrankungen im Verlauf eine hohe Spontanheilungsquote gegeben ist. Vielmehr ist im Langzeitverlauf davon auszugehen, dass im Erwachsenenalter bei wechselndem Symptombild über die Jahre mit einer recht stabilen Beeinträchtigungsschwere gerechnet werden muss. Wie Schepank (1990) freilich deutlich gemacht hat, ist nicht davon auszugehen, dass sich aus dieser recht konstanten Anzahl an Kranken eine entsprechende Behandlungsbedürftigkeit ergibt. Vielmehr ist im Bereich der Psychotherapie mit einem Behandlungskorridor zu rechnen. Angesichts der im Bereich von psychischen Erkrankungen gegebenen dimensionalen (mehr oder weniger) Einschätzung der Krankheitsschwere besteht auf beiden Seiten dieses Korridors eine mehr oder minder breite Übergangszone. Im Übergangsbereich zum Gesunden entdecken wir die neugierigen, vielleicht nur passager beeinträchtigten Personen, auch solche mit esoterischen oder mystischen Neigungen. Hier finden wir aber auch recht viele somatisch Kranke, die in einer Psychotherapie eine zusätzliche Hilfe, oftmals auch einen Hoffnungsgeber suchen. Hierher gehören auch die ängstlich-misstrauischen Menschen, die trotz bereits ausgeprägterer Beschwerden nur mühsam den Weg in eine Psychotherapie finden. Am anderen Ende dieses Korridors finden wir dann eher die sehr schwer persönlichkeitsgestörten Personen, die entweder keine Krankheitseinsicht besitzen, deren Krankheitsbild sich über die Jahre verfestigt oder gar somatisch fixiert hat, aber auch solche, die, ihren Abhängigkeitsbedürfnissen folgend, jahrelang ohne wesentlichen Erfolg in psychotherapeutischer Behandlung verbringen können. Diese Kranken bedürfen dann entweder einer langjährigen, eher stützenden Betreuung unter Einschluss stationärer Behandlungsepisoden bei immer zu gewärtigen Krisenepisoden. Sie sind mit psychotherapeutischen Mitteln im eigentlichen Sinne nicht mehr zu erreichen und zu »heilen«, allenfalls so gut wie möglich zu stabilisieren. Schepank schätzt auf Grundlage der MKS-Daten, dass etwa 4 % der Menschen einer intensiven, d. h. stationären Psychotherapie bedürften. Weitere 15 % (zwischen 10 und 20 %) wären nach seiner Einschätzung mit einer intensiven ambulanten Psychotherapie erreichbar und gut auszubalancieren. Eine weniger gestörte Gruppe von Personen von etwa 10 % wäre aus seiner Sicht mit kurzfristigen oder weitmaschigen Behandlungsangeboten stabilisierbar. Bei weiteren 25 % der Bevölkerung könnte eine allgemeinmedizinische Betreuung im Rahmen der psychosomatischen Grundversorgung ein hinreichendes Ergebnis erzielen.

3.2 Inanspruchnahmeverhalten und Psychotherapieakzeptanz

Hingewiesen wurde bereits darauf, dass der Weg in eine sachgerechte psychotherapeutische Behandlung auch heute noch lang ist und mitunter mehrere Jahre dauert, weil die Motivation und die Einsicht in die Notwendigkeit eines solchen Schrittes immer erst reifen müssen und die Hemmschwelle, insbesondere für bestimmte Bevölkerungsgruppen, z. B. Männer, hoch ist (Mack et al. 2014). Als Gründe für eine mangelnde Inanspruchnahme psychotherapeutischer Hilfestellung werden individuelle und soziale Barrieren aufgeführt. Zu den individuellen Hindernissen zählen folgende Faktoren: mangelnde Kenntnis über Behandlungsmöglichkeiten, ein Motivationsdefizit, ein rein somatisches Krankheitskonzept, Schonungsverhalten, Stigmatisierungsangst, interkulturelle Probleme und ein hohes Alter. Als soziale Barrieren werden benannt: unzureichende Erkennung psychischer Störungen durch Ärzte, regionales Fehlen von Versorgungsangeboten und in manchen Regionen auch Wartezeiten auf einen Psychotherapieplatz (BPtV 2021). Die ganz überwiegende Anzahl an Menschen mit psychischen, psychosomatischen und somatopsychischen Störungen sucht zunächst ärztliche Hilfe auf allgemeinmedizinischer oder fachärztlicher Ebene (Heuft et al., Kruse und Herzog 2012). Gerade die Allgemeinmediziner sind die »Gatekeeper« des Versorgungssystems. Ihre psychotherapeutische Qualifikation und Tätigkeit z. B. im Rahmen der psychosomatischen Grundversorgung ist von entscheidender Bedeutung. Wenn wir mit Janssen und Menzel (2012) von über 60 000 (!) Ärzten mit einer Qualifikation in der psychosomatischen Grundversorgung ausgehen können, dann hat sich diese Eingangsstufe zur adäquaten ganzheitlichen und psychosomatischen/psychotherapeutischen Versorgung durchgesetzt, allerdings ist die Weiterentwicklung der psychosomatischen Grundversorgung in den letzten Jahrzehnten versäumt worden. Nach Angaben der KBV (2019) haben 14 % der befragten Personen (repräsentative Versichertenbefragung) in den letzten drei Jahren wegen eines seelischen Problems ärztliche oder psychologische Hilfe benötigt (Männer 11 %, Frauen 18 %). Diese Angaben beruhen auf einer Selbsteinschätzung der Befragten und lassen deshalb diejenigen außer Acht, die ihre Beschwerden somatisch attribuieren und von daher der Gefahr einer Fehlbehandlung unterliegen. Wie sich weiter zeigt, wird das Aufsuchen einer psychotherapeutischen Behandlung von auch in diesem Buch immer wieder beschriebenen Einflussfaktoren wie Geschlecht, Versicherungsstatus, Bildung und regional unterschiedlicher psychotherapeutischer Zugänglichkeit bestimmt.

Franz (2000) hat die Schwierigkeiten und die Einflussfaktoren auf die Psychotherapieakzeptanz ausführlich dargestellt. Er sah das häufig bemühte YAVIS-Stereotyp (präferenzielle Versorgung von besser ausgebildeten, jüngeren Mittelschichtpatienten) durch die Ergebnisse der Mannheimer Studie nicht bestätigt. Durch eine wenig aufwendige Motivierung konnte er eine Verzehnfachung der Inanspruchnahme von Psychotherapie bei entsprechend beeinträchtigten Probanden feststellen. Auch bei Unterschichtangehörigen, Älteren und Männern sah er eine überraschend große Bereitschaft zur Psychotherapie, wenn ein entsprechendes Angebot, am besten von einer Vertrauensperson wie z. B. dem Hausarzt, unterbreitet wurde. Er sah im Überwiegen der YAVIS-Patienten in der realen Versorgung eher einen »Effekt psychotherapieaversiver Barrieren innerhalb des medizinischen Versorgungssystems, gegen dessen Fehlsteuerungstendenzen in der Indikationsstellung sich diese (YAVIS-)Patienten noch am ehesten durchsetzen können.«

Man könnte also heute, 50 Jahre nach der Einrichtung der Richtlinien-Psychotherapie und anderen Verankerungsschritten der Psychotherapie, ein solches Gesetz wie das HPG deshalb auch weniger als stete Bedrohung ansehen, sondern vielmehr als eine Ermahnung und Herausforderung an eine wissenschaftlich fundierte Psychotherapie. Es bedarf eben der stetigen pragmatischen Besinnung auf die Möglichkeiten und Bereitschaften breiter Bevölkerungsschichten, sich an eine »ernsthafte« Veränderungsaufgabe heranzutrauen. Folgt man den Angaben im Psychotherapie-Report (DPtV 2021), dann nehmen auch heute immer noch weniger als ein Drittel der Patienten mit psychischen Störungen irgendeine Form fachspezifischer Behandlung in Anspruch.

Nun ließe sich freilich einwenden, dass sich in der Zwischenzeit die Erfolge der psychotherapeutischen Bemühungen herumgesprochen haben und ein wesentlicher Grund für die über die Jahre zunehmende und anhaltend hohe Nachfrage nach Psychotherapie in Deutschland sind. Auch ist die Inanspruchnahmerate von Psychotherapie zwischen 2015 und 2020 weiter gestiegen, und die direkten oder indirekten Kosten für psychische/psychosomatische Störungen sind von erheblicher Bedeutung. Trotz des insgesamt immer noch recht geringen Anteils der Kosten für die (vorwiegend ja ambulant ausgerichtete) psychotherapeutische Versorgung, gemessen am Gesamtaufwand für die Gesundheitsversorgung in diesem Land, lassen sich deshalb auch Bemühungen um eine Kostenreduzierung in diesem Versorgungsbereich erkennen. Dabei wird in der RLPT eher »am schwächsten Glied der Kette«, nämlich den Patienten und dem Behandlungsangebot angesetzt (z. B. eher mehr diagnostische Leistungen, Akutversorgung, KZT, Gruppentherapie). Da aber bekanntlich mit der Zahl der Ärzte/Psychotherapeuten auch die Kosten steigen, wäre eine bessere Steuerung des Versorgungsgrades auf den verschiedenen Ebenen des psychotherapeutischen Versorgungssystems wohl weiterführend (Ausbau der psychosomatischen Grundversorgung und der fachärztlichen Versorgungsebene, regionale Bedarfssteuerung).

Folgen wir nun den in diesem Buch dargelegten Ergebnissen im psychodynamischen Zweig der RLPT, dann ist zusammenfassend nochmals festzuhalten.

1. Die Rahmenbedingungen, hier dargestellt am Unterschied zwischen GKV-Versicherten und Beihilfeversicherten, bedingen eine erhebliche Vorselektion des Krankenguts. Selbst im Bereich der RLPT ist von einer positiven Patientenselektion auszugehen. Die Patienten, die die Mühen und Anstrengungen einer LZT auf sich nehmen, sind in besonderem Maße motiviert. Welche Patienten dann in diesem Rahmen die Behandlung vorzeitig beenden, ist allerdings nicht bekannt. Wir wissen lediglich, dass die zur Verfügung stehenden Behandlungskontingente nicht ausgenutzt werden (BPtV 20221). Weder im Bereich der Beihilfe noch im Bereich der RLPT lässt sich eine Patientenselektion nach dem YAVIS-Prinzip feststellen. Die in Deutschland gegebenen Versicherungsbedingungen sorgen für eine zumindest altersmäßig breitere Aufstellung bei den Patienten, auch wenn eine gewisse soziale Vorselektion, insbesondere nach Geschlecht und Bildungsstatus, festzustellen ist. Je weiter wir in der Versorgungskette zurückgehen, desto eher wird sich die Zusammensetzung in der Patientengruppe annähern. Welche Auswahlmechanismen letztlich den oft langen Weg in eine LZT bahnen, bleibt unklar, auch wenn, wie von Franz (2000) beschrieben, die aufgezeigten individuellen und sozialen Barrieren von diesen Patienten leichter überwunden werden können.
2. Psychotherapie, auch in der RLPT, ist »Frauensache«. Drei Viertel der Patienten sind Frauen, zwei Drittel der Behandler sind Frauen. Bei diesem seit Jahrzehnten relativ gleichförmigen Befund ist nicht davon auszugehen, dass die mangelnde Einbeziehung von Männern in die psychotherapeutische Versorgung allein durch verbesserte Motivationsmaßnahmen aufzufangen sein wird. Die oft beschriebene und beklagte größere Distanz und Sachorientierung von Männern könnte in der Annäherung an die Aufgabe einer Psychotherapie immerhin dazu führen, dass Männer, zumindest initial und bewusst weniger Wert auf das Geschlecht des Therapeuten legen. Sie bringen, wie häufig beschrieben und in der Praxis alltäglich bestätigt, »ihr Auto« in die Werkstatt und erwarten eine schnelle und kostengünstige Reparatur. Denkbar wäre also, dass diese Art »männlicher« Herangehensweise dazu führt, dass wir bei Männern, jedenfalls auf kurze Sicht, eine weniger geschlechtsgebundene Vorstellung finden nach dem Motto: »Ist mir egal, Hauptsache der Schaden wird schnell behoben!« Die gleichförmigen Ergebnisse hinsichtlich der Geschlechterpräferenz in der Therapeutenwahl unter verschiedenen Rahmenbedingungen deuten nicht in diese Richtung. Zu prüfen bliebe deshalb, ob die hier festgestellte Geschlechtspräferenz bei Männern zumindest auf kurze Sicht weniger bedeutsam ist, im Laufe

der Zeit aber letztlich das Bedürfnis nach einer geschlechtsspezifischen Identifikation mit dem Therapeuten doch Platz greift.

3. Insbesondere ältere Männer aus unteren sozialen Schichten sehen häufig wenig Nutzen im psychotherapeutische »Gequatsche«. Sie begegnen dem drohenden und zunehmenden sozialen Abwertungsdruck eher mit einer »Flucht nach vorn« und streben dann, unter Nutzung psychosomatischer Beschwerden, z.B. eine Frühberentung an. Abgesehen von der anderen Morbiditätsstruktur bei den Männern, einem anderen Hilfesuch- und Kommunikationsverhalten, ist von einer »Diskriminierung« männlicher Patienten auszugehen, welches sich zum einen auf die einseitige geschlechtliche Zusammensetzung bei den Psychotherapeuten bezieht, aber wohl auch auf die bis heute zu wenig auf Männer und ihre Denk- und Verhaltensmuster zugeschnittenen Behandlungsangebote. Zu fragen ist, ob die aktuell bestehenden Therapiemöglichkeiten unzureichend auf diese Patientengruppe (insbesondere sozial schwache Männer) zugeschnitten sind oder ob nicht andere, schrittweise Zugangswege unter besserer Berücksichtigung der stärkeren Handlungsorientierung von Männern entwickelt werden müssen (Lieberz 2011).
4. Die Diagnostik ist unzulänglich. Eine Diagnostik unter Zugrundelegung aktueller Klassifikationssysteme, z.B. der ICD 10, ist oberflächlich und unzureichend; sie lässt kaum eine hinreichende Einschätzung der Beeinträchtigungsschwere zu. Dieser seit langem diskutierte Sachverhalt wird aus verschiedenen Gründen bis heute ignoriert, insbesondere weil hier auch auf Behandlerseite erhebliche Interessengegensätze bestehen. Wie sich auch in dieser Studie zeigt, greifen die psychodynamisch orientierten Therapeuten nur bedingt auf eine Diagnostik nach der ICD zurück, wenn sie es tun, wird zumeist nur eine Hauptdiagnose angegeben. Die Beschreibung des Krankheitsbildes im Bericht lässt dann freilich erkennen, dass das Beschwerdebild sehr viel breiter angelegt ist. Monosymptomatische Beschwerdebilder sind im Bereich psychischer/psychosomatischer Beschwerden eher die Ausnahme. Welche ICD-Diagnose präferiert wird, hängt wahrscheinlich auch von der therapeutischen Ausrichtung der Behandler ab. Eine verfahrensinterne wie vor allem auch eine verfahrensübergreifende Diagnostik und Differenzialindikation ist auf dieser Grundlage jedenfalls nicht darstellbar.
5. Die verfahrensinterne Differenzialindikation folgt weniger den klinischen Parametern wie der Beeinträchtigungsschwere oder der biografischen Risikobelastung; am ehesten spielen noch Vorbehandlungen in der Entscheidungsfindung eine Rolle.
6. Entscheidend für die Therapiewahl sind vor allem die zur Verfügung stehenden Behandlungsoptionen des Behandlers.
7. Etwa ein Viertel der Patienten können nach ihrem Beeinträchtigungsgrad und ihrer biografischen Risikobelastung als schwer gestört angesehen werden.

8. Am besten lassen sich noch bei der Auswahl der Patienten für eine AP klinisch nachvollziehbare Entscheidungswege ausmachen (eher jüngere, recht gut gebildete, auch männliche Patienten mit mittelgradiger (meist depressiver) Beeinträchtigung, bei begrenztem Ausmaß persönlichkeitsstruktureller Beeinträchtigungen und nicht zu hohem Misstrauenspegel. Hier können Untergruppen die Befunde nivellieren.
9. Die Biografie mit ihren wesentlichsten belastenden Auswirkungen für die Persönlichkeitsentwicklung wird unzureichend erfasst, sei es dadurch, dass hier Einseitigkeiten in der Erfassung von Belastungsmomenten zum Tragen kommen oder dass die Berichterstattung im Rahmen des GAV die Darstellung erschwert. Es ist wohl davon auszugehen, dass dieser Befund zumindest teilweise ein Artefakt durch die erforderliche Berichterstattung widerspiegelt und mangelnde Informationen den Erfordernissen der praktischen Abläufe in der Psychotherapiepraxis geschuldet sind. Erkennbar wird jedenfalls, dass sich nicht wenige Psychotherapeuten doch auch schwer tun bei der Aufgabe, die gewonnenen biografischen Eindrücke in eine hinreichend nachvollziehbare Behandlungspraxis zu übersetzen. Anzunehmen ist, dass derartige Schwierigkeiten mit zunehmender Erfahrung geringer werden. Dennoch bleibt der bedenkliche Eindruck bestehen, dass die Erfahrung allein solche Lücken nicht beseitigen wird.
10. Prognose und Wirtschaftlichkeit einer Behandlung kommen bei der Indikationsentscheidung kaum zum Tragen.

Von besonderer Bedeutung erscheinen uns solche Variablen, die aus verschiedenen Gründen im Rahmen der RLPT keine oder nur eine untergeordnete Rolle spielen. Dazu gehören:

1. Die Frage der Therapeutenwahl und der Zuweisung. Auch die hier vorgelegten Untersuchungsergebnisse lassen erkennen, dass eine Vielzahl von Variablen Einfluss auf die Wahl des Therapeuten gewinnt. Neben der regionalen Zugänglichkeit spielt dabei sicher auch die persönliche Erreichbarkeit in vertretbarer Entfernung und der damit verbundene Aufwand eine Rolle. Sodann ist aber die hier hervorgehobene geschlechtsspezifische Präferenz sicher bedeutungsvoll. Sie dürfte mit zunehmender Dauer der Behandlung an Gewicht gewinnen. Welche Rolle der Zuweisungsmodus im Zeitalter des Internet und bei der gegebenen sozialen Selektion der Patienten spielt, wäre weiter abzuklären, insbesondere auch unter Berücksichtigung des Therapieverlaufs. Die angebotene psychotherapeutische Methodik spielt wahrscheinlich eher eine untergeordnete Rolle, zumal es den meisten Patienten schwerfallen dürfte, im Vorfeld die Feinheiten des Vorgehens zu differenzieren. Sicher sind noch weitere Einflüsse zu bedenken. Die hier aufgeführten Variablen stellen auch keine Reihung nach der eingeschätzten Gewichtung dar.

2. Die Person des Therapeuten selbst
3. Die Einschätzung der Beeinträchtigungsschwere (unregelmäßig; wenn, dann am ehesten recht global nach der OPD)

3.3 Qualitätssicherung und Forschung

Die hier vorgestellten Daten wurden im Rahmen des mit der Richtlinien-Psychotherapie verbundenen GAV als externem Qualitätssicherungsinstrument gewonnen. Dieser Zugang ist zweifellos nicht mehr als ein »Blick durch das Schlüsselloch«. Die damit verbundenen Einschränkungen wurden ausführlich dargestellt. Dennoch ergeben sich einige interessante Einblicke, die angesichts der zumindest recht guten internen Validität des eingesetzten Instrumentariums nicht gering zu schätzen sind. Ein Datensatz in diesem Umfang ist bisher jedenfalls nicht vorgestellt worden, und er wird auch für die Zukunft, außerhalb des GAV, als Referenzgröße von bleibender Bedeutung sein.

Mit der letzten Revision der RLPT deutete sich bereits der Abschied aus dem GAV als Qualitätssicherungsinstrument an. Zwischenzeitlich ist die Abschaffung des GAV im »Hauruckverfahren« auf der politischen Ebene vollzogen worden. Über die Hintergründe dieses Vorgehens lassen sich nur Vermutungen anstellen. Vielleicht stand der Gedanke Pate, dass man, wenn man einen Sumpf austrocknen will, nicht die Frösche fragen darf. Fragt sich nur, wer hier »die Frösche« sind, und wer das GAV als »Sumpf« ansehen könnte.

Die mit der anstehenden Ablösung des GAV verbundenen Nachteile wurden früher bereits von mir aufgezeigt und diskutiert (Lieberz 2018). Dabei stand vor allem die Sorge vor einer, durch eine mangelhafte wissenschaftliche Grundlage, unzureichenden Orientierung der Entscheidungsträger auf den verschiedenen politischen Ebenen im Vordergrund. An diesem Sachverhalt hat sich bis heute nichts geändert. Einige erweiterte Einblicke in den psychodynamischen Versorgungszweig der RLPT wurden mit den hier vorgelegten Daten gegeben. Zum verhaltenstherapeutischen Zweig in der RLPT liegen am ehesten noch mit der TK-Studie Forschungsergebnisse vor. Diese an sich bemerkenswerte Initiative krankte indes an der Tatsache, dass sie von einer großen Krankenkasse finanziert wurde, inhaltlich einseitige Schwerpunkte auf die verhaltenstherapeutische Ausrichtung von Psychotherapie aufwies und die politische Zielsetzung (Abschaffung des GAV) durch alle Ritzen schimmerte. Zudem wurde mit der Implementierung eines aufwendigen Rückmeldesystems der fragwürdige Versuch unternommen, großflächig den Therapieprozess einzufangen. Mit dem Scheitern dieser Studie wurde offenbar der Entscheidungsdruck auf die politische Ebene verlagert und schließlich so groß, dass man glaubte, nicht länger warten oder gar geeignete Studien von unabhängigen Institutionen in Auftrag geben zu können. Meine Vorbehalte gegenüber der

Revision der RLPT und der sich ankündigenden Abschaffung des GAV habe ich seinerzeit mit folgendem Eindruck zusammengefasst: »Festzuhalten bleibt für mich, dass bei der aktuellen »Reform« der RLPT die Eigendynamik des Geldes den Weg gewiesen hat und mit Macht den Raum ergreift, den die Mängel in der wissenschaftlichen Begründung unseres Vorgehens lassen.«

Vielleicht gaben die bei der letzten Veränderung der RLPT gemachten Erfahrungen aber auch den Anstoß für diesen politischen Schritt. In diesem Aushandlungsprozess wurde noch mal deutlich, dass sich die Diskussion jenseits wissenschaftlich-inhaltlicher Gesichtspunkte bewegte und lediglich die verschiedensten Interessen miteinander verhandelt wurden. Die Bewertung des Ergebnisses ist naturgemäß vom Standpunkt des Betrachters abhängig. Auf jeden Fall aber ist zu sagen, dass eine breite fachliche Diskussion etwaigen Veränderungen des gesetzlichen Regelwerks vorausgehen oder sie jedenfalls begleiten sollte, dass also die »gesetzlichen Änderungen« den inhaltlichen folgen und nicht umgekehrt.

Ich möchte meine etwas pessimistisch klingende Sicht auf die Dinge mit einigen konkreten Beispielen versehen. Wir haben nach wie vor ein erhebliches Problem in der fachgerechten Diagnostik der zur Behandlung anstehenden Störungen. Die frühere, stark von psychoanalytischen Vorstellungen geprägte, eher »belletristische« Form der Diagnostik war mit wissenschaftlichen Ansprüchen nicht vereinbar und wurde zurecht revidiert. Das im Wesentlichen von US-amerikanischer Dominanz geprägte psychiatrisch-klassifikatorische Vorgehen war insofern ein Fortschritt, gleichzeitig aber auch in seiner »Oberflächlichkeit« der kleinste (nicht mal gemeinsame) Nenner. Die Orientierung an einem überholten medizinischen Krankheitsmodell des 19. Jahrhunderts (ein Keim – eine Krankheit, ein Gen – eine Krankheit, ein Trauma – eine Krankheit) und einer symptomorientierten psychiatrisch-psychopharmakologischen Herangehensweise (ein Symptom – ein Medikament) steckt jedenfalls einen engen Rahmen. (Die Verbindung zwischen den Vätern des DSM und der Pharmaindustrie ist ja zwischenzeitlich hinreichend belegt). Zudem handelt es sich um eine Diagnostik jenseits von Biografie und Entwicklung, was den begrenzten Nutzen dieser Art von Diagnostik für Psychotherapeuten jeder Provenienz mit sich bringt. Gleichwohl hat sich diese Klassifikation durchgesetzt und entfaltet, ungeachtet aller kritischen Einschränkungen in Forschung und Praxis, eine bedenkliche Eigendynamik (BPtV 2021). Wie sollen auf einem solchen brüchigen diagnostischen Fundament verlässliche therapeutische Ergebnisse vorgelegt werden? In Verbindung mit einem unpassenden und überzogenen Anspruch hinsichtlich der empirischen Absicherung von Therapieergebnissen (s. Kapitel III.2) ist die Psychotherapieforschung in weiten Teilen jedenfalls in »schweres Wasser« geraten. Forschung und Praxis laufen zudem ohne viel Bezug nebeneinanderher; was beforscht wird, interessiert keinen Praktiker, und was den Praktiker interessiert, wird nicht beforscht (Tschuschke und Freyberger 2015). Eine Ausnahme bildet dabei durchaus die Situation in Deutschland, wo sich, und damit komme ich auf die Richtlinien zurück, in Ansätzen eine Psychotherapieforschung etabliert hat, die auf dem Boden des hier gegebenen Versorgungsrahmens, jedenfalls im psychodynamischen Bereich, wichtige Anstöße hat geben können.

Neben den zwischenzeitlich eingeführten Veränderungen hinsichtlich der Gruppentherapie, auf die ich an anderer Stelle (Lieberz 2018) bereits eingegangen bin, spielen auch die Entscheidungen zur sog. Traumatherapie (EMDR) eine nicht unerhebliche Rolle. Diese sind den eigentlichen Verhandlungen zur Veränderung der RLPT vorausgegangen. Die Erfahrungen hierzu belegen nochmals das Primat der Politik in einem doch an sich wissenschaftlich fundierten Fachgebiet. Dieses hat freilich seine eigenen Gesetzlichkeiten. Die Integration dieser Methodik in einen psychodynamischen Behandlungsplan ließ jedenfalls keine wissenschaftliche Fundierung erkennen, allenfalls die persönliche Evidenz einiger Kliniker reichte als Begründung (Lieberz 2014). Insofern sind die Entscheidungen zur Traumatherapie ein weiteres Beispiel politisch motivierter Vorgehensweise, diesmal zur Befriedigung einzelner laut rufender Therapeutengruppen.

Kommen wir also auf die berechtigte Frage zurück, wie die Abschaffung des GAV als Qualitätssicherungsmaßnahme motiviert sein könnte. Hier ist zunächst an die Interessen zumindest einiger Krankenkassen, wie z. B. der Techniker-Krankenkasse zu denken. Dieses Interesse scheint mir nicht allein, wie man es von »einem Kassenwart« ja auf jeden Fall erwarten würde, finanzieller Natur zu sein. Mindestens ebenso bedeutsam dürften wohl Machtinteressen sein, die zum einen auf die eher lästig gewordene Beteiligung der Psychotherapeuten in Form des GAV abzielen, zum anderen aber wohl auch von einem eigenen Gestaltungswillen beseelt sind, z. B. regionalisierte Versorgungskonzepte mit einer besseren Verzahnung verschiedener Versorgungsbereiche (Klinik und ambulante Krankenversorgung) und dem gezielten Einkauf »passender« Gruppen von Psychotherapeuten. Gegen solche Modellvorstellungen ist ja an sich nichts zu sagen, wenn sie nicht mit einseitigen Abhängigkeiten verbunden und von einer unabhängigen wissenschaftlichen Begleitung flankiert wären.

Während man also bei einigen Treibern auf der Seite der Krankenkassen ein halbwegs strategisches Vorgehen annehmen kann, sieht die Sache auf Seiten der Psychotherapeuten wesentlich ungeordneter und ungezielter aus. Grundsätzlich können die Therapeuten ohne ein, von den Krankenkassen seinerzeit als Vorbedingung eingeführtes GAV (oder ähnliches), natürlich gut leben; es würde ihnen das Leben etwas leichter machen. Wenn das GAV von der Mehrheit der Psychotherapeuten bis heute aber zumindest geduldet wurde, dann geschah dies mit Blick auf die Vorteile (vorgezogene Wirtschaftlichkeitsprüfung) und vielleicht auch in dem Bewusstsein, dass dieses Vorgehen ein »Mitspracherecht« beinhaltete und die Entscheidung über die Notwendigkeit einer Behandlung auf fachlich-inhaltlichen, (mehr oder weniger) nachvollziehbaren und diskutierbaren Erwägungen beruhte, und damit nicht allein von »der Willkür« des Leistungsträgers abhängig war. Sicher gab es auch immer einige wenige Therapeuten, die sich eher über die vermeintliche gutachterliche »Willkür« erregten als über die im Hintergrund stehende eines anonym waltenden Krankenkassensachbearbeiters, auf welcher Ebene auch immer. Dieser von persönlichen Empfindlichkeiten gespeiste Widerstand dürfte allerdings nur eine schmale Gruppe von Psychotherapeuten umfassen.

Kollektive Widerstände ergeben sich am ehesten wohl aus einer gerade bei Psychologen vorzufindenden geisteswissenschaftlichen Einstellung mit dem Drang, nicht nur etwaige Ungerechtigkeiten in diesem Verfahren anzuprangern, sondern überhaupt die Sinnhaftigkeit eines solchen Vorgehens in Frage zu stellen. Dabei ist häufig die Vorstellung verbreitet, dass eine »objektive« Überprüfung mit Hilfe etwaiger Fragebögen o. Ä. als akzeptabler empfunden wird als die doch zumeist wohlmeinende Zweitmeinung eines erfahrenen Kollegen. Für den durchschnittlichen ärztlichen Psychotherapeuten dürften solche Argumente wenig nachvollziehbar sein, da Ärzte gemeinhin von früh auf in ihrem Sozialisationsprozess mit der Zweitmeinung eines erfahrenen Ober- oder Chefarztes groß werden, und in der Regel dies auch als beruhigend und weiterführend erleben, jedenfalls solange, bis sie »erwachsen« sind und »auf eigenen Beinen laufen können.« Kein Arzt käme wohl auf die Idee, dass er mit der Approbation und auch der gerade erlangten Facharztqualifikation schon diesen Grad an fachlicher Kompetenz und Sicherheit erlangt hätte. Hier stoßen unterschiedliche berufliche Sozialisationswege, vor allem zwischen ärztlichen und psychologischen Psychotherapeuten, aufeinander.

Am gewichtigsten scheint mir jedoch ein Prozess zu sein, der mit der erfolgreichen Entwicklung der RLPT selbst eng verknüpft ist. Die mit der RLPT verbundenen Vorteile einer gesicherten und planbaren Berufsausübung haben im Laufe der Jahrzehnte dazu geführt, dass die verschiedensten Gruppen von Psychotherapeuten unter diesen festen Schirm drängten, was menschlich verständlich ist, aber in eine berufspolitische Sackgasse führt. Während die Verhaltenstherapie seit jeher »ein weites Herz« besitzt und die verschiedensten Techniken und Methodiken ohne große Mühe unter ihrem Dach versammelt, haben psychodynamische/psychoanalytische Psychotherapeuten offenbar große Schwierigkeiten, sich ihrer gemeinsamen Wurzeln bewusst zu sein und sich unter diesem Schirm zusammenzufinden. So sind tiefenpsychologische Psychotherapeuten darum bemüht, aus diesem, ja auch nicht immer einheitlichen, Vorgehen eine eigenständige Therapierichtung zu machen, dann oft verbunden mit der Vorstellung, das tiefenpsychologische Vorgehen, wie die VT, durch die verschiedensten Techniken, z. B. EMDR, anzureichern, ohne die Sinnhaftigkeit oder den Erfolg dieses Vorgehens wissenschaftlich auch nur ansatzweise zu belegen. Wenn also EMDR als Entspannungsverfahren eine gewisse Wirksamkeit entfalten kann, heißt das lange nicht, dass die Einbindung einer solchen Technik, jenseits persönlicher Evidenz, weiterführend ist (Lieberz 2014). Dies zeigt, wie das Zusammenwirken von politischen Maßnahmen mit Veränderungen in der Zusammensetzung der Psychotherapeuten als

Gesamtgruppe wie auch mit sich verändernden Präferenzen im therapeutischen Vorgehen verbunden ist, und, zur Abwehr von Nachteilen z. B. für die psychodynamischen Verfahren zu deren Verwässerung beiträgt.

So scheinen die unterschiedlichen Gruppen von Therapeuten in ihrem Bemühen um Eingliederung in die RLPT in zunehmendem Maße eine »Identitätspolitik« zu verfolgen. Sie sehen sich beispielsweise weniger als psychodynamische Psychotherapeuten, sondern vielmehr als Psychoanalytiker, Tiefenpsychologen, Gruppentherapeuten, Traumatologen, Gesprächstherapeuten, Familientherapeuten usw. Jede dieser Gruppierungen hat sodann mit dem Einzug in die RLPT als »eigenständigem Verfahren« auch den Anspruch auf »eigene Gutachter« erhoben, natürlich mit dem Verweis auf den historisch gewachsenen verfahrensgebundenen Begutachtungsvorgang. So beanspruchten also bald »die Tiefenpsychologen« ihre eigenen Gutachter, dann die Gruppentherapeuten usw. Es ist klar, dass diese Art selbstbezogenen Verhaltens die Gemeinsamkeit im Rahmen der RLPT, hier in Form des GAV, sprengen muss. In einem so diffusen Feld wie der »Psychotherapie« ist es unmöglich, für jede Modifikation eigene Gutachter zu bestellen. So haben die Therapeuten selbst auf dem Wege der Selbstverwirklichung den Rahmen gesprengt. Dies gilt zunächst für das GAV; ob darüber hinaus die RLPT Bestand haben kann, bleibt abzuwarten.

Nun spricht an sich nichts dagegen, sich um andere Formen der Qualitätssicherung zu bemühen und entsprechende Vorgehensweisen zu entwickeln. Wie das in der Praxis aussehen könnte, ist bisher nicht erkennbar. Zur Rettung der RLPT wird sicher ein Instrumentarium, wohl in Form des einen oder anderen Fragebogens, als qualitätssicherndes Feigenblatt gefunden werden. Wünschenswert wäre, wenn dabei aus den Erfahrungen mit dem GAV einige Lehren gezogen werden würden. Das GAV hatte seine Stärken in der vor Beginn oder zum Anfang der Behandlung erstellten Beurteilung. Von daher konnte es für die weitere Konzipierung und den Verlauf der Therapie wertvolle Anregungen geben. Die Schwäche des GAV lag darin, auf Grundlage des qualitativ sehr unterschiedlich ausfallenden Therapeutenberichtes den Therapieprozess und die damit verbundenen Erfolgsaussichten einzuschätzen. Zudem gab es keinen Abschlussbericht oder eine Abschlusserhebung, so dass eine nachträgliche Abgleichung zwischen Anfangs- und Abschlussbefund nicht möglich war. Dies spricht aus meiner Sicht dafür, dass es vorteilhaft wäre, wenn man sich in Zukunft im Rahmen der externen Qualitätssicherung in der RLPT darauf beschränken würde, einige Daten zur Strukturqualität in Bezug auf den Patienten und den Therapeuten (Regionalität, Art und Größe der Praxis, Überweisungsmodus, Geschlecht und Alter des Therapeuten, Soziodemografie des Patienten, Vorbehandlungen, Diagnosen) zu erheben. Außerdem wäre es wahrscheinlich konsensfähig, wenigstens ein symptomorientiertes Abschlussergebnis mit Hilfe eines entsprechenden Symptomfragebogens festzuhalten. Der Versuch, die Prozess- und Ergebnisqualität im weiteren Sinne in diesem

Rahmen einzufangen, würde die Versorgungspraxis überfrachten und überfordern, zumal damit dann ein verfahrensspezifisches Instrumentarium notwendig würde. Dieser Teil der Qualitätssicherung gehört nicht in die versorgungspraktischen Abläufe; sie ist vielmehr Gegenstand einer begleitenden Beforschung seitens unabhängiger Einrichtungen.

Wie in diesem Buch dargelegt, setzt die Beforschung des Therapieprozesses in diesem naturalistischen Rahmen allerdings voraus, dass die verschiedenen Verfahren hier ihre eigenen Wege gehen und nicht vorschnell dem Traum von einer »Einheitspsychotherapie« nachhängen. Für die psychodynamischen Verfahren heißt dies, dass sie sich auf ihr ureigenstes Spezifikum konzentrieren, nämlich die Patient-Therapeut-Interaktion. Wie in Kapitel III.2 bereits beschrieben, bedarf es dafür allerdings einer erheblichen Umorientierung in der psychodynamisch angelegten Forschung. Die stets allgegenwärtige Ergebnisforschung sollte etwas mehr in den Hintergrund treten, nicht nur wegen der Schwierigkeit, über einen längeren Therapiezeitraum alle auf das Ergebnis Einfluss nehmenden Variablen auch nur zu erfassen und angemessen zu berücksichtigen. Stattdessen sollte der Fokus stärker auf den Ausbau einer Grundlagenforschung ausgerichtet werden, die sich wesentlichen Fragen z. B. der Therapeutenwahl, des Anbindungsprozesses, des Therapieprozesses und der Themenschwerpunkte widmen sollte. Allerdings ist mir bewusst, dass diese veränderte Ausrichtung nicht einfach und vor allem auch nicht zügig voranschreiten wird. Dafür bestehen aktuell im Forschungssektor aversive Finanzierungsbedingungen, die einseitig einer pseudowissenschaftlichen empiristischen Forschung (nicht einer empirischen Forschung) den Weg bahnt. Dafür wäre es außerhalb dieser Forschungsbedingungen vor allem notwendig, die Therapeuten »mit ins Boot« zu holen. Die Beforschung der Patient-Therapeut-Interaktion unter naturalistischen Bedingungen setzt eine viel stärkere Einbeziehung von Therapeutenvariablen voraus. Netzwerke wären zu knüpfen, in deren Mittelpunkt dann entsprechende Forschungseinrichtungen ständen. Eine für Forschungszwecke ausreichende Zahl interessierter Therapeuten wäre dabei einzubinden und, natürlich gegen entsprechende Bezahlung, an der Forschung zu beteiligen. Wie das TK-Modell gezeigt hat, sind bei entsprechender Fragestellung und bei entsprechender Vergütung sicher auch viele Therapeuten bereit, sich in einen solchen Forschungsverbund einzugliedern. Freilich ist bei psychodynamisch Psychotherapeuten damit zu rechnen, dass diese empirischen Forschungsansätzen nicht unbedingt aufgeschlossen gegenüberstehen. Die Bereitschaft wird sich auch dadurch möglicherweise in Grenzen halten, dass die Therapeuten dann eine viel größere Selbstoffenheit einbringen müssten. Dennoch bin ich so optimistisch, anzunehmen, dass die psychodynamisch orientierten Psychotherapeuten ihren Selbstschutz etwas zurückstellen würden, weil sie wissen, dass auf lange Sicht sonst die gesamte Verfahrensausrichtung in Frage gestellt würde.

Literatur

Ackermann, S. J., Hilsenroth, M. J. (2001). A review of therapists' characteristics and techniques negativly impacting the therapeutic alliance. Psychotherapy 38: 171–185

Ahmad, W., Kernohan, E., & Baker, M. (1991). Patients' choice of general practitioner: importance of patients' and doctors' sex and ethnicity. Brit J Gen Practice 57: 330–331

Albani, C., Blaser, G., Brähler, E. (2008). Gesundheitsberichterstattung der Krankenkassen. Psychotherapeut 53: 456–460

Albani, C., Blaser, G., Geyer, M., Schmutzer, G., Brähler, E. (2010). Ambulante Psychotherapie in Deutschland aus Sicht der Patienten. Psychotherapeut 55 (6): 503–514

Albrecht, H. (2008). Kompetenz dokumentieren. Kodieren nach ICD 10 für Fachärzte für Psychosomatische Medizin und Psychotherapie. Ärztliche Psychotherapie 3: 114–117

Altmann, U., Thielemann, D., Strauß, B. (2016). Ambulante Psychotherapie unter Routinebedingungen: Forschungsbefunde aus dem deutschsprachigen Raum. Psychiat Prax 43: 360–366

Angst, J., Angst, F., Stassen, H. H. (1999). Suicide risk in patients with major depressive disorder. J Clin Psychiat 60: 57–62

Angst, J., Paksarian, D., Cui, L., Merikangas, KR., Hengartner, MP., Ajdacic-Gross, V., Rossler, W. (2016).The epidemiology of common mental disorders from age 20 to 50: results from the prospective Zurich cohort Study. Epidemiol Psychiatric Sci 25 (1): 24–32

Arbeitskreis OPD (Hrsg.) (1998). OPD Operationalisierte Psychodynamische Diagnostik: Grundlagen und Manual. Bern: Hogrefe AG

Arbeitskreis OPD (Hrsg.) (2006). Operationalisierte Psychodynamische Diagnostik OPD – 2. Huber Verlag Bern

AWMF online (2006). Journale des Social Science Citation Index SSCI, www.uni-duesseldorf.de/awmf-frs.htm, 11.12.07

Baekeland, F., Lundwall, L. (1975). Dropping out of treatment: A critical review. Psychol. Bulletin 82: 738–783

Baldwin, S. A., Imel, Z. E. (2013). Therapist effects. Findings and Methods. In: Lambert MJ (Hrsg.): Handbook of Psychotherapy and behavior change. 6. Ed. Wiley

Balint, M., Ornstein, P. H., Balint, E. (1973). Fokaltherapie. Ein Beispiel angewandter Psychoanalyse. Frankfurt a. M.: Suhrkamp

Barber, J. C., Muran, J. C., McCarty, K. S., Keefe, J. R. (2003). Research on Dynamic Therapies pp. 443–494. In: Lambert MJ (Hrsg): Handbook of Psychotherapy and Behavior Change 6. Ed Wiley

Baron-Cohen, S (2009). Frauen denken anders, Männer auch. Wie das Geschlecht in das Gehirn kommt. München 2009

Bauer, K., Eikermann, S., Grothaus, C. H., Lühr, R., Müller, S. (2002). High utilizing als gemeindepsychiatrische Gemeinschaftsleistung Psychiat Prax 29: 369–373

Baving, L, Olbrich, H. (1996). Alcoholism and depression. Eur Add Res 2: 29–35

Beck, D. (1974). Die Kurzzeittherapie. Huber Verlag Bern

Bedi, R. P., Richards, M. (2011). What a man wants: The male perspective on therapeutic alliance formation. Psychotherapy 48 (4): 381–390

Bell, K., Rüger, U. (2007). Ambulante psychotherapeutische Versorgung. Das System wird immer komplexer. Deutsches Ärzteblatt PP 8: 361–364

Bem, S. L. (1981). Gender schema theory: A cognitive account of sex typing. Psychological Review 88(4): 354–364

Bergin, A., Garfield, D. (eds) (1994). Handbook of Psychotherapy and Behavior Change. New York, J.: Wiley & Sons

Blazer, D. G., Kessler, R. C., McGonagle, K. A., Swartz, M. S. (1994). The prevalence and distribution of major depression in a national community sample: the National Comorbidity Survey Am J Psychiat 151: 979–986

Bleker, J. (2000). Ärztinnen aus dem Kaiserreich – Lebenslauf einer Generation (S. Schleiermacher, Hrsg). Weinheim: deutscher Studienverlag

Bonelli, R. M. (2018). Frauen brauchen Männer und umgekehrt. Kösel Verlag München

Bowe, N. (1999). Anhaltende Honorarmisere und ihre Folgen. Psychotherapeut 44 (4): 251–256

Bowe, N. (2008). Psychotherapierichtlinien: seit 40 Jahren Bewährung in der Praxis. Psychotherapeut 53: 402–407

Bowlby, J. (1969). Bindung. Kindler Verlag 1975

Braun, v. C. (2012). Der Preis des Geldes. Aufbau Verlag Berlin

Brechtel, T., Buitkamp, M., Klotter, C. (2016). Gesundheitsängste und das subjektive Erleben der Arzt-Patient-Interaktion von Patienten. In Böcken, J., Braun, B., Meiserjürgen R. (Hrsg). Gesundheitsmonitor 2016 Bürgerorientierung im Gesundheitswesen. Kooperationsprojekt der Bertelsmann Stiftung und der Barmer Ersatzkasse (Bd. 1, S. 276–296) Gütersloh: Verlag Bertelsmann Stiftung

Brinkschulte, E. (2006). Historische Einführung: Medizinstudium und ärztliche Praxis von Frauen in den letzten zwei Jahrhunderten. In S. Dettmer, G. Kaczmarczyk, A. Bühren (Hrsg), Karriereplanung für Ärztinnen (pp. 9–35). Heidelberg: Springer Medizin Verlag

Brockmann, J., Schlüter, T., Brodbeck, D., Eckert, J. (2002). Die Effekte psychoanalytisch orientierter und verhaltenstherapeutischer Langzeittherapien. Eine vergleichende Studie aus der Praxis niedergelassener Psychotherapeuten. Psychotherapeut 47: 347–355

Bronisch, T. (1996). The relationship between suicidality and depression. Arch Suic Res 2 (4): 235–254

Bronisch, T., Wittchen, H. U. (1994). Suicidal ideation and suicidal attempts: comorbidity with depression, anxiety disorders, and substance abuse disorder. Eur Arch Psychiat 244: 93–98

Bruck, E., Winston, A., Aderholt, S., Muran, J. C. (2006). Predictive Validity of Patient and Therapist Attachment and Introject Styles. Amer J Psychotherapy 60 (4): 293–406

Bühren, A., Loew, T. H., Berger, M., Heister, H., Hohagen, F., Janssen, P. L., Kettler, R., Neitscher, F., Vorderholzer, U., Woltersdorf, M. (2007). 50 Jahre Zusatzbezeichnung Psychotherapie. Ärztliche Psychother 1: 34–40

Bundesärztekammer. (2019). Ärztestatistik zum 31. Dezember 2018. Retrieved from https://www.bundesaerztekammer.de/ueber-uns/aerztestatistik/aerztestatistik-2018/

Bundespsychotherapeutenkammer (BptK) (2019). Abschaffung des Antrags- und Gutachterverfahrens. Substantieller Eingriff ohne ausreichende Beratung. www.bptk.de

Burchardt, A. (1997). Blaustrumpf – Modestudentin – Anarchistin? Deutsche und russische Medizinstudentinnen in Berlin 1896–1918 (1st ed.). Stuttgart: J. B. Metzler

Butzlaff, M., Böcken, J., Kunstmann, W. (2001). Die freie Arztwahl: Internationaler Vergleich und nationale Perspektive. Deutsche Medizinische Wochenschrift 126(41): 1150–1154

Cahalan, S. (2019). The Great Pretender. Grand Central Publishing

Chang, D. F., Yoon, P. (2011). Ethnic minority clients' perceptions of the significance of race in cross-racial therapy relationsships. Psychotherapy research 21 (5): 567–582

Cheng, Y., Lee, P., Yang, C. Y., Lin, C. P., Decety, J. (2008). Gender differences in the mu rhythm of the human mirror-neuron system. Plos One 3 (5): e2113

Clarkin, J. F., Yeomans, F. E., Kernberg, O. F. (2001). Psychotherapie der Borderline Persönlichkeit. Manual zur transference-focused psychotherapy. Stuttgart: Schattauer

Connellan, J., Baron-Cohen, S., Wheelwright, S., Batki, A., Ahluwalia, J. (2000). Sex differences in human neonatal social perception. Infant behavior Dev 23: 113–118

Connemann, B. J., Kassubek, J. (2004). Komorbidität depressiver Störungen – Teil I. Die Rolle von Achse I und Achse II-Störungen. Nervenheilkunde 23: 5–12

Cooke, M., Ronalds, C. (1985). Women doctors in urban general practice: the doctors. Brit Med J 290: 755–758

Corruble, E., Ginestet, D., Guelfi, J. D. (1996). Comorbidity of personality disorders and unipolar major depression: A review. J Affect Disorders 37: 157–170

Corsini, R. J. (Hrsg. 1983): Handbuch der Psychotherapie. 2 Bde. Beltz

Cortina, M., Marrone, M. (2003). Attachment Theory and the Psychoanalytic Process. Whurr Publishers Ltd Philadelphia

Dahm, A. (2008). Geschichte der Psychotherapierichtlinien. Geschichtliche Weiterentwicklung der Psychotherapierichtlinien und einige ihrer „Mythen“. Psychotherapeut 53: 397–401

De Graaf, R., Bijl, R. V., Smit, P., Vollebergh, W., Spijker, J. (2002). Risk factors for 12 month-comorbidity of mood, anxiety and substance use disorders: Findings from the Netherlands Mental Health Survey and Incidence Study. Am J Psychiat 159: 620–629

Del Giudice, M., Booth, T., Irwing, P. (2012). The distance between Mars and Venus: Measuring Global sex differences in personality. Plos One 7 (1): e29265

Deutscher Bundestag (1975). Bericht zur Lage der Psychiatrie in der Bundesrepublik Deutschland – Zur psychiatrischen und psychotherapeutisch/psychosomatischen Versorgung der Bevölkerung – Drucksache 7/4200–4201 (Psychiatrie-Enquete), Verlag Dr. Heger Bonn

DGPPN. (2019). Zahlen und Fakten der Psychiatrie und Psychotherapie. In: Deutsche Gesellschaft für Psychiatrie und Psychotherapie, Psychosomatik und Nervenheilkunde e. V. (DGPPN). Retrieved from https://www.dgppn.de/_Resources/Persistent/933a83524dd5459f46f2d2885ff57a0b69264cef/Factsheet_Psychiatrie.pdf

Diamond, D., Clarkin, J. F., Stovall-McClough, K. C., Levy, K. N., Foelsch, P. A., Levine, H., Yeomans, F. E. (2003). Patient-Therapist attachment: impact on the therapeutic process and outcome. In: Cortina M., Marrone M. (Hrsg): Attachment Theory and the Psychoanalytic Process. Pp. 127–178, Whurr Publishers Ltd. Philadelphia

Dieckmann, M., Dahm, A., Neher, M. (Hrsg). Faber-Haarstrick Kommentar. 11. Auflage: Urban & Fischer Verlag 2017

Dilling, H., Mombour, W., Schmidt, M. H. (1991). Weltgesundheitsorganisation (WHO): ICD 10 – Internationale Klassifikation psychischer Störungen. Huber Verlag Bern

Doering, S. (2009). Behandlungsvorbereitung in der Psychosomatischen Medizin und Psychotherapie. Z Psychosom Med Psychother 55(1): 27–36

Doering, S., Lampe, A., Schüßler, G. (2007). Die psychosomatisch-psychotherapeutische Ambulanz: Konzepte und klinische Praxis. Stuttgart: Schattauer GmbH

DPtV (2021). Report Psychotherapie. Primeline Print Berlin

Dührssen, A. (1962). Katamnestische Ergebnisse bei 1 004 Patienten nach analytischer Psychotherapie. Z Psychosom Med 8: 94–113

Dührssen, A. (1972). Analytische Psychotherapie in Theorie, Praxis und Ergebnissen. Göttingen: Vandenhoeck & Ruprecht

Dührssen, A. (1984). Risikofaktoren für die neurotische Krankheitsentwicklung. Ein Beitrag zur psychoanalytischen Geneseforschung. Z Psychosom Med 30: 18–42

Dührssen, A. (1986). Dynamische Psychotherapie, Psychoanalyse und analytische Gruppenpsychotherapie im Vergleich. Z Psychosom Med 32: 161–180

Dührssen, A. (1987). Historischer Rückblick zu den Psychotherapierichtlinien. Z Psychosom Med 33, 4: 318–322

Dührssen, A. (1988). Dynamische Psychotherapie. Berlin: Springer

Dührssen, A. (1994). Ein Jahrhundert Psychoanalytische Bewegung in Deutschland. Vandenhoeck und Ruprecht Göttingen

Dührssen, A. (1996). Der Psychotherapeut und „seine“ Psychotherapie. Reflektionen über einen schwierigen Berufsstand. Z Psychosom Med Psychother 42, 2: 128–138

Dührssen, A. (1998). Wesentliche anthropologische Konzepte in der psychoanalytisch orientierten Psychotherapie. Z Psychosom Med Psychother 44(4): 304–310

Dührssen, A. (2000). Der Risikoindex in der vergleichenden Therapieforschung. In: Dührssen, A., Lieberz, K. (Hrsg). Der Risiko-Index. Göttingen: Vandenhoeck und Ruprecht, 106–117

Dührssen, A. (1981). Die biografische Anamnese unter tiefenpsychologischem Aspekt. Vandenhoeck und Ruprecht Göttingen

Dührssen, A. (2011). Die biografische Anamnese unter tiefenpsychologischem Aspekt. Schattauer Stuttgart

Dührssen, A., Jorswieck, E. (1965). Eine empirisch-statistische Untersuchung zur Leistungsfähigkeit psychoanalytischer Behandlungen. Nervenarzt 36: 166–169

Dührssen, A., Horstkotte, G., Kraus, M. (1983). Elternverluste und ihre Bedeutung für die nachfolgenden Generationen. Z Psychosom Med 29: 103–109

Dührssen, A., Lieberz, K. (2000). Der Risiko-Index: Ein Verfahren zur Einschätzung und Gewichtung von psychosozialen Belastungen in Kindheit und Jugend. Göttingen: Vandenhoeck & Ruprecht

Dunkle, J. H., Friedländer, M. L. (1996). Contribution of Therapist Experience and Personal Characteristics to the Working Alliance. J Cons Psychol 43: 456–460

Engleman, E. G. (1974). Attitudes toward women physicians – a study of 500 clinic patients. The Western Journal of Medicine, 120(2): 95–100.

Ermann, M. (2004). Die tiefenpsychologisch fundierte Methodik in der Praxis. Forum Psychoanal 20: 300–313

Ermann, M. (2016). Psychotherapie und Psychosomatik Stuttgart

Esser, G., Schmidt, M. H., Blanz, B. (1993). Der Einfluss von Zeitpunkt und Chronizität von Stressoren auf die seelische Entwicklung von Kindern und Jugendlichen. Z Kinder- und Jugendpsychiat 21: 82–89

Esser, G., Dinter, R., Jörg, M., Rose, F., Villalba, P., Laucht, M., Schmidt, M. H. (1993). Bedeutung und Determinanten der frühen Mutter-Kind-Beziehung. Z Psychosom Med 39: 246–264

Faber, F. R., Rüger, U.(2001). Zur Differentialindikation der psychoanalytisch begründeten Behandlungsverfahren im Rahmen der Richtlinienpsychotherapie. Psychotherapeut 46: 214–215

Faber, F. R., Haarstrick, R. (2015). Kommentar Psychotherapie-Richtlinien (10th ed.; Dahm, A., Dieckmann, M., Neher, M., Rüger, U. Schmidt, M. H. Eds.). München: Elsevier GmbH

Felitti, V. J. (2002). The relationship of adverse childhood experiences to adult health: turning gold into lead. Belastungen in der Kindheit und Gesundheit im Erwachsenenalter: die Verwandlung von Gold in Blei. Z Psychosom Med Psychother 48: 359–369

Fonagy, P. (2009) Bindungstheorie und Psychoanalyse. Klett/Cotta, Stuttgart, 3. Auflage

Fonagy P. (2010). Psychotherapy research: do we know what works for whom? Br J Psychiatry 197 (2), 83–5. Doi: 10.1192/bjp.bp.110.079657

Franke, A. (2005). Alkoholkonsum und Alkoholabhängigkeit bei Frauen. In Alkohol und Alkoholfolgekrankheiten (pp. 457–464). Berlin, Heidelberg: Springer

Franke, A., Winkler, K.(2001). Störungen im Zusammenhang mit psychotropen Substanzen. In Klinische Psychologie der Frau. Ein Lehrbuch. Göttingen, Bern, Toronto, Seattle

Franke, A., Elsesser, K., Gritzler, F. (1998). Gesundheit und Abhängigkeit bei Frauen: eine salutogenetische Verlaufsstudie. Cloppenburg: Runge

Franz, V. M., Kuns, M., Schmitz, N. (1999). Was bewirken Therapieempfehlungen bei psychogen erkrankten Patienten einer psychosomatischen Konsiliarambulanz? Eine katamnestische Untersuchung. Z Psychosom Med Psychother 45(2): 95–112

Franz, M., Lieberz, K., Schepank, H. (2000). Seelische Gesundheit und neurotisches Elend. Wien New York: Springer

Franz, M., Hardt, J., Brähler, E. (2007). Vaterlos: Langzeitfolgen des Aufwachsens ohne Vater im Zweiten Weltkrieg. Z Psychosomat Med Psychotherap 53(3): 216–227

Franz, M., Frommer, J. (2008). Medizin und Beziehung. Vandenhoeck & Ruprecht Göttingen

Franz, M., Karger, A. (2017). Männliche Sexualität und Bindung. Vandenhoeck & Ruprecht Göttingen

Freud, S. (1923). Das Ich und das Es. GW 13, 235–289

Freud, S. (1925). Über die Laienanalyse. GW XIV, 209–296

Freyberger, H. J., Ulrich, I., Dudeck, M., Barnow, S., Steinhart, I. (2004). Am Rande sozialpsychiatrischer Versorgungsstrukturen – eine Untersuchung zur „Systemsprengerproblematik" in Mecklenburg-Vorpommern. Fortschr Neurol Psychiat 76: 106–113

Fritsche, K., Wirsching, M. (2012). Hausärztliche Psychotherapie als eigenständiges Versorgungsgebiet. Ärztliche Psychotherapie 7: 95–98

Fürstenau, P. (2005). Psychodynamische Psychotherapie als eigenständiges Verfahren gegenüber der „eigentlichen Psychoanalyse". Psychotherapeut 50: 290–293

Fussel, F. W., Bonney, W. C. (1990). A comparative study of childhood experiences of psychotherapists and physicists: Implication for clinical practice. Psychotherapy 27 (4): 505–512

Gallas, C., Kächele, H., Kraft, S., Kordy, H., Puschner, B. (2008). Inanspruchnahme, Verlauf und Ergebnis ambulanter Psychotherapie. Psychotherapeut 53: 414–423

Garfield, S. L. (1994). Research on client variables in psychotherapy. In: Bergin, A. E., Garfield, S. L. (Ed.) Handbook of Psychotherapy and Behavior Change. 4th Edition, pp. 190–228. J. Wiley & Sons Inc. New York

Gemeinsamer Bundesausschuss. (2009). Richtlinie des Gemeinsamen Bundesauschusses über die Durchführung der Psychotherapie (Psychotherapie-Richtlinie)

Gesetz über die Berufe des Psychologischen Psychotherapeuten und des Kinder- und Jugendlichenpsychotherapeuten (Psychotherapeutengesetz – PsychthG), BGBl I, 1311

Glaesser, E., Krampen, G., Schaan, W. (2004). Zur Komorbidität von Diabetes mellitus und depressiven Störungen. Notwendigkeiten einer konsiliarischen psychologischen Diagnostik und der psychotherapeutischen Behandlung. Report Psychologie 29: 446–455

Grammer, K. (2000). Signale der Liebe. Die biologischen Gesetze der Partnerschaft. 4. Auflage dtv

Grande, T., Dilg, R., Jakobsen, T., Keller, W., Krawietz, B., Langer, M., Oberbracht, C., Stehle, S., Stennes, M., Rudolf, G. (2006). Differential effects of two forms of psychoanalytic therapy: results of the Heidelberg-Berlin study. Psychother Res 16 (4): 470 485

Gray, J. (1982). The effect of the doctor's sex on the doctor-patient relationship. J Royal Coll Gen Pract (3): 167–169

Grobe, T., Dörning, H., Schwartz, F. W. (2007). GEK-Report ambulant-ärztliche Versorgung

Grobe, T., Dörning, H. (2008). Gesundheitsreport 2008 – Techniker Krankenkasse Band 18

Hannöver, W., Bergmann, D., Rulle, M., Van Den Berg, N., Hoffmann, W., Hannich, H. J. (2013). Zur ambulanten Versorgung psychischer Störungen in einer ländlichen Region. PPmP 63: 387–390

Heigl F. (1972). Indikation und Prognose in Psychoanalyse und Psychotherapie. Vandenhoeck & Ruprecht Göttingen

Heigl-Evers, A., Heigl, F. (1982). Tiefenpsychologisch fundierte Psychotherapie – Eigenart und Interventionsstil. Z Psychosom Med 28: 160–175

Heigl-Evers, A., Heigl, F. (1983). Das interaktionelle Prinzip in der Einzel- und Gruppenpsychotherapie. Z Psychosom Med 29: 1–14

Heinonen, E., Orlinsky, D. E. (2013). Psychotherapist's personal identities, theoretical orientations and professional relationship: Effective affinity and role adjustment as modes of congruence. Psychotherapy research 23 (6): 718–731

Held, T. C. (1978). Soziologie der ehelichen Machtverhältnisse. Luchterhand Neuwied

Henry, W. P. (1998). Science, Politics, and the Politics of Science: The use and misuse of empirically validated treatment research. Psychotherapy research (2): 126–140

Henningsen, P., Rudolf, G. (2000). Zur Bedeutung der Evidence-Based Medicine für die Psychotherapeutische Medizin. PPmP 50: 366–375

Hentschel, U., Bijleveld, C., Rudolf, G. (1997.) Kindheitserfahrungen, internalisierte Elternbilder und therapeutische Allianz in Beziehung zum Therapieerfolg. Z Psychosom Med 43: 334–348

Herrmann, A. (2015). Zusammenhänge zwischen vaterbezogenen psychosozialen Risikofaktoren im Kindesalter und späterer seelischer Erkrankung. Inaug. Diss. Univ. Heidelberg 2015

Hesslinger, B., Haerter, M., Barth, J., Klecha, D., Bode, C., Walden, J., Bengel, J., Berger, M. (2002). Komorbidität von depressiven Störungen und kardiovaskulären Erkrankungen. Nervenarzt 73 (3): 205–218

Heuft, G., Freyberger, H., Schepker, R. (2014). Die spezifische Rolle der ärztlichen Psychotherapie in Deutschland. Epidemiologische Bedeutung, historische Perspektive und zukunftsfähige Modelle aus der Sicht der Patienten, ihrer Behandler und der Kostenträger. Schattauer Verlag Stuttgart

Hiller, W., Kroymann, R., Leibbrand, R., Cebulla, M., Korn, H. J., Rief, W., Fichter, M. M. (2004). Effects and Cost-Effectiviness Analysis of Inpatient Treatment for Somatoform Disorders Fortschr Neurol Psychiat 72: 136–146

Hiller, W., Fichter, M. M. (2004). High utililzers of medical care – A crucial subgroup among somatizing patients J Psychosom Res 56: 437–443

Hilliard, R. B., Henry, W. P., Strupp, H. H. (2000). An interpersonal model of psychotherapy: Linking patient and therapist developmental history, therapeutic process, and types of outcome. J Cons Clin Psychol 68: 125–133

Hoffmann, S. O.; Liedtke, R., Schneider, W. Senf, W. (1999). Psychosomatische Medizin und Psychotherapie. Denkschrift zur Lage des Faches an den Hochschulen der Bundesrepublik Deutschland. Schattauer Verlag

Hohage, R. (2001). ICD 10 Diagnosen in der psychotherapeutischen Praxis. Eine Kritik. Psychotherapeut 46: 110–114

Hollingshead, A. B., Redlich, F. C. (1958). Social class and mental illness: Community study J Wiley & Sons

Hopf, H. (2014). Die Psychoanalyse des Jungen. Klett Cotta Stuttgart

Hopkins, E. J., Pye, A. M., Solomon, M., Solomon, S. (1967). A study of patient choice of doctor in an urban area. J Royal Coll Gen Pract 66: 282

Horvath, A. O., Luborsky, L. (1993). The Role of the Therapeutic Alliance in Psychotherapy. J Consult Clin Psychol 61 (4): 561–573

Horvath, A. O., Del Re, A. C., Flückiger, C., Symonds, D. (2011). Alliance in Individual Psychotherapy pp. 25–69 In: Norcross, J. C. (Ed.). Psychotherapy Relationships that Work. Evidence-Based Responsiveness. Oxford University Press

Hunt, K. A., Weber, E. J., Showstack, J. A., Colby, D. C., Callaham, M. L. (2006). Characteristics of frequent users of emergency departments. Amer College Emergency Physicians Vol 48, 1

ICD 10 – SGB V (1999). Internationale statistische Klassifikation der Krankheiten und verwandter Gesundheitsprobleme. 10 Revision. Band I. Kohlhammer Verlag Köln

Ivins, J. P., Kent, G. G. (1993). Women's preferences for male or female gynaecologists. Journal of Reproductive and Infant Psychology, 11(4): 209–214

Jacobi, F., Strehle, J., Mack, S., Gerschler, A., Scholl, L., Busch, M. A., Maske, U., Hapke, U., Gaebel, W., Maier, W., Wagner, M., Zielasek, J., Wittchen, H. U. (2014). Psychische Störungen in der Allgemeinbevölkerung. Studie zur Gesundheit Erwachsener in Deutschland und ihr Zusatzmodul Psychische Gesundheit (DEGS1-MH). Nervenarzt 85(1): 77–87

Janssen, P. L. (2017). Als Psychoanalytiker in der Psychosomatischen Medizin. Psychosozial Verlag Gießen

Janssen, P. L., Menzel, H. (2012) Zwanzig Jahre Facharzt für Psychosomatische Medizin und Psychotherapie in Deutschland. Z Psychosom Med Psychother 58: 106–125

Jungclaussen, I. (2018). Handbuch Psychotherapie-Antrag. 2. Auflage. Schattauer Verlag Stuttgart

Kächele, H., Strauß, B. (2008). Brauchen wir Richtlinien oder Leitlinien für psychotherapeutische Behandlungen? Psychotherapeut 53: 408–413

Kassenärztliche Bundesvereinigung. (2018). Statistische Information aus dem Bundesarztregister. Retrieved February 15, 2020, from kbv website: https://www.kbv.de/media/sp/2018_12_31_BAR_Statistik.pdf

Kassenärztliche Bundesvereinigung (2019). Versichertenbefragung der KBV 2019: Ergebnisse einer repräsentativen Bevölkerungsumfrage. https://www.kbv.de/media/sp/Berichtband_Ergebnisse _der Versichertenbefragung 2019

Kassenärztliche Bundesvereinigung (2020). Gutachterstatistik 2019

Kerssens, J. J., Bensing, J. M., Andela, M. G. (1997). Patient preference for genders of health professionals. Social Science and Medicine, 44(10): 1531–1540

Kessler, R. C., Stang, P. E., Wittchen, H. U., Ustun, T. B., Roy-Burne, P. P., Walters, E. E. (1998). Life-time panic-depression comorbidity in the National Comorbidity Survey. Arch Gen Psychiat 55 (9): 801–808

Kim, P., Mayes, L. C., Wang, X., Leckman, J. F., Feldman, R., Swain, J. E. (2010). The Plasticity of Human Maternal Brain: Longitudinal Changes in Brain Anatomy During the Early Postpartum Period. Behavioral Neurosci 124, 5: 695–700

Kinsley, C. H., Bardi, M., Karelina, K., Rima, B., Christon, L., Friedenberg, J., Griffin, G. (2008). Motherhood induces and maintains behavioral and neural plasticity across the life-span in the rat. Archives Sex Behavior 37: 43–56

Klein, M., Zobel, M. (1999). Kinder in suchtbelasteten Familien. Psychologische Suchtforschung unter transgenerationeller und ätiologischer Perspektive.

Klöckner Cronauer, C., Schmid Mast, M. (2010). Geschlechtsspezifische Aspekte des Gesprächs zwischen Arzt und Patient. Rehabilitation 49: 308–314.

Klose, J., Uhlemann, T. (2006). Fehlallokationen in der vertragsärztlichen Versorgung. GGW 6, 3: 7–17

Knoblich, A. (2014). Gruppen- oder Einzelpsychotherapie? – Untersuchungen zur differentiellen Indikationsstellung in der Richtlinien-Psychotherapie. Inaug. Diss. Univ. Heidelberg

Kofahl, C., Horak, I. (2010). Arztbewertungsportale. Neue Wege im Gesundheitswesen bei Information, Bewertung und Suche im Internet. In C. Koch (Ed.), Achtung: Patient online!: Wie Internet, soziale Netzwerke und kommunikativer Strukturwandel den Gesundheitssektor transformieren (pp. 105–126). Heidelberg

Krampen, G. (1992). Zur Geschichte des Psychologiestudiums in Deutschland. Trier.

Kronfeld, A. (1927a). Leitsätze über die Ausbildung in der Psychotherapie. In: Bericht über den I. Allgemeinen Kongreß für Psychotherapie in Baden-Baden, 17.–19. April 1926. Carl Marhold Verlagsbuchhandlung, S. 284–285

Kronfeld, A. (1927b). Referat über die Verhandlungen in der Kommission im Jahre 1926/27 betr. die Ausbildung in der Psychotherapie; einschließlich Diskussion. In: Bericht über den II. Allgemeinen Ärztlichen Kongreß für Psychotherapie in Bad Nauheim, 27.–30. April 1927, S. Hirzel Verlag, S. 231–248

Kruse, J., Herzog, W. (2012). Gutachten „Zur ambulanten psychosomatischen/psychotherapeutischen Versorgung in der kassenärztlichen Versorgung in Deutschland. Formen der Versorgung und ihre Effizienz“. KBV

Kruse, J., Larisch, A., Hofmann, M., Herzog, W. (2013). Ambulante psychosomatische und psychotherapeutische Versorgung in Deutschland: Versorgungsprofile abgebildet durch Daten der Kassenärztlichen Bundesvereinigung (KBV). Z Psychosom Med Psychother 59(3): 254–272

Kruse, J., Schmitz, N., Wöller, W., Clar, B., Meier, E., Grinschgl, A., Tress, W. (2003). Effekte eines psychosozialen Fortbildungsprogramms zur Verbesserung der Arzt-Patient-Interaktion mit Krebspatienten. Z Psychosom Med Psychother 49: 232–245

Kruse, J., Herzog, W., Hofmann, M., Larisch, A. (2012). Zur ambulanten psychosomatischen/psychotherapeutischen Versorgung in Deutschland: Formen der Versorgung und ihre Effizienz. Zwischenbericht zum Gutachten im Auftrag der KBV (22. Jg.)

Küchenhoff, J. (1996). Zum Stellenwert der Biografie in der Psychoanalyse. Z Psychosom Med 42: 1–24

Kulik, L., Langos, D., Widdig, A., (2016). Mothers make difference: Mothers develop weaker bonds with immature sons than daughters. https://dx.dol.org/10.1371/journal.pone.0154845

Kunstmann, W., Butzlaff, M., Böcken, J. (2002). Freie Arztwahl in Deutschland – eine historische Perspektive. Das Gesundheitswesen 64: 170–175

Laireiter, A. R. (2001). Diagnostik in der Psychotherapie. Psychotherapeut 46: 90–101

Lambert, M. J. (2013). Handbook of Psychotherapy and Behavior Change 6. Ed. Wiley & Sons New York

Lambert, M. J., Christensen, E. R., Dejulio, S. S. (1983). The Assessment of Psychotherapy Outcome. J. Wiley & Sons New York

Lambert, M. J., Bergin, A. E. (1994). The Effectiveness of Psychotherapy. In Bergin, A. E., Garfield, S. L., Handbook of Psychotherapy and Behavior Change. 4th Edition, pp. 143–189, J. Wiley & Sons New York

Lambert, M. J., Barley, D. E. (2002). Research summary on the therapeutic relationship and psychotherapy outcome. In: Norcross, J. C. (Ed.): Psychotherapy relationships that work. S. 17–32. Oxford University Press

Lambert, M. J. (2013). The efficacy and effectiveness of psychotherapy. In: Lambert, M. J. (Ed.): Bergin and Garfields Handbook of psychotherapy and behavior change, S. 169–218. 6. Auflage. New York Wiley

Lange, C., Heuft, G. (2002). Die Beeinträchtigungsschwere in der psychosomatischen und psychiatrischen Qualitätssicherung: Global Assessment of Functioning Scale (GAF) vs. Beeinträchtigungs-Schwere-Score (BSS). Z Psychosom Med Psychother 48: 256–269

Langenmayr, A. (1987). Unvollständigkeit von Familien und ihre Auswirkung auf die Kinder. Praxis Kinderpsychol Kinderpsychiat 36 (7): 249–256

Laucht, M., Esser, G., Schmidt, M. H. (1997). Development outcome of infants born with biological and psychosocial risks. J Child Psychol Psychiat 38: 843–853

Laucht, M., Gerhold, M., Esser, G., Schmidt, M. H. (1999). Strukturmodelle der Genese psychischer Störungen in der Kindheit. Ergebnisse einer prospektiven Studie von der Geburt bis zum Schulalter. In: Dührssen, A., Lieberz, K. (Hg.): Der Risiko-Index. Verlag Vandenhoeck und Ruprecht Göttingen

Leibing, E., Rüger, U., Schüßler, G. (1999): Biografische Risikofaktoren als Differenzierungsmerkmal von Subgruppen somatoformer Störungen. In: Dührssen, A., Lieberz, K. (Hg.). Der Risiko-Index. Vandenhoeck und Ruprecht Göttingen

Leichsenring, F. (2002). Zur Wirksamkeit tiefenpsychologisch fundierter und psychodynamischer Psychotherapie. Z Psychosom Med Psychother 48: 139–162

Leichsenring, F., Rabung, S. (2011). Long term psychodynamic psychotherapy in complex mental disorders: Update of a meta-analysis. Br J Psychiatry 199 (1): 15–22

Leichsenring, F., Luyten, P., Hilsenroth, M., Abbass, A., Barber, J. P., Leweke, F., Rabung, S., Steinert, C. (2015). Psychodynamic therapy meets evicence-based medicine: a systematic review using updated criteria. Lancet Psychiatry 2: 648–660

Lieberz, K.(1990). Familienumwelt und Neurose. Vandenhoeck & Ruprecht Göttingen

Lieberz, K.(1996). Hausarzt und Psychotherapeut. Fischer Verlag Stuttgart

Lieberz, K. (1998). Tiefenpsychologisch fundierte Psychotherapie. Deutsches Ärzteblatt 95: 1909–1912

Lieberz, K. (2000). 75 Jahre Allgemeine Ärztliche Gesellschaft für Psychotherapie (AÄGP) – Zwischen „Kupfer und Gold!?". AÄGP Denkschrift, Selbstverlag Mannheim

Lieberz, K. (2003): Kommentar zu Broda/Senf: Denkanstöße für eine Veränderung der psychotherapeutischen Praxis. PiD 4: 100–1001

Lieberz, K. (2008). Perspektiven der Psychosomatischen Medizin. In: Franz, M. und Frommer, J. (Hrsg): Medizin und Beziehung. Vandenhoeck & Ruprecht Göttingen, S. 373–380

Lieberz, K. (2011). Die biografische Anamnese unter tiefenpsychologischem Aspekt. Kommentar zur Neuauflage eines Klassikers. PDP 10: 60–64

Lieberz, K. (2014). Arbeitspapier: Expertenanhörung zum Thema: „Kompatibilität der EMDR mit analytischer Psychotherapie" am 11. 6. 2014, GBA – Arbeitsausschuss

Lieberz, K. (2015). Die Richtlinien-Psychotherapie (RLPT). Wie krank sind die Patienten? Ärztl Psychotherapie 10: 103–106

Lieberz, K. (2016). Die Biografie in der Psychotherapie – zwischen Konstruktion und empirischer Forschung. Der Beitrag von A. Dührssen. In: Rudolf, G., Rüger, U. (Hrsg.): Psychotherapie in sozialer Verantwortung. Schattauer Verlag Stuttgart

Lieberz, K. (2018). Zwischen Skizze und Schablone. Psychodynamik im Spiegel der Richtlinien-Psychotherapie. PDP 17 (4): 264–276. DOI 99.120110/pdp-17-4-264

Lieberz, K. (2018). Quantität statt Qualität. Dtsch Ärzteblatt PP 9: 392–393

Lieberz, K., Schwarz, E. (1987). Kindheitsbelastung und Neurose. Z Psychosom Med 33: 111–118

Lieberz, K., Spiess, M., Schepank, H. (1998). Seelische Störungen. Stabile Gesundheit und chronische Erkrankungen in der Allgemeinbevölkerung im 10 Jahres- Verlauf. Nervenarzt 69 (9): 769–775

Lieberz, K., Krumm, B., Adamek, L., Mühlig, S..(2010). Erst- und Umwandlungsanträge bei den psychodynamischen Verfahren in der Richtlinien-Psychotherapie. Z Psychosom Med Psychother 56: 244–258

Lieberz, K., Franz, M., Schepank, H. (2011). Seelische Gesundheit im Langzeitverlauf. Die Mannheimer Kohortenstudie. 25 Jahres-Follow-up. Springer Verlag Heidelberg

Lieberz, K., Herrmann, A., Krumm, B. (2011). Biografie – nur noch für Dichter? In Lieberz. K., Franz, M., Schepank, H. (Hrsg.). Seelische Gesundheit im Langzeitverlauf. Springer Verlag Heidelberg

Lieberz, K., Seiffge, M. (2011). Obergutachten bei den psychodynamischen Verfahren – ein Beitrag zur Qualitätssicherung in der Richtlinien-Psychotherapie. Ergebnisse aus dem MARS-Projekt. Z Psychosom Med Psychother 57: 364–376

Lieberz, K., Pompecki, A., Krumm, B. (2013). Ärztliche Psychotherapie – Mythos oder Realität. Zur Frage der Therapeutenwahl bei den psychodynamischen Verfahren in der Richtlinien-Psychotherapie. Ärztl Psychotherapie 8: 109–116

Lieberz, K., Knoblich, A., Krumm, B, (2014). Gruppen- oder Einzelpsychotherapie? Untersuchungen zur differentiellen Indikationsstellung bei den psychoanalytisch begründeten Verfahren in der Richtlinien-Psychotherapie. Ergebnisse aus dem MARS-Projekt. Gruppenpsychother Gruppendynamik 50: 2–17

Lieberz, K., Adamek, L., Krumm, B. (2015). Tiefenpsychologisch fundierte und analytische Psychotherapie. Differentialindikatorische Erkundungen. PDP 14: 37–46

Lieberz, K., Adamek, L., Lieberz, K. A., Krumm, B. (2017). Beeinträchtigungs-Schwere-Grad der Patienten in den Psychodynamischen Verfahren der Richtlinien-Psychotherapie. – Ergebnisse aus dem MARS-Projekt. Ärztl Psychother 12: 108–116

Lippa, R. A. (2010). Sex differences in personality traits and gender related occupational preferences across 53 nations: testing evolutionary and social environmental theories. Archives Sex Behavior 39: 619–636

Luborsky, L., Auerbach, A. H., Chandler, M., Cohen, J. (1971). Factors influencing the outcome of psychotherapy: A review of quantitative research. Psychological Bulletin 75: 145–185

Luby, J. et al. (2013) The effects of poverty on childhood brain development: the mediating effect of caregiving and stressful life events. JAMA Pediatr 167: 1135–1142

Mack, S., Jacobi, F., Gerschler, A., Strehle, J., Höfler, M., Busch, M. A., ...Wittchen, H. U. (2014). Self-reported utilisation of mental health services in the adult German population-evidence for unmet needs? Results of the DEGS 1-Mental Health Module: Utilisation of Mental Health Services in Germany. Int J Methods Psychiat Res 23 (3): 289–303

Malan, D. H. (1963). A Study of Brief Psychotherapy. New York: Plenum

Malan, D. H. (1976). The Frontier of Brief Psychotherapy. New York: Plenum

Mandelberg, J. H., Kuhn, R. E., Kohn, M. (2000). Epidemiologic Analysis of an Urban, Public Emergency Departments Frequent Users. Academic Emergency Medicine Vol 7, 6

Mary, M. (2016). Liebes Geld. Vom letzten Tabu in Paarbeziehungen. Piper Verlag

Mason, P., Wilkinson, G. (1996).The Prevalence of Psychiatric Morbidity. OPCS Survey of Psychiatric Morbidity in Great Britain. Brit J Psychiat 168: 1–3

Massermann, J. H. (1972). The Dynamics of Power. Grune & Stratton New York London

Mattejat, F., Remschmidt, H. (2008). Kinder psychisch kranker Eltern. Deutsches Ärzteblatt, 105(23): 413–418

Melchinger, H., Rössler, W., Machleidt, W. (2006). Ausgaben in der psychiatrischen Versorgung. Ist die Verteilung der Ressourcen am Bedarf orientiert? Nervenarzt 77: 73–80

Meringankas, K. R., Zhang, H., Aveneloli, S., Acharyya, S., Neuenschwander, M., Angst, J. (2003). Longitudinal trajectories of depression and anxiety in a prospective community study. The Zurich Cohort Study. Arch Gen Psychiat 60: 993–1000

Messer, C., Palmowski, B. (2014). Psychosomatische Medizin und Psychotherapie. Versorgungsaustrag unter dem Aspekt der Bedarfsplanung. Ärztl Psychother 9: 41–47

Messer, S. B., Wolitzky, D. L. (2010). A Psychodynamic Perspective on the Therapeutic Alliance. Theory, research, and Practice pp. 97–122. In: Muran, J. C., Barber, J. P. (Ed.): The Therapeutic Alliance. An Evidence-Based Guide to Practice. Guilford Press

Meulenbelt, A., Wevers, A., van der Ven, C. (1998). Frauen und Alkohol. Hamburg: Rowohlt

Meyer, A. E., Richter, R., Grawe, K., Schulenburg, J. M., Schulte, B. (1991). Forschungsgutachten zu Fragen eines Psychotherapeutengesetzes im Auftrag des BMJFG. Hamburg-Eppendorf. Universitäts-Krankenhaus

Meyer, C., Rumpf, H. J., Hapke, U., Dilling, H., John, U. (2000). Lebenszeitprävalenz psychischer Störungen in der erwachsenen Allgemeinbevölkerung. Ergebnisse der TACOS-Studie. Nervenarzt 71 (7): 535–542

Multmeier, J., Tenckhoff, B. (2014). Autonomere Therapieplanung kann Wartezeiten abbauen. Dtsch. Ärzteblatt 111: 438–440

Muran, J. C., Barber, J. P. (2010). The Therapeutic Alliance. An Evidence-Based Guide to Practice. Guilford Press NY

Neises, M. (1997). Frauenbilder in der Frauenheilkunde. Geburtshilfe und Frauenheilkunde 57: 147–152

Neises, M., Ploeger, A. (2003). Arzt/Ärztin-Patientinnen-Beziehung. Der Gynäkologe 36(12): 1046–1051.

Noble, K. G. et al. (2015). Family income, parental education and brain structure in children and adolescents. Nat Neurosci 18: 773–778

Noble, K. G., Houston, S. M., Kan, E., Sowell, E. R. (2012). Neural correlates of socioeconomic status in the developing human brain Dev Sci 15: 516–527

Nolte, S., Erdur, L., Fischer, H. F., Rose, M., Palmowski, B. (2016). Course of self-reported symptoms of 342 outpatients receiving medium-versus long-term psychodynamic psychotherapy. BioPsychoSocial Med 10–23. DOI 10.1186/s13030-016-0074-4

Norcross, J. C. (2002). Empirically Supported Therapy Relationships. In: Norcross, J. C. (2002). Psychotherapy Relationships That Work. Oxford University Press

Norcross, J. C. (2011). Psychotherapy Relationships That Work. Evidence-Based Responsiveness 2nd Ed. Oxford University Press

Norcross, J. C., Beutler, L.E, Levant, R. F. (2005). Evidence based practices in mental health. APA. United Book Press Baltimore

Norcross, J. C., Lambert, M. J. (2005). The Therapy Relationship. In: Norcross, J. C., Beutler, L. E., Levant, R. F. (2005). Evidence based practices in mental health. pp. 208–218. APA. United Book Press Baltimore

Norcross, J. C., Wampold, E. (2011.) Evidence-Based Therapy Relationships: Research Conclusions and Clinical Practice pp. 423–430. In: Norcross, J. C.: Psychotherapy Relationships that Work. Evidence-Based Responsiveness. Oxford University Press

Oldham, J. M., Skodol, A. E., Kellman, H. D., Hyler, S. E., Doidge, N., Rosnick, L., Gallaher, P. E. (1995). Comorbidity of axis I and axis II disorders. Am J Psychiat 152: 571–578

Orlinsky, D. E. (2008). Die nächsten 10 Jahre Psychotherapie-Forschung – eine Kritik des herrschenden Forschungsparadigmas mit Korrekturvorschlägen Psychother Psych Med 58: 345–354

Orlinsky, D. E., Howard, K. I. (1975). Varieties of psychotherapeutic experience: Multivariate analyses of patients' and therapists' reports. New York. Teachers College Press

Orlinsky, D. E., Howard, K. I. (1976). The effect of sex of therapist on the therapeutic experiences of women. Psychotherapy: Theory, Research and Practice 13: 82–88

Orlinsky, D. E., Howard, K. I. (1980). Gender and psychotherapeutic outcome. In A. Brodsky und R. Hare-Mustin (Eds.), Women in psychotherapy, pp. 3–34, NY Guilford Press

Orlinsky, D. E., Rönnestad, M. H., Willutzki, U. (2004). Fifty years of psychotherapy process-outcome research: Continuity and change. In M. Lambert (Ed.) Bergin and Garfield's Handbook of psychotherapy and behavior change (5th ed., pp. 307–389). NY Wiley

Orlinsky, D. E., Rönnestad, M. H. (2005). How psychotherapists develop: A study of therapeutic work and professional growth. Washington DC: APA

Pasic, J., Russo, J., Roy-Byne, P. (2005). High utilizers of psychiatric emergency services. Psychiat Serv 56: 678–684

Pfammatter, M., Tschacher, W. (2012): Wirkfaktoren in der Psychotherapie – eine Übersicht und Standortbestimmung Z Psychiatr Psychol Psychother 60 (1): 67–76

Ploeger, A., Neises, M (2006). Ärztliche Psychotherapie in Deutschland. Gestern – heute – morgen. Ärztl Psychother 1: 7–13

Pompecki, A. S. (2021). Therapeutenwahl in der Richtlinien-Psychotherapie (RLPT) – Psychodynamische Verfahren. Inaug. Diss. Univ. Heidelberg

Puschner, B., Bauer, S., Kraft, S., Kordy, H. (2005). Zufriedenheit von Patienten und Therapeuten mit ambulanter Psychotherapie. Psychother Psych Med 55: 517–526

Puschner, B., Kordy, H. (2010). Mit Transparenz und Ergebnisorientierung zur Optimierung der psychotherapeutischen Versorgung: Eine Studie zur Evaluation ambulanter Psychotherapie. PPmP 60 (9/10): 350–357

Richter, R., Loew, T. H., Calatzis, A., Krause, S. (2002). Kontrollierte Wirksamkeitsstudien zur Psychodynamischen Psychotherapie. PDP 1: 19–36

Richtlinien des Bundesausschusses der Ärzte und Krankenkassen über die Durchführung der Psychotherapien (Psychotherapie-Richtlinien). Bundesanzeiger Nr. 45: S. 1015, 21. März 2008

Rieping, M. L. (2021). Einflüsse auf die Wahl des Therapeutengeschlechts bei psychotherapeutischen Behandlungen. Inaug. Diss. Univ. Heidelberg 2021

Roick, C., Gärtner, A., Heider, D., Angermeyer, M..C (2002). Heavy user psychiatrischer Versorgungsdienste. Ein Überblick über den Stand der Forschung. Psychiat Prax 29: 334–342

Roth, A., Fonagy, P. (2005). What works for whom? Guilford Press 2nd Edit. NY

Roth, A., Fonagy, P. (2005). The contribution of therapists and patients to outcome. In: Roth, A., Fonagy, P. Ed.). Ch 16, pp. 447–478

Rudolf, G. (1974). Vergleich des analytischen Standardverfahrens mit der Dynamischen Psychotherapie. Z Psychosom Med 20: 12–18

Rudolf, G. (2001). Wie analytische Psychotherapeuten Diagnosen handhaben. Eine Bestandsaufnahme und ein Plädoyer. Psychotherapeut 46: 102–109

Rudolf, G. (2002). Konfliktaufdeckende und strukturfördernde Zielsetzungen in der tiefenpsychologisch fundierten Psychotherapie. Z Psychosom Med Psychother 48: 163–173

Rudolf, G. (2004). Strukturbezogene Psychotherapie. Schattauer Verlag Stuttgart

Rudolf, G. (2010). Psychodynamische Psychotherapie. Stuttgart: Schattauer

Rudolf, G., Grande, T., Porsch, U. (1987). Indikationsstellung und therapeutische Interaktion bei Dynamischer Psychotherapie und analytischer Standardbehandlung. Z Psychosom Med 33: 221–237

Rudolf, G., Motzkau, H. (1997). Die Auswirkungen von biografischen Belastungen auf die Gesundheit von erwachsenen Männern und Frauen Z Psychosom Med 43: 349–368

Rudolf, G., Rüger, U. (2001). Zur Differentialindikation zwischen tiefenpsychologisch fundierter und analytischer Psychotherapie. Psychotherapeut 46: 216–219

Rudolf, G., Jakobsen, T. (2002). Analytische tiefenpsychologisch fundierte Psychotherapien im Gutachterverfahren – Gutachterliche Stellungnahmen im Vergleich. Forum Psychoanal 18: 381–386

Rudolf, G., Jakobsen, T., Hohage, R., Schlösser, A. (2002). Wie urteilen Psychotherapiegutachter? Entscheidungsmuster von Psychotherapiegutachtern auf der Grundlage der Gutachterkriterienliste. Psychotherapeut 47: 249–253

Rudolf, G., Rüger, U. (Hrsg) (2011). A. Dührssen: Die biografische Anamnese unter tiefenpsychologischem Aspekt. Schattauer Verlag Stuttgart

Rudolf, G., Rüger, U. (2016). Die biografische Anamnese. In: Rudolf G.; Rüger U.: Psychotherapie in sozialer Verantwortung. Schattauer Verlag Stuttgart

Rudolf, G., Rüger, U. (2016). Psychotherapie in sozialer Verantwortung. Schattauer Verlag

Rüger, U. (1981). Die Kombination von aufdeckender analytischer Psychotherapie mit direktiven und sozialen Maßnahmen – ein Widerspruch? Zur Dialektik zwischen äußerer und innerer Realität. Psychiat Prax 8: 125–130

Rüger, U. (2002). Tiefenpsychologisch fundierte Psychotherapie. Z Psychosom Med Psychother 48: 117–138

Rüger, U. (2007). Vierzig Jahre Richtlinien-Psychotherapie in Deutschland. Psychotherapeut 52: 102–111

Rüger, U. (2016). Die Einführung der Psychotherapie in die kassenärztliche Versorgung. In: Rudolf und Rüger (Hrsg): Psychotherapie in sozialer Verantwortung, S. 62–73

Rüger, U. (2018). Verlust des lebensgeschichtlichen Kontextes in der Psychotherapie? Kommentar aus gegebenem Anlass. Psychotherapeut 63: 243–250

Rüger, U., Bell, K. (2004). Historische Entwicklung und aktueller Stand der Richtlinien-Psychotherapie in Deutschland. Z Psychosom Med Psychother 50: 127–152

Rüger, U., Dahm, A., Kallinke, D. (2005). Faber/Haarstrick. Kommentar zu den Psychotherapie-Richtlinien. 10. Auflage. München: Urban und Fischer

Rüger, U., Dahm, A., Dieckmann, M., Neher, M. (2015). Faber/Haarstrick. Kommentar zu den Psychotherapie-Richtlinien. 10. Auflage. München: Urban und Fischer

Rüger, U., Haase, I., Fassl, U. (1996). Was Psychotherapeuten vom Leben ihrer Patienten (nicht) wissen. Z Psychosom Med Psychother 42: 329–342

Rüger, U., Haase, J., Fassl, K., Ernst, G., Leibing, E. (1997). Zusammenhang zwischen Bildungsstand und Kenntnissen des Therapeuten über die Biografie seines Patienten. Z Psychosom Med 43: 369–380

Rüger, U., Leibing, E. (1999). Bildungsstand und Psychotherapieindikation. Der Einfluß auf die Wahl des Behandlungsverfahrens und die Behandlungsdauer. Psychotherapeut 44: 214–219

Rüger, U; Bell, K. (2004). Historische Entwicklung und aktueller Stand der Richtlinien – Psychotherapie in Deutschland. Z Psychosom Med Psychother 50: 127–152

Ruigrok, A., Salimi-Korshidi, G., Lai, M. C., Baron-Cohen. S., Lombardo, M. V., Tait, R. J., Suckling, J. (2014). A meta-analysis of sex differences in human brain structure. Neurosci Biobehav Rev 39: 34–50

Sass, H., Wittchen, H. U., Zaudig, M. (1998). Diagnostisches und Statistisches Manual Psychischer Störungen DSM-IV: Übersetzt nach der vierten Auflage des Diagnostic and Statistical Manual of Mental Disorders der American Psychiatric Association (3.). Göttingen: Hogrefe Verlag

Scheidt, C. E., Seidenglanz, K., Dieterle, W., Hartmann, A., Bowe, N., Hillenbrand, D., Wirsching, M. (1998). Basisdaten zur Qualitätssicherung in der ambulanten Psychotherapie. Psychotherapeut 43: 92–101

Schepank, H. (1987). Psychogene Erkrankungen der Stadtbevölkerung. Springer Verlag

Schepank, H. (1990.) Verläufe. Seelische Gesundheit und psychogene Erkrankungen heute. Springer Verlag

Schepank, H. (1995). Der Beeinträchtigungs-Schwere-Score Ein Instrument zur Bestimmung der Schwere einer psychogenen Erkrankung (1st ed.). Göttingen: Beltz Test

Scheidt, C. E., Seidenglanz, K., Dieterle, W., Hartmann, A., Bowe, N., Hillenbrand, D., Sczudlek, G., Strasser, F., Strasser, P., Wirsching, M. (1998). Basisdaten zur Qualitätssicherung in der ambulanten Psychotherapie. Psychotherapeut 43 (2): 92–101

Schmitz, N., Kruse, J. (2002). The relationship between mental disorders and medical service utilization in a representative community sample. Soc Psychiatry Psychiatr Epidemiol 37: 380–38

Schüßler, G. (2009). Everybody has won the prize? Oder die Blinden und der Elefant: was wirkt in der Psychotherapie? Psychiatr Psychother 4: 152–160

Schulte-Rüther, M., Markowitsch, H. J., Shah, N. J., Fink, G. R., Piefke, M. (2008). Gender differences in brain networks supporting empathy. Neuroimage 42(1): 393–403

Schultz, J. H. (1925): Die Schicksalsstunde der Psychotherapie. Zbl Neurol Psychiatr 41: 1925, 552

Schultz, J. H. (1927): Die Einigungsbestrebungen in der Psychotherapie. In: Bericht über den I. Allgemeinen Kongreß für Psychotherapie in Baden-Baden, 17.–19. April 1926, Carl Marhold Verlagsbuchhandlung, S. 241–252

Schulz, H., Barghaan, D., Harfst, T., Koch, U. (2008). Gesundheitsberichterstattung des Bundes. Heft 41, Psychotherapeutische Versorgung

Seiffge, M. (2015). Obergutachter – und Gutachterverfahren bei ambulanten psychodynamischen Verfahren: Ein Versuch der Qualitätssicherung. Inaug. Diss. Univ. Heidelberg

Senf, W., Broda, M. (2000). Thesen zur Psychotherapie in Deutschland. PPmP 49: 2

Senf, W., Broda, M. (1997). Methodenkombination und Methodenintegration als Standard der Psychotherapie? PPmP 47: 92–96

Shapiro, E. T. (1979). Does the sex of the physician matter? Behavourial Medicine 6: 17.

Sifneos, P. E. (1992). Short Term Dynamic Psychotherapy: a treatment manual. New York Basic Books

Simon, G. E., Manning, W.G, Katzelnick, D. J., Pearson, S. D., Henk, H. J., Helstad, C. P. (2001). Cost-effectiveness of systematic Depression Treatment for High Utilizers of General Medical Care. Arch Gen Psychiatry 58: 181–187

Soares, I., Baptista, J. (2017). Ein bindungsbasierter Ansatz zum Verständnis der Entwicklung von jungen Heimkindern ohne elterngleiche Fürsorge. In: Feinfühlige Herausforderung (pp. 131–152). Psychosozial-Verlag.

SOEP (Sozioökonomisches Panel) (2016) http://www.diw.de/de/diw_02.c.299771

Soyka, M., Lieb, M. (2004). Komorbidität von Depression und Alkoholabhängigkeit. Nervenheilkunde 23: 13–20

Spießl, H., Hübner-Liebermann, B., Binder, H., Cording, C. (2002). „Heavy users" in einer psychiatrischen Klinik – Eine Kohortenstudie mit 1811 Patienten über fünf Jahre. Psychiatr Prax 29: 350–354

Spitzer, M. (2016). Armut macht dumm. Nervenheilkunde 35: 252–261

Spitzer, M. (2017). Narzissmus rauf, Empathie runter. Nervenheilkunde 36: 550–556

Sponsel, R. (2004). Bindungs-Paradoxa, pathologische Bindungen und andere nicht ohne weiteres verständliche Bindungserscheinungen – auch im Alltag. http://www.sgibt.de/gipt/entw/bindung/path_1.htm

Stackelberg, v. J. M. (2008). „Jetzt muß es vorbei sein mit der Mär, Ärzte verdienten zu wenig". Deut Ärztebl 105: 2073–2074

Statistisches Bundesamt (2016). Datenreport 2016: Familie, Lebensform und Kinder https://www.destatis.de/DE/ZahlenFakten/GesellschaftStaat

Statistisches Bundesamt (2018). Studierende insgesamt und Studierende Deutsche im Studienfach Medizin (Allgemein-Medizin) nach Geschlecht. Retrieved February 6, 2020, from destatis website: https://www.destatis.de/DE/Themen/Gesellschaft-Umwelt/Bildung-Forschung-Kultur/Hochschulen/Tabellen/lrbil05.html

Statistisches Bundesamt (2020). Studentinnen und Studenten im Studienfach Psychologie nach Geschlecht seit WS 1992/93. Retrieved February 6, 2020, from gbe-bund website: http://www.gbebund.de/oowa921install/servlet/oowa/aw92/dboowasys921.xwdevkit/xwd_init?gbe.isgbetol/xs_start_neu/&p_aid=3&p_aid=89563383&nummer=773&p_sprache=D&p_indsp=50837&p_aid=66334707

Stellungnahme zur Prüfung der Richtlinienverfahren gemäß §§ 13–15 der Psychotherapie-Richtlinien für die psychoanalytisch begründeten Verfahren. Forum Psychoanal 27 (2011), 1–85

Strauss, B., Hartung, J., Kächele, H. (2002). Geschlechterspezifische Inanspruchnahme von Psychotherapie und Soziale Arbeit. In K. Hurrlemann, P. Kolip (Hrsg.). Geschlecht, Gesundheit und Krankheit (1. Auflage, pp. 533–547). Bern: Huber

Studt, H. H. (1996). 70 Jahre AÄGP: Struktur und Aufgaben ärztlicher Psychotherapie-Rückblick und Ausblick. Vortrag AÄGP-Kongress Berlin

Sullivan, P. F., Bulik, C. M., Forman, S. D., Mezzich, J. E. (1993). Characteristics of repeat users of a psychiatric emergency service. Hospital and Community Psychiatry 44: 376–380

Summers, R. S., Barber J. P. (2003). Therapeutic Alliance as a Measurable Psychotherapy Skill. Academic Psychiatry 27 (3): 160–165

Swift, J. K., Callahan, J. L. (2009). The impact of client treatment preference on outcome. A meta-analysis. J Clin Psychology 65: 368–381

Swift, J. K., Callahan, J. L., Vollmer, B. (2011). Preferences. J Clin Psychology 67: 155–165

Tress, W., Kruse, J., Heckrath, C., Schmitz, N., Alberti, L. (1997). Psychogene Erkrankungen in hausärztlichen Praxen. Z Psychosom Med Psychother 43: 211–232

Tschuschke, V. (2005). Die Psychotherapie in Zeiten evidenzbasierter Medizin. Fehlentwicklungen und Korrekturvorschläge. Psychotherapeutenjournal 2: 106–115

Tschuschke, V., Freyberger, H. J. (2015). Zur aktuellen Situation der Psychotherapiewissenschaft und ihrer Auswirkungen – eine kritische Analyse der Lage. Z Psychosom Med Psychother 61: 122–138

Ullrich, H. (2021). Psychodynamische Psychotherapieverfahren bei unterschiedlichen Rahmenbedingungen – Beihilfeberechtigte und gesetzlich Krankenversicherte im Vergleich. Inaug. Diss. Univ. Heidelberg

Verband der PKVen (2011). Zahlenbericht der PKV 2010/2011. Online: https://www.pkv.de/service/zahlen-und-fakten/archiv-pkv-zahlenbericht/zahlenbericht2010-2011.pdf. Stand 17. 6. 2019

Wampold, B. E. (2001). The great psychotherapy debate: Models, methods and findings. Lawrence Erlbaum, Mahwah, NJ

Wampold, B. E. (2001). Therapist effects: An ignored but critical factor. In: Wampold B. E. (Hrsg): The Great Psychotherapy Debate. Lawrence Erlbaum, Mahwah, NJ

Wampold, B. E. (2005). The Psychotherapist. In: Norcross, J. C., Beutler, L. E., Levant, R. F. (Eds): Evidence based practices in mental health, pp. 200–208

Weizsäcker, V. v. (1940). Der Gestaltkreis. 3. Auflage Thieme Verlag Stuttgart 1947

Werner, E. E. (1977). The children of Kauai. A longitudinal Study from the prenatal period to the age ten. University of Hawai'i Press

Werner, E. E., Smith, R. W. (1982). Vulnerable but invincible. A Longitudinal Study of Resilient Children and Youth. McGraw-Hill Book Comp

Werner, E. E., Smith, R. W. (1992). Overcoming the odds. High risk children from birth to the adulthood. Cornell University Press

Wiltink, J., Weber, M. M., Beutel, M. E. (2007). Psychische Komorbidität, Inanspruchnahme – und Gesundheitsverhalten bei Übergewichtigen und Adipoesen – am Beispiel einer repräsentativen Stichprobe der deutschen Allgemeinbevölkerung. PPmP 57(11): 428–434

Winkler, W. T. (1977). 50 Jahre AÄGP – ein Rückblick. Psychotherapie med Psychologie 27: 74–84

Wittmann, W. W., Lutz, W., Steffanowski, A., et al. (2011). Qualitätsmonitoring in der ambulanten Psychotherapie: Modellprojekt der Techniker Krankenkasse. Abschlussbericht Hamburg

Wöller, W., Kruse, J. (2010). Tiefenpsychologisch fundierte Psychotherapie. Basisbuch und Praxisleitfaden. 3. Auflage Stuttgart: Schattauer

Zagni, E., Simoni, L., Colombo, D. (2016). Sex and gender differences in central nervous system-related disorders. Neurosci J 2827090

Zeller, U. F. (2001). Psychotherapie in der Weimarer Zeit. – Die Gründung der „Allgemeinen Ärztlichen Gesellschaft für Psychotherapie" (AÄGP). Inaug. Diss. Univ. Tübingen

Zepf, S., Mengele, U., Hartmann, S. (2003a). Ambulante Psychotherapie bei Kindern und Jugendlichen. Psychotherapeut 48 (1): 23–30

Zepf, S., Mengele, U., Hartmann, S. (2003b). Zum Stand der ambulanten psychotherapeutischen Versorgung der Erwachsenen in der Bundesrepublik Deutschland. PPmP 53 (3/4): 152–162

Zietsch, B. P., Verweij, K. J., Heath, A. C., Martin, N. G. (2011). Variation in human mate choice: Simultaneously investigating heritability, parental influence, sexual imprinting and assortative mating. Am Nat 177(5): 605–616

ANHANG

Dokumentationssystem

Kontrollgruppe
Patienten: Basisdaten

Patienten-Chiffre □ □□ □□ □□ **Datum:**

Krankenkasse: ________________________

Geschlecht

1 □ männlich
2 □ weiblich

Nationalität

1 □ Deutsch
2 □ Deutscher Übersiedler/Spätaussiedler
3 □ EU
4 □ Türkei
5 □ Sonstiges
8 □ nicht abklärbar

Migrationshintergrund

0 □ nein
1 □ ja
8 □ nicht abklärbar

Aktueller Familienstand
(Mehrfachankreuzungen sind möglich)

1 □ ledig
2 □ verheiratet
3 □ getrennt lebend
4 □ geschieden
5 □ verwitwet
6 □ wieder verheiratet
7 □ mehrfach geschieden
8 □ nicht abklärbar

Partnersituation

1 □ kurzfristig kein(e) Partner/in
2 □ langfristig/dauerhaft kein(e) Partner/in
3 □ wechselnde(r) Partner/in
4 □ feste(r) Partner/in (Ehepartner/in)
5 □ feste(r) Partner/in (nicht Ehepartner/in)
8 □ nicht abklärbar

Kinder

0 □ nein
1 □ ja
8 □ nicht abklärbar

Falls ja:

Leibliche Kinder (Anzahl) □□
Stiefkinder/Adoptivkinder (Anzahl) □□

In wessen Haushalt lebt PatientIn

1 □ versorgt im Haushalt der Eltern
2 □ mit Eltern oder Schwiegereltern gemeinsam
3 □ eigener Haushalt (mit Partner, eig. Familie usw.)
4 □ eigener Haushalt (alleinlebend)
5 □ Wohngemeinschaft
6 □ sonstiger Haushalt
8 □ nicht abklärbar

Höchster Schulabschluss

(Bei Ausbildungen im Ausland bitte Vergleichbares wählen)

1 □ noch in der Schule
2 □ kein Schulabschluss
3 □ Sonderschulabschluss
4 □ Hauptschul-/Volksschulabschluss
5 □ Realschulabschluss/Mittlere Reife/Polytechnische Oberschule
6 □ Fachabitur/Abitur
7 □ sonstiges
8 □ nicht abklärbar

Wohnort

1 □ Land
2 □ Stadt < 10 000 Einwohner
3 □ Stadt > 10 000 Einwohner
4 □ Stadt > 100 000 Einwohner

Höchster Berufsabschluss

1 □ noch in der Berufsausbildung
2 □ Lehre/Fachschule
3 □ Meister
4 □ Fachhochschule/Universität
5 □ ohne Berufsabschluss
6 □ sonstiges
8 □ nicht abklärbar

Letzter (oder zuletzt ausgeübter) Beruf

1 □ un-/angelernter Arbeiter
2 □ Facharbeiter, nicht selbst. Handwerker
3 □ einfacher Angestellter/Beamter
4 □ mittlerer Angestellter/Beamter im mittleren Dienst
5 □ höher qualifizierter Angestellter, Beamter im höheren Dienst
6 □ selbst. Handwerker, Landwirt, Gewerbetreibender (kleiner Betrieb)
7 □ selbst. Handwerker, Landwirt, Gewerbetreibender (mittlerer Betrieb)
8 □ selbst. Akademiker, Freiberufler, größererUnternehmer
9 □ nie erwerbstätig
10 □ Hausfrau/-mann
11 □ unbekannt/unklar
12 □ nicht zutreffend (Student,...)

Jetzige berufliche Situation

1 □ berufstätig, Vollzeit
2 □ berufstätig, Teilzeit
3 □ berufstätig, gelegentlich
4 □ mithelfender Familienangehöriger, nicht berufstätig
5 □ Hausfrau/-mann, nicht berufstätig
6 □ Ausbildung/Student
7 □ Wehr-/Zivildienst bzw. Freiw. Soz. Jahr
8 □ beschützt beschäftigt
9 □ arbeitslos gemeldet

Erwerbs-/Berufsunfähigkeitsrente

- 10 □ – auf Dauer
- 11 □ – auf Zeit

12 □ Frührente/Altersrente/Pension
13 □ Witwen/Witwer-Rente
14 □ ohne berufliche Beschäftigung
15 □ unbekannt/unklar
16 □ Krankschreibung

Derzeit arbeitsunfähig?

1 □ Ja
0 □ Nein
8 □ unbekannt

Wenn ja, seit wie vielen Wochen ununterbrochen?

□□□□ Wochen

Gibt es ein laufendes Rentenverfahren?

0 □ nein
1 □ Rentenantrag
2 □ Rentenstreit/Sozialgerichtsverfahren
3 □ Zeitrente
8 □ nicht abklärbar

Patienten: Klinische Daten

Patienten-Chiffre □ □□ □□ □□

---

1. Art der Symptomatik

1.1 Psychisch
(Mehrfachnennungen möglich)

0 □ nicht zutreffend
1 □ Angst
2 □ Depression
3 □ Zwang
4 □ anderes
5 □ nicht abklärbar

1.2 Funktionell-psychosomatisch
(Mehrfachnennungen möglich)

0 □ nicht zutreffend
1 □ Herz-Kreislauf
2 □ Magen-Darm
3 □ Schmerz
4 □ anderes
5 □ nicht abklärbar

1.3 Suizidalität akut

0 □ nein
1 □ ja
8 □ nicht abklärbar

1.4 Suizidalität früher

0 □ nein
1 □ ja
8 □ nicht abklärbar

1.5 Somatische Erkrankungen
(Mehrfachnennungen möglich)

0 □ nichtzutreffend
1 □ METS/KHK
2 □ CA
3 □ COPD
4 □ anderes
5 □ nicht abklärbar

1.5.1. Aktuell im Vordergrund stehende somatische Erkrankung: ICD-10-Diagnosen

1 □ □□□□
2 □ □□□□
3 □ □□□□
4 □ □□□□
5 □ □□□□
6 □ keine Angaben
7 □ nicht zutreffend

1.5.2. Stadium der somatischen Erkrankung(en)

1 □ Stadium I – erste Symptome, Frühdiagnose, noch keine wesentlichen Einschränkungen, keine Rezidive, Behandlung erfolgversprechend
2 □ Stadium II – fortgeschrittener Verlauf, eingetretene Behinderungen körperlicher/geistiger Art, Rezidive, wiederholte Behandlungen, KH-Aufenthalte
3 □ Stadium III – Terminalstadium, progredienter Verlauf, Metastasierung, mehrfache Rezidive, erfolglose Behandlung, schwere bleibende Beeinträchtigung, Todesbegleitung

1.6 Sucht(tendenzen)
(Mehrfachnennungen möglich)

0 □ nichtzutreffend
1 □ Nikotin
2 □ Alkohol
3 □ Medikamente
4 □ Cannabis
5 □ Essstörung
6 □ anderes
7 □ nicht abklärbar
8 □ nicht beurteilbar
9 □ nicht zutreffend

1.5.3. Zu erwartende Prognose der somatischen Erkrankung(en)

1 □ günstig – keine nachhaltige Beeinträchtigung eingetreten oder zu erwarten

2 □ unsicher – schubförmiger, wechselhafter, unberechenbarer Verlauf, Progredienz nicht auszuschließen, weiter bestehende erhebliche Risikofaktoren

3 □ ungünstig – Erkrankung führt in absehbarer Zeit zu erheblicher körperlicher/geistiger Beeinträchtigung, lässt maximale soziale Abhängigkeit erwarten, infauste Prognose

8 □ nicht beurteilbar – keine ausreichenden Angaben, fehlende Arztberichte, keine Konsiliarberichte

9 □ nicht zutreffend

2. Art des Antrags

1 □ KZT

2 □ Erstantrag

3 □ Umwandlungsantrag

4 □ Fortführungsantrag (1)

5 □ Fortführungsantrag (2)

6 □ Fortführungsantrag (3)

8 □ unklar

3. Dauer der psychischen/psychosomatischen Erkrankung

1 □ Stadium I < 1 Jahr, akuter Beginn

2 □ Stadium II, 1–5 J, rez. Verlauf, med. u/o Psy Vorbehandlung

3 □ Stadium III, > 5 J, chron. Verlauf, med. u/o mehrfache amb./stat. Psy Vorbehandlung, Op., Reha, MdE

4 □ Stadium IV, Auffälligkeit/PsyBehandlung in Kindheit, pers. Primordialsympt., chron. Verlauf, mehrfache Vorbehandlung, Op, Reha, vorz. Berentung etc.

5 □ anderes

6 □ keine Angaben

4. Psychopharmaka (aktuell)

0 □ nein

1 □ ja

8 □ nicht abklärbar/keine Angaben

5. Vorbehandlungen

0 □ nein

1 □ ja

5.1:

Falls ja:

1 □ einmal
2 □ mehrfach
8 □ unklar

Falls nein:

9 □ nicht zutreffend

5.2:

5.2.1 **Ambulant:** psychotherapeutisch

0 □ nein
1 □ ja
8 □ unklar

5.2.2 **Ambulant:** psychiatrisch

0 □ nein
1 □ ja
8 □ unklar

5.2.3 **Stationär:** psychosomatische Psychotherapie

0 □ nein
1 □ ja
8 □ unklar

5.2.4 **Stationär:** psychiatrisch

0 □ nein
1 □ ja
8 □ unklar

6. Art der letzten ambulanten psychotherapeutischen Vorbehandlung

0 □ nicht zutreffend

6.1.

1 □ Kurzzeittherapie
2 □ Langzeittherapie
3 □ Kurz- und Langzeittherapie
4 □ Sonstiges
8 □ unklar

6.2.

1 □ Verhaltenstherapie
2 □ Tiefenpsychologisch fundierte Psychotherapie
3 □ Analytische Psychotherapie
4 □ Sonstiges
8 □ unklar

6.3.

1 □ Einzel
2 □ Gruppe
3 □ Einzel und Gruppe
4 □ Sonstiges
8 □ unklar

7. Therapeutenwechsel

0 □ nein
1 □ ja
8 □ unklar
9 □ nicht zutreffend

8. Problemrelevante Lebensbereiche

8.1. Beruf, Ausbildung

0 □ nein
1 □ ja
8 □ unklar

8.2. Partnerschaft

0 □ nein
1 □ ja
8 □ unklar

8.3. Familie

0 □ nein
1 □ ja
8 □ unklar

8.4. Freizeit

0 □ nein
1 □ ja
8 □ unklar

8.5. Soziale Bedingungen (Wohnen, Finanzen)

0 □ nein
1 □ ja
8 □ unklar

8.6. Selbstverantwortung

0 □ nein
1 □ ja
8 □ unklar

8.7. Gesundheitsverhalten

0 □ nein
1 □ ja
8 □ unklar

9. OPD-Struktur

Dimensionen	**gut integriert (1)**	**mäßig integriert (2)**	**gering integriert (3)**	**des-integriert (4)**	**nicht beurteilbar (9)**
Deskriptive Einschätzung					
Selbstwahrnehmung	□	□	□	□	□
Selbststeuerung	□	□	□	□	□
Abwehr	□	□	□	□	□
Objektwahrnehmung	□	□	□	□	□
Kommunikation	□	□	□	□	□
Bindung	□	□	□	□	□
Gesamteinschätzung der Struktur	□	□	□	□	□
Gesamteinschätzung	□	□	□	□	□

10. OPD-Struktur Skala

1 2 3 4 5 6 7 8 9 10

11. Prognose-Score

			0	1	2	3	4
			gar nicht	gering	deutlich	stark	extrem
0	1	Kommunikative Probleme					
0	2	Unreife Abwehrmechanismen					
0	3	Narzisstische Selbstidealisierung					
0	4	Bequemlichkeit, Passivität					
0	5	Selbsthass					
0	6	Sucht-/Ersatzbefriedigung					
0	7	Chronifizierung					
0	8	Bisherige Lebensuntüchtigkeit					
0	9	Fixierte Lebensumstände					
1	0	Kein lebenstüchtiges Vorbild					
SUMMENSCORE:							

Angaben zum Therapeuten

Patienten-Chiffre □ □□ □□ □□

---

1. Art des Antrags (Mehrfachnennungen möglich)

1 □ KZT
2 □ Erstantrag
3 □ Umwandlungsantrag
4 □ Fortführungsantrag (1)
5 □ Fortführungsantrag (2)
6 □ Fortführungsantrag (3)
8 □ unklar

2. Beantragte Therapie
Tiefenpsychologisch fundierte Psychotherapie:

1 □ Einzel
2 □ Gruppe
3 □ Einzel und Gruppe

Analytische Therapie:

4 □ Einzel
5 □ Gruppe
6 □ Einzel und Gruppe
7 □ KJP

3. Angaben zum Therapeuten
3.1. Geschlecht

1 □ männlich
2 □ weiblich

3.2. Beruf (Mehrfachnennungen möglich)
Arzt:

1 □ Facharzt für Psychosomatik/Psychotherapeutische Medizin
2 □ Facharzt für Psychiatrie
3 □ Anderer Facharzt
4 □ Zusatzbezeichnung Psychotherapie
5 □ Zusatzbezeichnung PSA

6 □ Ausbildungskandidat
7 □ nicht abklärbar

Psychologe:
8 □ TFP
9 □ AP
10 □ Ausbildungskandidat
11 □ nicht abklärbar

Familiengenese

Patienten-Chiffre □ □□ □□ □□

A. Die folgenden Fragen beziehen sich unmittelbar auf den Patienten.

1. Geburtsstatus

1 □ ehelich gezeugt und ehelich geboren
2 □ nicht-ehelich gezeugt und/oder nicht-ehelich geboren
8 □ nicht bekannt

2. Alter des Vaters bei Geburt?

1 □ unter 20 Jahre alt
2 □ zwischen 21 und 45 Jahre alt
3 □ über 45 Jahre alt
8 □ nicht abklärbar

3. Alter der Mutter bei Geburt?

1 □ unter 20 Jahre alt
2 □ zwischen 21 und 40 Jahre alt
3 □ über 40 Jahre alt
8 □ nicht abklärbar

4. Wie groß ist der Altersabstand zum nächstjüngeren Geschwister?

1 □ eineinhalb Jahre oder weniger
2 □ mehr als eineinhalb Jahre
8 □ nicht bekannt
0 □ keine jüngeren Geschwister

5. Wie groß ist der Altersabstand zum nächstälteren Geschwister?

1 □ eineinhalb Jahre oder weniger
2 □ mehr als eineinhalb Jahre
8 □ nicht bekannt
0 □ keine älteren Geschwister

6. Anzahl der Geschwister?

□□

88 □ unklar

7. Anzahl der Stiefgeschwister/Halbgeschwister?

□□

88 □ unklar

8. Häufigkeit der Umzüge bis zum 15. Lebensjahr?

1 □ 0–3-mal

2 □ mehr als 3-mal

8 □ unbekannt

9. Ein- oder mehrmalige Trennungen (> 6 Mon.) oder Verlust des Vaters bis zum 15. Lebensjahr?

0 □ nein

1 □ ja

8 □ unbekannt

Wenn ja, wodurch?

1 □ durch Trennung infolge Krankheit oder Krieg

2 □ durch Trennung bzw. Scheidung der Eltern

3 □ durch Tod

4 □ andere Gründe

8 □ unbekannt

10. Ein- oder mehrmalige Trennungen (> 6 Mon.) oder Verlust der Mutter bis zum 15. Lebensjahr?

0 □ nein

1 □ ja

8 □ unbekannt

Wenn ja, wodurch?

1 □ durch Trennung infolge Krankheit oder Krieg

2 □ durch Trennung bzw. Scheidung der Eltern

3 □ durch Tod

4 □ andere Gründe

8 □ unbekannt

11. Verlust einer anderen wichtigen Bezugsperson bis zum 15. Lebensjahr?

0 □ nein
1 □ ja
8 □ unbekannt

Wenn ja, wen?

____

12. Kurzzeitige Trennungen (1–6 Mon.) vom Vater bis zum 15. Lebensjahr?

0 □ nein
1 □ einmalig
2 □ wiederholt
8 □ unbekannt

13. Kurzzeitige Trennungen (1–6 Mon.) von der Mutter bis zum 15. Lebensjahr?

0 □ nein
1 □ einmalig
2 □ wiederholt
8 □ unbekannt

13.1 Eigene chronische Krankheit oder Behinderung bis zum 15. Lebensjahr?

0 □ nein
1 □ ja
8 □ unbekannt

B. Die folgenden Fragen beziehen sich auf den Vater.

14. Verlust der Mutter/des Vaters bis zum 15. Lebensjahr?

0 □ nein, weder Mutter noch Vater
1 □ ja, seine Mutter
2 □ ja, seinen Vater
3 □ ja, beide
8 □ unbekannt

Wenn ja, wodurch?

1 □ durch Trennung/Scheidung/Krankheit/Krieg usw.
2 □ durch Tod
8 □ unbekannt

15. Schulbildung des Vaters?

1 □ Sonderschule
2 □ Volksschule/Hauptschule ohne Abschluss
3 □ Volksschule/Hauptschule mit Abschluss
4 □ Mittlere Reife
5 □ Abitur/Fachabitur
8 □ unbekannt

16. Zuletzt ausgeübter Beruf des Vaters (vor Berentung)?

0 □ keinen Beruf
1 □ selbständig bzw. freischaffend
2 □ leitender Angestellter bzw. leitender Beamter
3 □ Angestellter bzw. Beamter
4 □ Facharbeiter
5 □ Arbeiter
6 □ Hausmann
7 □ Frühberentung
9 □ Soldat
8 □ unbekannt

17. Chronische Krankheiten oder Behinderungen des Vaters bis zum 15. Lebensjahr?

0 □ nein
1 □ ja
8 □ unbekannt

Wenn ja, welche Krankheit/Behinderung:

____

ICD-10-Diagnose 1 □ □□□□
ICD-10-Diagnose 2 □ □□□□

18. Schwere seelische Erkrankung (auch Sucht) des Vaters bis zum 15. Lebensjahr?

0 □ nein
1 □ ja
8 □ unbekannt

Wenn ja, welche Erkrankung:

____

ICD-10-Diagnose 1 □ □□□□
ICD-10-Diagnose 2 □ □□□□

19. Suizid oder Suizidversuche(e) oder Suiziddrohungen des Vaters bis zum 15. Lebensjahr?

0 □ nein
1 □ ja
8 □ unbekannt

C. Die folgenden Fragen beziehen sich auf die Mutter.

20. Verlust der Mutter/des Vaters bis zum 15. Lebensjahr?

0 □ nein, weder Mutter noch Vater
1 □ ja, ihre Mutter
2 □ ja, ihren Vater
3 □ ja, beide
8 □ unbekannt

Wenn ja, wodurch?

1 □ durch Trennung/Scheidung/Krankheit/Krieg usw.
2 □ durch Tod
3 □ andere Gründe
8 □ unbekannt

21. Schulbildung der Mutter?

1 □ Sonderschule
2 □ Volksschule/Hauptschule ohne Abschluss
3 □ Volksschule/Hauptschule mit Abschluss
4 □ Mittlere Reife
5 □ Abitur/Fachabitur
8 □ unbekannt

22. Zuletzt ausgeübter Beruf der Mutter (vor Berentung)?

0 □ keinen Beruf
1 □ selbständig bzw. freischaffend
2 □ leitende Angestellte bzw. leitende Beamtin
3 □ Angestellte bzw. Beamtin
4 □ Facharbeiterin
5 □ Arbeiterin
6 □ Hausfrau

7 □ Frühberentung
8 □ unbekannt

23. Chronische Krankheiten oder Behinderungen der Mutter bis zum 15. Lebensjahr?

0 □ nein
1 □ ja
8 □ unbekannt

Falls ja, welche Krankheit oder Behinderung?

____

ICD-10-Diagnose 1 □ □□□□
ICD-10-Diagnose 2 □ □□□□

24. Schwere seelische Erkrankungen (auch Sucht) der Mutter bis zum 15. Lebensjahr?

0 □ nein
1 □ ja
8 □ unbekannt

Wenn ja, welche Erkrankung:

____

ICD-10-Diagnose 1 □ □□□□
ICD-10-Diagnose 2 □ □□□□

25. Suizid oder Suizidversuch(e) oder Suiziddrohungen der Mutter bis zum 15. Lebensjahr?

0 □ nein
1 □ ja
8 □ unbekannt

D. Die folgenden Fragen beziehen sich auf andere Bezugspersonen (nicht auf die Eltern).

26. War bis zum 15. Lebensjahr eines der Geschwister oder eine andere wichtige Bezugsperson (nicht Eltern!) chronisch krank oder körperlich behindert?

0 □ nein
1 □ ja
8 □ unbekannt

Wenn ja, wer und welche Krankheit/Behinderung?

____

ICD-10-Diagnose 1 □ □□□□
ICD-10-Diagnose 2 □ □□□□

27. Litt bis zum 15. Lebensjahr eines der Geschwister oder eine andere wichtige Bezugsperson unter einer schweren seelischen Erkrankung?

0 □ nein
1 □ ja
8 □ unbekannt

Wenn ja, welche Erkrankung:

____

ICD-10-Diagnose 1 □ □□□□
ICD-10-Diagnose 2 □ □□□□

28. Hat eines der Geschwister oder eine andere wichtige Bezugsperson bis zum 15. Lebensjahr einen Suizid oder Selbsttötungsversuch unternommen oder damit gedroht?

0 □ nein
1 □ ja
8 □ unbekannt

E. Die folgenden Fragen beziehen sich auf Elternersatzpersonen.

29.1 Bis zum 15. Lebensjahr mit einer Ersatzperson für Mutter oder Vater aufgewachsen?

0 □ nein
1 □ ja
8 □ unbekannt

Falls ja:

29.2 Mit einer Ersatzperson für Vater/Mutter aufgewachsen, weil

□ Vater oder Mutter verstorben sind
□ Vater oder Mutter längere Zeit krank waren
□ die Eltern sich trennten oder scheiden ließen
□ weil beide Eltern (bzw. alleinerziehendes Elternteil) berufstätig war(en)
□ anderer Grund
□ der Grund ist nicht bekannt

29.3 Wer war(en) die Elternersatzperson(en)?
(mehrere Antworten möglich)

□ Stiefvater/Stiefmutter
□ Pflegevater/Pflegemutter
□ Adoptivvater/Adoptivmutter
□ Großvater/Großmutter
□ andere Ersatzpersonen

30. Heimaufenthalt/Internat

0 □ nein
1 □ ja
8 □ unbekannt

F. Die folgenden Fragen beziehen sich auf die Familie

31. Familienatmosphäre (0.–15. Lebensjahr) belastet

0 □ nein
1 □ ja
8 □ nicht abklärbar

32. Familienatmosphäre gekennzeichnet durch

Armut (dauerhaft)
- 0 □ nein
- 1 □ ja
- 8 □ nicht abklärbar

Streit (dauerhaft)
- 0 □ nein
- 1 □ ja
- 8 □ nicht abklärbar

Gewalt/Missbrauch (regelmäßig/dauerhaft)
- 0 □ nein
- 1 □ ja
- 8 □ nicht abklärbar

Vernachlässigung/Verwahrlosung (dauerhaft)
- 0 □ nein
- 1 □ ja
- 8 □ nicht abklärbar

Verwöhnung (dauerhaft)
- 0 □ nein
- 1 □ ja
- 8 □ nicht abklärbar

Krankheit
- 0 □ nein
- 1 □ ja
- 8 □ nicht abklärbar

Sonstiges
- 0 □ nein
- 1 □ ja
- 8 □ nicht abklärbar

Stellungnahme der Gutachterin/des Gutachters zum *Erstbericht* (auch Umwandlung)

Patienten-Chiffre □ □□ □□ □□

Gutachter-Kriterien-Liste (GKL)

A Psychodynamische Diagnostik

1. Krankheitswertigkeit der Störung

1.1 □ Krankheitswertigkeit der Symptomatik wird aus dem Bericht deutlich erkennbar.

1.2 □ Zweifel an der Krankheitswertigkeit der beschriebenen Beschwerden

1.3 □ Keine sichere krankheitswertige Symptomatik belegt (z. B. Störungen des Wohlbefindens als situationsangemessene Belastungsreaktionen oder im Zusammenhang mit Selbstfindungsproblemen)

2. Biografie

2.1 □ Biografisch belastende und fördernde Faktoren werden nachvollziehbar beschrieben und bewertet

2.2 □ Darstellung der Biografie wenig nachvollziehbar (zu vage, zu allgemein, unvollständig)

2.3 □ Darstellung der Biografie nicht nachvollziehbar/fehlend

3. Diagnostische Einschätzung der Persönlichkeitsstruktur

3.1 □ Plausible diagnostische Aussagen zur Persönlichkeitsstruktur (Strukturniveau, konstitutionelle Anteile, Risikofaktoren usw.)

3.2 □ Zweifel an der diagnostischen Einschätzung der Persönlichkeitsstruktur

3.3 □ Im Bericht erkennbare Hinweise zur Persönlichkeit stehen im Widerspruch zur diagnostischen Beurteilung

4. Berücksichtigung somatischer Anteile

4.0 □ Somatische Anteile spielen keine Rolle

4.1 □ Vorliegende somatische Befunde werden hinsichtlich ihrer objektiven und subjektiven Bedeutung für den Patienten und bezüglich der Therapieplanung gewürdigt

4.2 □ Zweifel an der adäquaten Bewertung der somatischen Befunde

4.3 □ Somatische Befunde werden im Blick auf ihre Bedeutung und ihre Auswirkungen nicht diskutiert

5. Psychodynamik

5.1 □ Gut nachvollziehbare Darstellung der psychodynamischen Zusammenhänge zwischen Symptombildung, aktueller neurotischer Problematik und Persönlichkeitsentwicklung

5.2 □ Wenig plausible Darstellung der Psychodynamik (z. B. unvollständig/unspezifisch/nicht individuell) bezüglich aktueller Lebensrealität oder biografischer Entwicklung

5.3 □ Keine/keine plausiblen Aussagen zur Psychodynamik

B Indikation und Prognose

6. Erörterung der Differenzialindikation

6.1 □ Differenzialindikation bezüglich Verfahren und Setting ist unstrittig/plausibel

6.2 □ Zweifel an der Differenzialindikation (z. B. Abwägung)

6.3 □ Keine/keine plausiblen Aussagen zur Differenzialindikation

7. Stimmigkeit des Behandlungsverfahrens und der Behandlungsplanung

7.1 □ Therapeutische Zielsetzungen und therapeutische Vorgehensweisen entsprechen dem beantragten Richtlinienverfahren

7.2 □ Zweifel an der Angemessenheit des behandlungstechnischen und methodischen Vorgehens

7.3 □ Das Vorgehen des Therapeuten entspricht nicht dem beantragten Verfahren bzw. Setting

8. Prognostische Einschätzung im Blick auf die Behandlungskonzeption

8.1 □ Behandlungskonzeption und Therapieziele erscheinen der Störung angemessen; die prognostische Einschätzung ist plausibel

8.2 □ Prognostische Zweifel an der Behandlungskonzeption; Behandlungsplanung und Therapieziele zu allgemein

8.3 □ Das gewählte Behandlungskonzept verspricht zu viel oder lässt prognostisch zu wenig erwarten

9. Prognostische Einschätzung angesichts des Verlaufs

9.1 □ Die Einschätzung der Prognose berücksichtigt den bisherigen Verlauf der Störung (Akuität/Chronifizierung) und die bisherigen Behandlungen (auch KZT)
9.2 □ Krankheitsverlauf und Vorbehandlungen bleiben im Bericht unklar
9.3 □ Prognostisch bedeutsame Verlaufsgesichtspunkte werden nicht adäquat gewürdigt
9.4 □ nichtzutreffend (Erstantrag, KZT-Antrag)

10. Wirtschaftlichkeit der Behandlungsplanung

10.1 □ Das beantragte Verfahren erscheint im Blick auf Art und Schwere der Störung wirtschaftlich und notwendig
10.2 □ Derzeit bestehen Zweifel an der Wirtschaftlichkeit des beantragten Verfahrens (zu hoher oder zu niedriger Aufwand)
10.3 □ Wirtschaftlichkeit des beantragten Verfahrens erscheint nicht als gegeben

Gutachterliche Stellungnahme

11. Gutachterliche Stellungnahme zur Kostenübernahme

11.1 □ Befürwortung ohne Bedenken

11.2 □ Befürwortung mit Bedenken

11.3 □ Befürwortung mit Einschränkungen

11.0 □ Keine Befürwortung

12. □□□□ Anzahl der Sitzungen

13. EBM-Position:

1 □ 35-200

2 □ 35-201

3 □ 35-202

4 □ 35-203

5 □ 35-210

6 □ 35-211

7 □ 35-212

8 □ sonstige

16. Bei bestehender Somatischer Erkrankung

0 □ Komorbidität, unabhängig von vorbestehender psychischer Störung, keine psy. Behandlungsnotwendigkeit

1 □ reaktive Störung, Anpassungsstörung, Unterstützung bei Krankheitsbewältigung

2 □ Krankheitsbewältigung psychodynamisch beeinträchtigt

3 □ Aktualisierung eines psychodynamisch bedeutsamen Konfliktes durch (VVS)

4 □ Freilegung struktureller Beeinträchtigungen

5 □ Chronifizierung, Automatisierung somatischer Abläufe

6 □ sonstiges/unklar

8 □ nicht zutreffend

Einschätzung des Gutachters

Patienten-Chiffre □ □□ □□ □□

Global Assessment of Functioning Scale (GAF)

I. Die letzten 7 Tage □□

II. Der max. GAF (über mind. 1 Woche) während des letzten Jahres vor Behandlungsbeginn □□

Skalierung (Zwischenstufen sind möglich)
90 = Gute Leistungsfähigkeit auf allen Gebieten
80 = Höchstens leichte Beeinträchtigung
70 = Leichte Beeinträchtigung
60 = Mäßig ausgeprägte Störung
50 = Ernsthafte Beeinträchtigung
40 = Starke Beeinträchtigung in mehreren Bereichen
30 = Leistungsunfähigkeit in fast allen Bereichen
20 = Selbst- oder Fremdgefährlichkeit
10 = Ständige Gefahr oder anhaltende Unfähigkeit

BSS-Rating

Patienten-Chiffre ☐ ☐☐ ☐☐ ☐☐

Prävalenzzeitraum = letztes Jahr

1. Körperlicher Beeinträchtigungsgrad (0–4):

gar nicht	geringfügig	deutlich	stark	extrem
☐	☐	☐	☐	☐
0	1	2	3	4

2. Psychischer Beeinträchtigungsgrad (0–4):

gar nicht	geringfügig	deutlich	stark	extrem
☐	☐	☐	☐	☐
0	1	2	3	4

3. Sozialkommunikativer Beeinträchtigungsgrad (0–4):

gar nicht	geringfügig	deutlich	stark	extrem
☐	☐	☐	☐	☐
0	1	2	3	4

Summe: ☐

Konsiliarbericht

Patienten-Chiffre □ □□ □□ □□ **Datum:**

---

1. Konsiliarbericht vorhanden

1 □ ja
0 □ nein

2. Name Therapeut vorhanden

1 □ ja
0 □ nein

3. Chiffre vorhanden

1 □ ja
0 □ nein

4. Inhaltliche Angaben

2 □ informativ
1 □ nicht informativ (zu kurz, nicht leserlich, keine Inhalte)
0 □ keine

5. Psychiatrische Abklärung

0 □ nicht erforderlich
1 □ erforderlich
2 □ erfolgt
3 □ veranlasst
9 □ keine Angaben

6. Ärztliche Maßnahmen

0 □ nicht notwendig
1 □ notwendig/veranlasst
9 □ keine Angaben

7. Kontraindikation für PT

1 □ ja
0 □ nein
9 □ keine Angaben

8. Ärztliche Mitbehandlung

1 □ erforderlich
0 □ nicht erforderlich
9 □ keine Angaben

9. Stempel und Unterschrift

1 □ vorhanden
0 □ nicht vorhanden

10. Datum

1 □ vorhanden
0 □ nicht vorhanden

11. Angaben für Gutachter

1 □ ausreichend
2 □ wichtige Ergänzung
3 □ Zusatzangaben notwendig (neuer K-B)

ICD-Klassifikation

Patienten-Chiffre □ □□ □□ □□ **Datum:**

---

1. ICD-10-Diagnosen – Therapeut
   - 1.1 □ □□□□
   - 1.2 □ □□□□
   - 1.3 □ □□□□
   - 1.4 □ □□□□
   - 1.5 □ □□□□
   - 1.6 □ keine Angaben

2. ICD-10-Diagnosen – Gutachter
   - 2.1 □ □□□□
   - 2.2 □ □□□□
   - 2.3 □ □□□□
   - 2.4 □ □□□□
   - 2.5 □ □□□□
   - 2.6 □ keine Angaben

3. ICD-10-Diagnosen – Krankenkasse/andere Unterlagen/Arztbriefe
   - 3.1 □ □□□□
   - 3.2 □ □□□□
   - 3.3 □ □□□□
   - 3.4 □ □□□□
   - 3.5 □ □□□□
   - 3.6 □ keine Angaben

Stichwortverzeichnis

A
AÄGP 33
Abbruchstendenzen 55
Abhängigkeit 38, 196
Abhängigkeitspathologien 103
Abitur 94
Ablehnungen 39
Ablehnungsquote 39, 191
Ablösung 59
Abrechnungsmöglichkeiten 40
Abschlussbericht 233
Abschlussqualifikation 72
Abstinenz 42
Abwertungsdruck 227
Adhärenzverhalten 124
Adipositas 41
Affektive Störungen 180
Agieren 55
Akutversorgung 225
Allgemeinmediziner 224
Altersunterschiede 93
ambulante Psychotherapie 117
Ambulatorium 150
analytische Psychotherapie 50
Anamnese 39
Anamneseerhebung 46
Änderungsprozess 114
Angstabwehr 55
Angsttoleranz 55
Anpassungsstörung 41
Anpassungsstörungen 80
Antragsverfahren 53
AOK Berlin 31
Approbation 232
Approbationsordnung 34
Arbeitsfähigkeit 198
Arbeitsstörung 201
Armut 71
Armutsbedingungen 203
Arztbriefe 43
Ärzteschaft 33, 34
Arzt-/Klinikberichte 70
ärztliche Psychotherapeuten 32
Ausbildungskandidaten 52
Ausgangsbegabung 211
auslösende Situation 43
Autonomie 196

B
Bagatellisierungshaltung 192
Beeinträchtigungsschwere 41
Beeinträchtigungs-Schwere-Score 52
Begleitbehandlungen 39
Begleitsymptomatik 41
Begutachtungsunterlagen 43
Behandlerbindung 68
Behandlerspektrum 194
Behandlertreue 120
Behandlungsabbruch 121
Behandlungsalternativen 57
Behandlungsangebot 57
Behandlungsangebote 32
Behandlungsbedürftigkeit 83
Behandlungsdynamiken 212
Behandlungsepisoden 223
Behandlungsmöglichkeiten 40
Behandlungsmotivation 121
Behandlungsplan 43
Behandlungsplanung 49
Behandlungsquoten 177
Behandlungsschwelle 147
Behandlungsspektrum 103
Behandlungsverlauf 42
Behandlungsziele 53
Beihilfe 69
Bequemlichkeitshaltungen 56

Beratungsgespräch 161
Berichterstattung 47, 60
Berufsabschluss 163
Berufswahl 211
Bestellsprechstunde 102
Bewältigungskapazität 126
Bezahlung 29
Beziehungsorientierung 199
Beziehungspathologie 54
BHF 176
Bildungsabschluss 105
Bildungsniveau 52
Bildungsstand 105
Bindungmuster 219
Bindungslosigkeit 199
Bindungsverhalten 200
Bindungswirkung 198
Biografie 48
Biografieforschung 134
Biografieverständnis 133
Biologie 204
bio-psychosoziale Modell 204
Borderline 55
Broken Home 174
Brutpflege 199
BSS 52
BSS-Gesamtscore 84
BSS-Rating 167
Bundesbeihilfeverordnung 176
Bundesverband der Ortskrankenkassen 31

C
Chiffre 43
Chronifizierung 111

D
Datenerfassung 66
Diabetes 41
Diagnose 39
Diagnoseziffer 80
Diagnoseziffern 87
Differentialdiagnostik 39
Differenzialindikation 90
Diskretionsbedürfnis 186
Diskriminierung 29
Diskriminierungseffekte 187
Dodo-Bird-Verdikt 206
Dokumentationssystem 68
Dreigenerationenperspektive 197
Drogenmissbrauch 86
Dyade 198
dynamische Psychotherapie 54

E
EbM-Forschung 217
Eigenbeteiligung 186
Eigendynamik 230
Einheitspsychotherapie 234
Einheits-Psychotherapie 206
Elternbilder 203
EMDR 64
Entwicklungsbedingungen 197
Entwicklungsgeschichte 29, 46
Entwicklungsgeschwindigkeiten 200
Entwicklungslinien 29
Erfolgsaussichten 60, 233
Ergebnisforschung 91
Ergebnisqualität 233
Erkrankungen 41
Ersatzbefriedigungshaltungen 201
Erstantragsberichte 53
Erwachsenenalter 134
Essstörungen 86
Evidenz 32
Existenzgrundlage 32

F
Facharzt 30
Fachärzte 173
Facharztpraxis 36
Facharztqualifikation 35, 232

Fachgesellschaften 29
Fachhochschule 163
Familienatmosphäre 70
Familiengeschichte 69, 197
Familienplanung 198
Familienstand 125, 165
Familientherapeuten 233
Familienzerfall 174
Fehlindikation 114
Feldforschung 217
Finanzierungsbedingungen 234
Fokaltherapie 54
Fokussierung 49
Folgeerscheinungen 56
Forschung 30, 229
Forschungsprojekt 28
Forschungsverbund 234
Frauensache 194
Frühberentung 227
Funktionsniveau 96, 109

G

GAF 69
GAV 27
Geld 201
Geldsorgen 202
Gen 230
Gendereffekt 204
Gesamtbehandlungsplan 42
Gesamtvarianz 129
Geschlecht 69
Geschlechterausgewogenheit 213
Geschlechtskonstellation 62
Geschlechtspräferenz 161
Geschlechtsverteilung 94
Geschlechtszugehörigkeit 112
Geschwisterreihe 127
Gesprächstherapeuten 233
Gesprächstherapie 64
Gesundheitsverhalten 180
Gewaltbelastung 169
GKL-Kriterienliste 69
Großstadt 98
Gründergeneration 33
Grundlagenforschung 221, 234
Gruppentherapeuten 57, 233
Gruppentherapie 29
Gutachterpflicht 67
Gutachterstatistik 33
Gutachterverfahren 27, 38
Gynäkologie 161

H

Handlungsorientierung 227
Hauptdiagnosen 80
Hausarzt 225
Hausärzte 173
Heilpraktikergesetz 223
Heimaufenthalte 71
Herzbeschwerden 62
Hilfesuchverhalten 112
Hintergrund 47
Hintergrunderfahrungen 46
Hirnstimulation 202
Hochschulmedizin 30
Hochschulpsychiatrie 35
Höchstgrenzen 59
Hypothese 54
Hysterie 193

I

ICD-Klassifikation 69
ICD-Kodierungen 85
ICD-Nummer 40
Idealisierungstendenzen 216
Identifikation 227
Identifikationsangebot 217
Identifikationsbereitschaft 217
Identifikationsmöglichkeit 217
Identifikationsschicksale 197, 204
Identitätspolitik 233
Impotenz 200

Inanspruchnahme 160
Inanspruchnahmerate 225
Inanspruchnahmeverhalten 224
Indikation 39, 68
Indikationsentscheidung 88
Indikationsspektrum 134
Indikationsstellung 57, 149
Infantilität 55
Informationserhebung 53
Integration 36
Integrationsgrad 49
Interaktion 48
Interaktionspartner 221
Interessengegensätze 34
Interrater-Reliabilität 78
Intervallbehandlung 54
Intervisionsgruppen 40

K

Karzinomerkrankung 43
Kassenärztlichen Bundesvereinigung 31
Kassenpatienten 172
KBV-Gutachter 28, 65
Kinderlosigkeit 198
Kinder- und Jugendlichen-Psychotherapeuten 32
Klassifikation 79
Klassifikationsbäume 162
Klassifikationsbemühungen 109
Klassifikationssysteme 195
Klinik 150
Klinikbehandlung 40
Klinikberichte 43
Kodierungsgewohnheiten 87
Kodierverhalten 87
Koinzidenz 83
Kombinationstherapie 33
Kommunikationsverhalten 49
Komorbiditäten 39
Konfliktbereiche 46
Konfliktdynamik 44
Konfliktfelder 49
Konfliktsituation 49
Kongress 29
Konsiliarbericht 42
Konstruktion 46
Kontaktaufbau 53
Kontroll-Unterwerfungskonflikt 54
Kostendruck 28
Kostenreduktion 28
Kostenreduzierung 225
Krankengeschichte 39, 193
Krankenhaustage 31
Krankenversicherungssystem 176
Krankenversorgung 31
Krankheitsgewinn 114
Krankheitskonzept 224
Krankheitslast 35
Krankheitsmodell 40, 45
Krankheitsverlauf 41
Krankheitsverständnis 203
Krankheitswert 41
Krankheitswertigkeit 83
Kränkungsschutz 192
Krisenepisoden 223
Kriseninterventionen 68
Kriterienliste 38
Kurpfuscherei 32
Kurzzeittherapien 29, 53

L

Laienanalyse 213
Laiensystem 124
Langzeittherapien 33
Langzeituntersuchungen 31
Lebensaufgaben 44, 197
Lebensbalance 45
Lebensbelastungen 45
Lebensdaten 131
Lebensgestaltung 47
Lebenslinien 39

Lebensrealität 61
Lebenssituation 43
Lebensumstände 43
Lehrstühle 35
Leistungsanbieter 146
Leistungskatalog 31
Leistungsverhalten 44
Leistungsverweigerung 201
Leistungsvolumen 66
Leitfaden 130
Liebesfähigkeit 198
Lindauer Psychotherapie-Wochen 34

M
Mammakarzinom 42
Mannheimer Kohortenstudie 32, 109
Manuale 208
MARS-Projekt 28, 64
Medikamente 40
medizinische Versorgungssystem 36
Medizinstudium 36
Mehrfachdiagnosen 83
Mengensteuerung 28
Metaanalysen 90
Methodenvielfalt 34
Methodik 68
Migrationshintergrund 163
Minderheitenschutz 214
Missbrauchserfahrungen 130
Modifikation 112
modifizierte AP 109
Morbidität 69
Morbiditätsbild 86
Morbiditätsspektrum 86
Morbiditätsunterschiede 67
Motivation 68
Motivationsdefizit 224
Mutter-Kind-Interaktion 48, 199
Mutterschaft 199

N
nachelterliche Phasen 134
Nachwuchs 30
Nationalität 163
Nebendiagnosen 80
Neurobiologie 199
Neurosenschwere 125
Nikotinabusus 86
Notwendigkeit 38

O
Obergutachten 39
Objektkonstanz 197
Objektrepräsentanzen 48
Odds Ratio 73
ökonomische Indikation 188
OPD-Konflikte 49
Operationalisierungen 88
operativer Eingriff 42
Opferidentifikation 132
Outcome 77

P
Paardynamik 198
Panikstörungen 80
Partnerwahl 198
Passung 52
Patientenselektion 102
Patient Profiling 219
Patient-Therapeut-Beziehung 62
Peer- Review-Verfahren 38
Peer-Review-Verfahren 64
Persönlichkeitsentwicklung 126
Persönlichkeitsstörungen 86
Persönlichkeitsstruktur 41, 126
Pflegeverhalten 199
Placeboeffekte 216
Plausibilität 66
Positivselektion 91
Prädiktoren 126
Praxisorganisation 50, 108

Praxisort 69
Privatversicherte 78
Profession 79
Prognose 228
Prognosebelastung 154
Prognose-Score 152
Protektionsfaktoren 126
Psychiatrie 159
Psychiatrie-Enquete 35
psychiatrische Basisversorgung 40
psychische Symptomatik 40
Psychoanalyse 35, 102
Psychoanalytiker 102, 233
Psychodynamik 47
psychodynamische Behandlungsführung 43
psychodynamische Verfahren 40
Psychologie 34
Psychopathologie 70
Psychopathologien 60
Psychopharmaka 112
Psychosomatik 89
Psychosomatische Grundversorgung 34
Psychosomatischen Medizin 34
Psychotherapeuten 28
Psychotherapeutengesetz 28, 36
Psychotherapie 29
Psychotherapieanträge 28
Psychotherapieforschung 28
Psychotherapie-Forschung 90
Psychotherapiepraxis 228
Psychotherapiestudien 91, 177
Psychotherapievereinbarung 69
PTV-Bögen 79
Publikationen 64

Q

Qualifikationsniveau 36
Qualifizierung 33
Qualitätssicherung 27
Qualitätssicherungsinstrumentarium 28
Qualitätssicherungsmaßnahme 28
Querschnittsfach 35

R

Rahmenbedingungen 111, 226
Randomisierung 208
Rationierung 29
Realität 46
Realitätsbezug 61
Reduktionistische Forschungsansätze 91
Referenzgruppe 152
Regressansprüche 38
Regressionsanalyse 73
Rehaklinik 117
Reliabilitätsmaße 70
Repräsentativität 66
Richtlinien-Psychotherapie 27
Risikobelastung 52
Risiko-Index 70
RLPT 27
Rückmeldeverfahren 28
Ruhestand 179

S

Sachorientierung 226
Schablonen 195
Schematisierung 196
Schichtzugehörigkeit 112
Schicksalsjahr 222
Schicksalsstunde 29
Schonungsverhalten 224
Schreckneurosen 45
Schulbildung 94
Schulzeit 134
Schutzfigur 125
Schwangerschaft 199
Schwangerschaftsverhütung 44, 198, 199

Schweregrad 99
Selbstidentifikation 161
Selbstorientierung 200
Selbstschutz 234
Selbstschutzmaßnahmen 40
Selbstverwirklichung 233
Selbstzahler 172
Selektionsbias 184
Selektionseffekte 186
Selektionsmechanismen 121
Sexualität 44, 198
somatischen Störungen 41
Sonderformen 54
Sondergruppen 69
Soziale Phobien 80
Sozialisation 211
Sozialisationsprozess 232
Sozialisationswege 232
Soziologie 34
Statistik 88
Sterbebegleitung 42
Stichprobe 31
Stiefgeschwister 182
Stigmatisierung 186
Störfaktor 209
Störungsursachen 56
Stressanfälligkeit 202
Stressmodell 45
strukturelle Beeinträchtigungen 49
Strukturniveau 52
Strukturpathologie 54
Strukturqualität 30, 217
Studienpopulation 184
Stufenprogramme 213
Stundenkontingente 66
Suchtpatienten 42
Suchttendenzen 82
Suchverhalten 125
Symptomatik 39
Symptomdauer 54
Symptomdruck 113
Symptomfragebogen 233
Symptomproduktion 126
systemische Therapie 64

T

Tabuthema 213
Themenschwerpunkte 234
Themensetzung 63
Therapeuten 28
Therapeutenbericht 39
Therapeutendichte 146
Therapeutengeschlecht 62, 165
Therapeutenpräferenz 182
Therapeutenprofil 219
Therapeutenvariablen 92
Therapeutenwahl 40, 61
therapeutische Arbeitsbeziehung 216
Therapieabbrüche 124
Therapieangebot 99
Therapieantrag 28
Therapiebezahlung 201
Therapieentscheidung 52
Therapieerfolg 60
Therapieoptionen 50
Therapieplan 39, 40
Therapieprozess 28, 218, 229
Therapieregime 43
Therapiesetting 140
Therapieverlauf 77
Therapiewahl 91
Tiefenpsychologen 233
tiefenpsychologisch-fundierte-interaktionelle Psychotherapie 54
TK-Modell 65
TRANS-OP-Studie 78
Trauma 230
Traumatherapie 231
Traumatisierung 195
Traumatologen 233
Triangulierung 48

U

Übertragung 56
Übertragungsangebot 215
Übertragungsdeutungen 56
Übertragungskonstellation 61
Übertragungsprozesse 56
Übertragungsreaktionen 216
Übertragungssog 215
Übertragungswiderstände 121
Überversorgung 188
Umwandlungsanträge 33
Unbewusste 204
Universität 163
Unselbständigkeit 55
Unterdiagnostik 185
Unterricht 101
Unterversicherung 185

V

Validität 66
Varianz 69
Varianzanalyse 153
Vaterverlust 174
Verdrängungsleistung 198
Verfahrensausrichtung 234
Verfahrensmethodik 108
Verfahrensmodifikation 55
Verfahrenstreue 119
Verfahrenswechsel 119, 121
Vergütungsanreize 186
Vergütungsbedingungen 88
Vergütungsniveau 36
Vergütungsstrukturen 36
Verhaltenstherapie 32
Verhaltensweisen 43
Verlängerungsanträge 58
Vermeidung 192
Vermeidungsverhalten 59
Versicherungsstatus 225
Versorgung 28
Versorgungsbereich 27, 28
Versorgungsbreite 108
Versorgungsforschung 32, 177
Versorgungskonzepte 231
Versorgungsmodell 124
Versorgungspraxis 192
Versorgungsrealität 191
Versorgungssegment 65
Versorgungssituation 33
Versorgungssystem 37
vertragsärztlichen Versorgung 32
Vertrauensaufbau 46
Verwöhnkultur 130
Verwöhnung 130
Verwöhnungseinflüsse 138
Vorab-Wirtschaftlichkeitsprüfung 27
Vorbehandler 174
Vorbehandlungen 57
Vorselektion 184

W

Warteliste 31
Wartelisten-Stichprobe 31
Wartezeiten 177
Weiterbildungsinstitute 101
Weiterbildungskandidaten 72
Weiterbildungsordnung 34
Weiterbildungsschwerpunkte 131
Weiterbildungsstätten 34, 147
Wettbewerbsdruck 200
Wiedergutmachungsansprüchen 201
Wiedervereinigung 28, 32
Willkür 38
Wirkfaktoren 195
Wirtschaftlichkeit 38
Wirtschaftlichkeitsprüfung 38
Wissenschaft 30

Y

YAVIS-Debatte 148
YAVIS-Patienten 225

Z
Zeitgeist 28
Zentralinstitut 31
Zufallsstichprobe 31
Zufriedenheit 216
Zugangsspektrum 102
Zusatzbezeichnung 35
Zuweisungsprozess 107
Zwangssymptomatik 63
Zweckmäßigkeit 38
Zweitgutachten 39
Zweitmeinung 232

Druck und Bindung
Books on Demand GmbH, Norderstedt